妇幼护理华西模式丛书

总主编　刘瀚旻　牛晓宇　罗碧如
总秘书　郭秀静

儿科安全用药护理手册

主　编　苏绍玉　陶秋吉
副主编　张秀娟　曾　琴
编　者　（按姓氏笔画排序）

马　丽　古　瑶　刘莉莉　刘腊梅　苏绍玉
杨　程　张同欣　张秀娟　张雅玲　陆　凤
陈　琼　陈　璇　胡艳玲　徐　敏　高利红
高舒静　陶秋吉　黄红玉　曾　琴　游　娇
薛雅文

人民卫生出版社
·北京·

图书在版编目（CIP）数据

儿科安全用药护理手册 / 苏绍玉，陶秋吉主编 .
北京 ： 人民卫生出版社，2025. 6. --（妇幼护理华西模式丛书）. -- ISBN 978-7-117-37907-6

Ⅰ. R985-62

中国国家版本馆 CIP 数据核字第 2025PS3091 号

人卫智网	www.ipmph.com	医学教育、学术、考试、健康，购书智慧智能综合服务平台
人卫官网	www.pmph.com	人卫官方资讯发布平台

儿科安全用药护理手册
Erke Anquan Yongyao Huli Shouce

主　　编：苏绍玉　　陶秋吉
出版发行：人民卫生出版社（中继线 010-59780011）
地　　址：北京市朝阳区潘家园南里 19 号
邮　　编：100021
E - mail：pmph @ pmph.com
购书热线：010-59787592　　010-59787584　　010-65264830
印　　刷：鸿博睿特（天津）印刷科技有限公司
经　　销：新华书店
开　　本：710×1000　1/16　　印张：21　　插页：2
字　　数：399 千字
版　　次：2025 年 6 月第 1 版
印　　次：2025 年 6 月第 1 次印刷
标准书号：ISBN 978-7-117-37907-6
定　　价：92.00 元

打击盗版举报电话：**010-59787491**　**E-mail：WQ @ pmph.com**
质量问题联系电话：**010-59787234**　**E-mail：zhiliang @ pmph.com**
数字融合服务电话：**4001118166**　　**E-mail：zengzhi @ pmph.com**

序

　　随着社会的进步和人类对自身健康需求的关注，"护理"这一常见概念的内涵和外延也有了显著变化。除了通行的定义"护理是诊断和处理人类对现存的和潜在的健康问题的反应"，我认为"护理"一词中的"护"是看护、照料，是健康维持和健康修复的专业举措；"理"是道理，意味着护理探究的是照护的机制和道理。护理学科体系的建设和发展，是一项长期任务，也是所有护理工作者的共同目标。

　　拥有百年文化积淀的华西妇幼护理，一直致力于妇幼群体专科护理高质量发展。一代代的华西妇幼护理人秉承"患者至上、员工至尊、医德至善、技术至精"的核心价值观和"用心、诚信、平等、创新"的护理理念，以优秀的管理、优质的服务、精湛的技术、良好的医德为构建和谐医院、保障患者安全作出了重要贡献，同时积累了丰富的临床护理和管理经验。他们和全院同仁们一起，为我院的高质量发展作出了突出贡献。为了更好地总结这些年我院妇幼护理的经验，在更好地求教于国内外同行的同时，也深刻践行华西经验文化传播的使命，医院从顶层设计的角度组织全院护理专家编撰了本套丛书。丛书由我院妇幼护理领域的资深专家主编，从专业的维度紧紧围绕护理管理和临床护理的重点和难点问题进行深入剖析，力求体系化地为各级各类妇幼机构的护理管理人员和临床护理人员提供指导和参考。他们在繁忙的工作之余，严谨、高效、高质量地完成了丛书的编写。在此，感谢各编写团队的辛勤付出！

　　书稿即将付梓。我们深知因涉及专业范围广泛、时间及水平有限，书中难免存在不足之处，恳请广大读者指正。我们也将继续探索，为妇幼护理的专业化、体系化、规范化作出努力！

　　合抱之木生于毫末，九层之台起于累土。让我们全体妇幼护理人共勉！

刘瀚旻

2024 年 4 月于华西坝上

主编简介

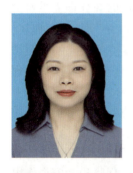

苏绍玉，主任护师，四川大学华西护理学院儿科护理学教研室主任，四川大学华西第二医院儿科科护士长，四川省等级医院评审专家库成员。

研究方向为新生儿及儿科护理、护理管理、护理教学及科研。曾公派到美国辛辛那提儿童医院进修学习3个月。在各类期刊发表论文30余篇，其中SCI收录8篇；主编专著3部，参编教材3部；主持及参与各类课题8项；撰写并授权专利10余项。

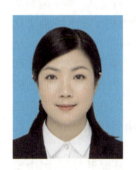

陶秋吉，灾害护理学硕士，副主任护师，四川大学华西第二医院/华西妇产儿童医院儿童神经科护士长，中国康复医学会康复护理专业委员会儿童康复护理专业组秘书，四川省康复医学会儿童康复护理分会副主任委员，四川省护理学会神经内科护理专业委员会委员，四川省护理学会康复护理专业委员会委员，成都市青年联合会第十三届委员会委员。

研究方向为儿科护理、慢病管理。曾赴美国辛辛那提儿童医院进修学习3个月。参编专著及教材5部，主持及参与各类课题5项，发表多篇儿科专科护理、教学、管理等文章。

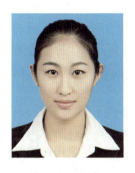

张秀娟，医学硕士，主管护师，四川大学护理系教师，四川大学华西第二医院 / 华西妇产儿童医院华西院区新生儿科教学负责人。

主要研究方向为护理教育和新生儿临床护理。指导大学本科生获第十届中国大学生医学技术技能大赛护理学专业赛道总决赛铜奖；在 SCI 及核心期刊发表论文数篇，参会 6 篇；申报专利 21 项，获批实用新型专利 4 项；申报院级基金项目 1 项，院级质量改进项目 2 项。

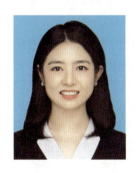

曾琴，医学硕士，博士在读，副主任护师，四川大学华西护理学院儿科护理学教研室主任秘书，四川大学华西第二医院 / 华西妇产儿童医院儿科科护士长助理，现为中华护理学会青年委员，中国妇幼保健协会护理分会儿内科护理工作组秘书，四川省医学科技创新研究会妇幼护理协同创新专业委员会秘书，成都护理学会第一届营养专业委员会委员。

主要研究方向为儿科临床护理及护理教学与科研。曾参加国内外学术交流会议数十次，先后撰写及发表期刊论文 10 余篇，其中 SCI 收录 5 篇，撰写及授权专利 10 余项，参编专著及教材 5 本，参与各类课题 6 项。

前　言

　　保障药品安全是全面建设健康中国、增进人民福祉的重要内容,是以人民为中心的发展思想的具体体现。《"十三五"国家药品安全规划》指出:"十三五"时期是全面建成小康社会决胜阶段,也是全面建立严密高效、社会共治的药品安全治理体系的关键时期。临床用药安全是维系儿童生命安全和保障儿童健康事业的重要组成部分,因此,规范儿科临床用药对防治儿童疾病、提升儿童健康水平具有重要的意义。

　　儿童用药是儿科护士工作重要组成部分,儿童正处于生长发育阶段,具有独特的生理特点,其药动学与药效学特征和成人存在很大差异。儿童因器官功能发育尚不成熟,对药物的不良反应较成年人更为敏感。儿童用药安全问题成为世界药品市场关注的药品安全问题之一。儿童用药剂量通常是按体重、年龄或体表面积进行计算,此外,还需要考虑儿童的个体差异,选择合适的剂型、口感可促进有效用药。但目前市面上药物剂型及剂量多种多样,较多药物尚无儿童专用剂型及剂量,大大增加了儿童用药风险。

　　为进一步确保儿童临床用药的安全性、合理性和有效性,为儿科护士用药提供方便、快速的理论参考,本书从儿科临床护理工作实际出发,包含用药安全相关制度、文化及管理等内容,还特别加入儿童常用的高警示药物、高风险渗漏药物、口服药物、雾化药物、冷链药物及抗肿瘤药物的规范管理与使用,从儿童不同用药类型及用药途径出发,对常用药物的性状、规格型号、贮藏、适应证、禁忌证、用法用量、不良反应及注意事项等内容进行总结归纳。通过临床案例分析我国儿童药品在临床使用中存在的问题,并结合基本国情选择恰当的质量管理工具,对儿童用药安全问题进行分析与思考,为儿科护士用药安全持续质量改进提出一些对策与建议。

　　本书编者拥有扎实的理论知识和丰富的临床经验,广泛查阅国内外文献,但是限于经验和水平,难免存在不足与疏漏,恳请读者批评指正。

苏绍玉　　陶秋吉

2025 年 3 月

目 录

第一章　用药安全法律法规、规章制度及应急处置预案

案例回放

　　某医院住院科室需要常规对治疗室进行全面清洁消毒,安排高中低年资3位护士实施消毒工作。当天,高年资护士一早进行任务分配,安排低年资护士进行药物冰箱擦拭消毒,同时提醒其将药物移动擦拭,不能拿出冰箱,注意避免药物常温暴露过久。之后便开始分头实施各自的工作。

　　低年资护士鉴于病房繁忙,便先去病房帮忙进行晨间护理,之后对冰箱进行擦拭消毒,先将药物分别拿出放置在冰箱上方、治疗室台面等位置,拿出一半时突然想起高年资护士的嘱咐,便立即将药物放回。但是忘记冰箱上方放置的药物,未及时放回冰箱内,之后开始移动擦拭消毒药物冰箱内壁,过程中高年资护士未进行督查。擦拭完毕后仍未想起冰箱上方药品,直至准备擦拭冰箱外壁上层时突然发现部分药物仍暴露常温下。该护士立即报告高年资护士及护士长,考虑药物已常温暴露近2h,在药房专家及管理小组共同讨论后,最终将暴露过久的冰箱储存药物做报废处理。

　　问题反思

　　1. 发生冰箱药物常温暴露的根本原因是什么?

　　2. 药物冰箱消毒流程存在什么问题?

第一节　用药安全相关法律法规

一、护士条例

　　《护士条例》为维护护士合法权益,规范护理行为,促进护理事业发展,保障医疗安全和人体健康制定的。2008年1月31日中华人民共和国国务院令第517号公布,根据2020年3月27日《国务院关于修改和废止部分行政法规的决定》进行修订。全文包括总则、职业注册、权利和义务、医疗卫生机构的职责、法律责任、附则共六章三十五条。《护士条例》强调了以下几个要点:

　　1. 护士执业,应当经执业注册取得护士执业证书。

　　2. 护士在执业活动中有下列情形之一的,由县级以上地方人民政府卫生主管部门依据职责分工责令改正,给予警告;情节严重的,暂停其6个月以上1年以下执业活动,直至由原发证部门吊销其护士执业证书:①发现患者病情

危急未立即通知医师的；②发现医嘱违反法律、法规、规章或者诊疗技术规范的规定，未依照本条例第十七条的规定提出或者报告的；③泄露患者隐私的；④发生自然灾害、公共卫生事件等严重威胁公众生命健康的突发事件，不服从安排参加医疗救护的。

3. 护士被吊销执业证书的，自执业证书被吊销之日起 2 年内不得申请执业注册。

二、中华人民共和国药品管理法

《中华人民共和国药品管理法》是为加强药品管理，保证药品质量，保障公众用药安全和合法权益，保护和促进公众健康制定的。2019 年 8 月 26 日，新修订的《中华人民共和国药品管理法》经十三届全国人大常委会第十二次会议表决通过，于 2019 年 12 月 1 日起施行。全文包括总则、药品研制和注册、药品上市许可持有人、药品生产、药品经营、医疗机构药事管理、药品上市后管理、药品价格和广告、药品储备和供应、监督管理等共十二章一百五十五条。《中华人民共和国药品管理法》强调了以下几个要点：

1. **药物调配**　医疗机构配制制剂，必须具有能够保证制剂质量的设施、管理制度、检验仪器和卫生条件。

2. **调配处方**　调配处方应当经过核对，对处方所列药品不得擅自更改或者代用。对有配伍禁忌或者超剂量的处方，应当拒绝调配；必要时，经处方医师更正或者重新签字，方可调配。

三、药品说明书和标签管理规定

《药品说明书和标签管理规定》是为规范药品说明书和标签的管理制定。于 2006 年 3 月 10 日经国家食品药品监督管理局局务会审议通过，自 2006 年 6 月 1 日起施行。全文包括总则、药品说明书、药品的标签、药品名称和注册商标的使用、其他规定共六章三十一条。《药品说明书和标签管理规定》强调了以下几个要点：

1. **分类**　药品的标签是指药品包装上印有或者贴有的内容，分为内标签和外标签。药品内标签指直接接触药品的包装的标签，外标签指内标签以外的其他包装的标签。

2. **效期管理**

（1）预防用生物制品有效期的标注按照国家食品药品监督管理局批准的注册标准执行，治疗用生物制品有效期的标注自分装日期计算，其他药品有效期的标注自生产日期计算。

（2）有效期若标注到日，应当为起算日期对应年月日的前一天，若标注到月，应当为起算月份对应年月的前一月。

四、处方管理办法

《处方管理办法》是为规范处方管理，提高处方质量，推进合理用药，保障医疗安全制定。2007年2月14日中华人民共和国卫生部令第53号发布,自2007年5月1日起执行。全文包括总则、处方管理的一般规定、处方权的获得、处方的开具、处方的调剂、监督管理、法律责任等共八章六十三条。《处方管理办法》强调了以下几个要点:

1. 处方要求

(1)处方开具当日有效。特殊情况下需延长有效期的,由开具处方的医师注明有效期限,但有效期最长不得超过3日。

(2)处方一般不得超过7日用量;急诊处方一般不得超过3日用量;对于某些慢性病、老年病或特殊情况,处方用量可适当延长,但医师应当注明理由。需要说明的是:①第一类精神药品注射剂,每张处方为一次常用量。②控缓释制剂,每张处方不得超过7日常用量。③其他剂型,每张处方不得超过3日常用量。④哌醋甲酯用于治疗儿童多动症时,每张处方不得超过15日常用量。⑤第二类精神药品一般每张处方不得超过7日常用量。⑥对于慢性病或某些特殊情况的患者,处方用量可以适当延长,医师应当注明理由。

(3)为门(急)诊癌症疼痛患者和中、重度慢性疼痛患者开具的麻醉药品、第一类精神药品注射剂,每张处方不得超过3日常用量;控缓释制剂,每张处方不得超过15日常用量;其他剂型,每张处方不得超过7日常用量。

(4)为住院患者开具的麻醉药品和第一类精神药品处方应当逐日开具,每张处方为1日常用量。

(5)对于需要特别加强管制的麻醉药品,盐酸二氢埃托啡处方为一次常用量,仅限于二级以上医院内使用;盐酸哌替啶处方为一次常用量,仅限于医疗机构内使用。

(6)医疗机构应当要求长期使用麻醉药品和第一类精神药品的门(急)诊癌症患者和中、重度慢性疼痛患者,每3个月复诊或者随诊一次。

2. 处方储存及管理

(1)处方由调剂处方药品的医疗机构妥善保存。普通处方、急诊处方、儿科处方保存期限为1年,医疗用毒性药品、第二类精神药品处方保存期限为2年,麻醉药品和第一类精神药品处方保存期限为3年。

(2)处方保存期满后,经医疗机构主要负责人批准、登记备案,方可销毁。

(3)医疗机构应当根据麻醉药品和精神药品处方开具情况,按照麻醉药品和精神药品品种、规格对其消耗量进行专册登记,登记内容包括发药日期、患者姓名、用药数量。专册保存期限为3年。

五、麻醉药品和精神药品管理条例

《麻醉药品和精神药品管理条例》是为加强麻醉药品和精神药品的管理,保证麻醉药品和精神药品的合法、安全、合理使用,防止流入非法渠道制定的。《国务院关于修改和废止部分行政法规的决定》已于2024年11月22日经国务院第 46 次常务会议审议通过,2024 年 12 月经李强总理签署中华人民共和国国务院令公布,自 2025 年 1 月 20 日起施行。全文包括总则、种植、实验研究和生产、经营、使用、储存、运输、审批程序和监督管理、法律责任等共九章八十九条。《麻醉药品和精神药品管理条例》强调了以下几个要点:

1. **定义**　麻醉药品和精神药品,是指列入麻醉药品目录、精神药品目录的药品和其他物质。精神药品分为第一类精神药品和第二类精神药品。目录由国务院药品监督管理部门会同国务院公安部门、国务院卫生主管部门制定、调整并公布。

2. **麻醉药品管理**

(1)医疗机构应当对麻醉药品和精神药品处方进行专册登记,加强管理。麻醉药品处方至少保存 3 年,精神药品处方至少保存 2 年。

(2)麻醉药品和第一类精神药品的使用单位应当设立专库或者专柜储存麻醉药品和第一类精神药品。专库应当设有防盗设施并安装报警装置;专柜应当使用保险柜。专库和专柜应当实行双人双锁管理。

(3)麻醉药品和第一类精神药品的使用单位,应当配备专人负责管理工作,并建立储存麻醉药品和第一类精神药品的专用账册。药品入库双人验收,出库双人复核,做到账物相符。专用账册的保存期限应当自药品有效期期满之日起不少于 5 年。

(4)第二类精神药品经营企业应当在药品库房中设立独立的专库或者专柜储存第二类精神药品,并建立专用账册,实行专人管理。专用账册的保存期限应当自药品有效期期满之日起不少于 5 年。

(5)麻醉药品和精神药品的经营企业和使用单位对过期、损坏的麻醉药品和精神药品应当登记造册,并向所在地县级药品监督管理部门申请销毁。药品监督管理部门应当自接到申请之日起 5d 内到场监督销毁。医疗机构对存放在本单位的过期、损坏麻醉药品和精神药品,应当按照本条规定的程序向卫生主管部门提出申请,由卫生主管部门负责监督销毁。

3. **违法处理**

(1)具有麻醉药品和第一类精神药品处方资格的执业医师,违反本条例的规定开具麻醉药品和第一类精神药品处方,或者未按照临床应用指导原则的要求使用麻醉药品和第一类精神药品的,由其所在医疗机构取消其麻醉药品和第一类精神药品处方资格;造成严重后果的,由原发证部门吊销其执业证书。执业医师未按照临床应用指导原则的要求使用第二类精神药品或者未使用专用处方开具第二类精神药品,造成严重后果的,由原发证部门吊销其执业证书。

(2)处方的调配人 / 核对人违反本条例的规定未对麻醉药品和第一类精神药品处方进行核对,造成严重后果的,由原发证部门吊销其执业证书。

六、医疗用毒性药品管理办法

《医疗用毒性药品管理办法》是为加强医疗用毒性药品的管理,防止中毒或死亡事故的发生制定的。1988 年 12 月 27 日中华人民共和国国务院令第 23 号发布,自发布之日起施行。管理办法全文共十四条。《医疗用毒性药品管理办法》强调了以下几个要点:

1. **定义**　医疗用毒性药品(以下简称毒性药品),系指毒性剧烈、治疗剂量与中毒剂量相近,使用不当会致人中毒或死亡的药品。毒性药品的管理品种,由卫生部会同国家医药管理局、国家中医药管理局规定。

2. 医疗单位供应和调配毒性药品,凭医生签名的正式处方。国营药店供应和调配毒性药品,凭盖有医生所在的医疗单位公章的正式处方。每次处方剂量不得超过二日极量。处方一次有效,取药后处方保存 2 年备查。

3. **毒性药品分类**

(1)毒性中药品种:中药毒性品种包括砒石(红砒、白砒)、砒霜、水银、生马钱子、生川乌、生草乌、生白附子、生附子、生半夏、生南星、生巴豆、斑蝥、青娘虫、红娘虫、生甘遂、生狼毒、生藤黄、生千金子、生天仙子、闹羊花、雪上一枝蒿、红升丹、白降丹、蟾酥、洋金花、红粉、轻粉、雄黄。

(2)毒性西药品种:西药毒药品种包括去乙酰毛花甙丙(去乙酰毛花苷)、洋地黄毒甙、阿托品、氢溴酸后马托品、三氧化二砷、毛果芸香碱、升汞、水杨酸毒扁豆碱、亚砷酸钾、氢溴酸东莨菪碱。需要说明的是西药毒性药品品种仅指原料药,不包含制剂;西药品种士的宁、阿托品、芸香碱等包括盐类化合物。

七、一次性使用无菌医疗器械监督管理办法

《一次性使用无菌医疗器械监督管理办法》是为加强一次性使用无菌医疗器械的监督管理,保证产品安全、有效制定的。2000 年 10 月 13 日国家药品监督管理局令第 24 号发布,自发布之日起执行。全文包括总则、生产的监督管理、经营的监督管理、使用的监督、无菌器械的监督检查、罚则等共七章四十二条。《一次性使用无菌医疗器械监督管理办法》重点强调了以下几点。

1. **定义**　一次性使用无菌医疗器械(以下简称无菌器械)是指无菌、无热原、经检验合格,在有效期内一次性直接使用的医疗器械。无菌器械按《一次性使用无菌医疗器械目录》(以下简称《目录》)实施重点监督管理。《目录》由国家药品监督管理局公布并调整。

2. **使用要求**　医疗机构不得有下列行为:①从非法渠道购进无菌器械;②使用小包装已破损、标识不清的无菌器械;③使用过期、已淘汰无菌器械;④使用无《医疗器械产品注册证》、无医疗器械产品合格证的无菌器械。企业应保存完整的采购、销售票据和记录,票据和记录应保存至产品有效期满 2 年。

3. 处理规范

（1）不合格的无菌器械及废弃、过期的无菌器械产品包装或零部件，必须在厂内就地毁形或销毁，不得流出厂外。

（2）医疗机构应建立无菌器械使用后销毁制度。使用过的无菌器械必须按规定销毁，使其零部件不再具有使用功能，经消毒无害化处理，并做好记录。

（3）医疗机构发现不合格无菌器械，应立即停止使用、封存，并及时报告所在地药品监督管理部门，不得擅自处理。经验证为不合格的无菌器械，在所在地药品监督管理部门的监督下予以处理。

知识点归纳

1. 用药管理　护士在用药过程中，应及时评估患儿病情危急程度，并及时告知医师患儿具体情况，及时评估医嘱的正确性，对有异议医嘱应及时提出疑问。

2. 效期管理　药品有效期若标注到日，应当为起算日期对应年月日的前一天，若标注到月，应当为起算月份对应年月的前一月。

3. 特殊药物管理　医疗用毒性药品、麻醉药品及第一类精神类药品管理应严格遵守相应法律法规落实执行，专库和专柜实行双人双锁管理，药品入库双人验收，出库双人复核，做到账物相符。对过期、损坏的麻醉药品和精神药品应当登记造册，并向所在地县级药品监督管理部门申请销毁。

4. 器械管理　使用过的无菌器械必须按规定销毁，使其零部件不再具有使用功能，经消毒无害化处理，并做好记录。发现不合格无菌器械，应立即停止使用、封存，并及时报告所在地药品监督管理部门，不得擅自处理。

（张秀娟　苏绍玉）

第二节　医院药事管理规章制度

一、药物错误报告和监测管理制度

药物错误报告和监测管理制度是我国药品安全管理体系的重要组成部分，其法律依据主要来源于《药品管理法》（2019 年修订）第 75 条、《药物警戒质量管理规范》（国家药监局公告 2021 年第 65 号）以及《医疗机构药事管理规定》(2022年)。该制度要求药品上市许可持有人、医疗机构和经营企业对用药错误进行全生命周期监测,明确规定15日内上报国家药品不良反应监测系统,同时通过根本原因分析实施风险控制。未履行报告义务将依据《药品管理法》第118条承担相应法律责任,体现了我国对用药安全风险"早发现、早评估、早控制"的监管原则。

1. 药物错误事件的分级(表1-2-1)

表1-2-1　药物错误报告和监测管理制度

事件分级	一级		二级	三级		四级
	A 级	B 级	C 级	D 级	E 级	F 级
药物错误事件	警戒事件(sentinel event):因药物错误造成患儿死亡或造成患儿永久功能丧失		药物不良事件(adverse event):因药物错误造成患儿伤害,且必须通过医疗治疗缓解	药物差错(medication error):出现药物错误,没有引起伤害,或仅造成可完全恢复的较小影响		接近失误(medication near miss):出现药物错误,但未到达患儿
伤害程度	到达患儿,造成死亡	到达患儿,造成永久性重要生理功能丧失	到达患儿,造成伤害,必须经过医疗治疗使病情缓解	到达患儿,造成轻度伤害,经医疗处理或未处理,可完全恢复	到达患儿,未造成伤害	未到达患儿
上报时间	12h 内		24h 内	7d 内		

2. 药物错误事件的记录、报告程序

(1)各医务人员发现药物错误后,应及时处理,并填写《医疗不良事件报告表》报各部门负责人,由部门统一每月报医务部,医务部转给各归口部门进行自查分析。

(2)若发生一级或二级药物错误事件,发现人应立即填写《医疗不良事件报告表》,科室24h内交医务部进行归口处理。

二、麻醉、精神药品管理制度

1. 麻醉、精神药品管理一般规定

(1)涉及麻醉、第一类精神药品管理的人员,应接受过麻醉药品和精神药品管理培训并具有执业技术资格。

（2）麻醉药品和精神药品的领取、交接、分发、使用、剩余药品处理、空安瓿/废贴回收等过程均需有记录，即药品在任何"人-人"之间的传递过程均应有明确记录（药师购药本、药师发药本、护士领药处方、处方使用记录本、药品使用记录本、报废药品/废液登记本），记录应包含时间、药品名称、数量、批号、相关人员签名。

（3）记录要求内容完整规范，字迹清晰工整，不得随意涂改；书写错误的内容应用单横线划掉，将正确内容书写在旁边，并签名确认；对于重复的内容可以用汉字"同上"表示，但不得以箭头、竖线或省略号等表示。

2. 储存、保管和发放

（1）各病区存放麻醉药品、第一类精神药品应配备保险柜/门/窗有防盗设施，保险柜钥匙由专职管理人员负责保管，专职管理人员交班时，交接双方同时在场，清点药品（空安瓿/废贴）数量，无误方可进行交接登记。

（2）对麻醉药品、第一类精神药品的购入、储存、发放、调配、使用各环节实行批号管理。即在购入、发放、调配、使用、安瓿回收等存在交接的各个环节，均记录药品批号，护士在对患儿使用麻醉药品、第一类精神药品时，需记录药品批号。

3. 麻醉精神药品的使用与管理

（1）备有基数的病区的医务人员需要使用麻醉、第一类精神药品时，应凭处方到病区专职管理人员处领取，并交回空安瓿，专职管理人员凭处方和空安瓿到药房补齐基数。

（2）病区存放的麻醉药品和精神药品不得互相转借。

（3）根据医嘱，整支注射剂未用完时，不得和他人合用，必须丢弃，医务人员应双人在场，将剩余药液倒入医疗废物桶，并进行废液处理登记。记录内容包括时间、药品名称、规格、批号、患儿姓名、处方号、使用量、废液量、处理人员签名（双人）。

4. 处方、空安瓿/废贴的保管及销毁

（1）病区专职管理人员收回的空安瓿/废贴和麻醉/第一类精神药品处方应单独存放，并妥善保管，待向药学部发药部门请领时，空安瓿/废贴数量应分别与处方数量和请领数量一致，并交还药学部发药部门，发药部门收回的空安瓿/废贴集中存放。

（2）登记后的麻醉及精神药品处方统一交部门专职管理人员单独保存，各部门处方每月集中整理后交药学部药品库房保管员管理。

5. 其他

（1）各种记录本由设备物资部按医院规定制作，各科室及病区根据需要到设备物资部（药学部）领取。

（2）特殊药品管理领导小组应每年组织培训会,对涉及麻醉药品、第一类精神药品的管理、药学、医护人员进行相关知识点的培训。

（3）如医院发现下列情况,事发部门应立即上报科室,科室上报医院保卫部,保卫部报医院特殊药品管理领导小组,由管理领导小组协助医院向所在市卫生局、所在市公安局和所在市药品监督管理局上报:①在储存,保管过程中发生麻醉药品、第一类精神药品丢失或者被盗、被抢的。②发现骗取或者冒领麻醉药品、第一类精神药品的。

（4）对违反本制度的规定,在任何一个环节出现差错而造成严重后果的,报上级医疗管理部门做出处罚决定,构成刑事犯罪的移交公安机关。

三、高警示药品管理制度

1. 高警示药品的定义

（1）高警示药品:原称高危药品,是指若使用不当会对患儿造成严重伤害或死亡的药物,高警示药品引起的差错可能不常见,但一旦发生则后果非常严重。

（2）根据高警示药品的使用频率及发生用药差错时对患儿的危害程度,将高警示药品分为Ⅰ类和Ⅱ类,不同类别药物的管理按不同要求执行。

1）Ⅰ类:①设置专用存放区域、药架或药柜等,不得与其他药品混合存放。②设置"高警示药品"标识,使用高警示药品专用标签。③医院信息系统中设置专用标识和警示语。

2）Ⅱ类:①使用高警示药品专用标签。②医院信息系统中设置专用标识和警示语。

2. 储存和使用

（1）药房、病区存放高警示药品均应设置专用存放区域、药架或药柜等,不得与其他药品混合存放。

（2）高警示药品存放处应设置"高警示药品"标识,并使用统一的高警示药品专用标签,以提醒相关工作人员注意。药房集中存放高警示药品处应有防止高警示药品跌落、破碎的措施。

（3）设备物资部按医院《药品标签制度》规定制作"高警示药品"标识和高警示药品标签,药房、病区按需到设备物资部领取使用。

（4）院内使用的Ⅰ类高警示药品注射剂不得交与患儿经手。患儿自带药品属高警示药品的范畴,一般情况下拒绝使用,但由于治疗糖尿病、高血压、冠心病等慢性疾病所需,并在门诊或在家长期使用,疗效肯定的药品且有医嘱除外,如糖尿病患儿的胰岛素。

3. 监督与检查

（1）药学部质量管理检查小组每月对药学部各部门、各病区的高警示药品管理情况进行检查。

（2）加强医院药品不良反应和用药差错监测,医护药学人员可根据高警示药品在临床使用的具体情况,向药学部提出调整高警示药品目录的建议,药学部报告药事管理与药物治疗学委员会,并将结果和处理意见及时反馈给药品库房采购员对《医院麻醉药品及精神药品目录》进行更新(表 1-2-2),并书面通知病区。

表1-2-2　医院常用麻醉药品及精神药品目录

药品种类	通用名	剂型	规格
麻醉药品	枸橼酸芬太尼注射液	注射液	0.1mg/ 支
	注射用盐酸瑞芬太尼	冻干粉针	1mg/ 支
	盐酸吗啡注射液	注射液	10mg/ 支
	盐酸吗啡缓释片	缓释片	30mg/ 片
	盐酸哌替啶注射液	注射液	100mg/ 支
	枸橼酸舒芬太尼注射液	注射液	50μg/ 支
	盐酸麻黄碱注射液	注射液	30mg/ 支
	复方樟脑酊	原辅材料	500ml/ 瓶
	麻黄碱粉	原辅材料	50g/ 瓶
第一类精神药品	盐酸氯胺酮注射液	注射液	0.1g/2ml/ 支
	盐酸哌甲酯	片剂	10mg/ 片
	盐酸哌甲酯缓释片	缓释片	18mg/ 片
	盐酸咪达唑仑注射液	注射液	10mg/2ml/ 支
第二类精神药品	曲马多注射液	注射液	100mg/ 支
	盐酸曲马多缓释片	缓释片	0.1g/ 片
	酒石酸布托啡诺注射液	注射液	1ml/1mg/ 支
	注射用苯巴比妥钠	注射液	100mg/ 支
	苯巴比妥片	普通片剂	30mg/ 片
	氯硝西泮注射液	注射液	1mg/ 支
	氯硝西泮片	片剂	2mg/ 片
	地西泮片	片剂	2.5mg/ 粒
	地西泮注射液	注射液	2ml/10mg/ 支
	艾司唑仑片	普通片剂	1mg/ 片
	酒石酸唑吡坦片	普通片剂	10mg/ 片

四、急救药品管理制度
急救药品基数与存储管理
(1)各病区、临床试验机构的急救药品必须存放在急救车(箱)等专用设备中。

（2）急救车（箱）中药品应做到各品种单独存放，并按照《药品标签制度》的要求做好品名、规格、效期等标识管理。

（3）急救药品仅供抢救患儿按医嘱使用，在常规药物治疗中不得挪用，任何人不得私自拿取。

（4）各病区、功能科室护士长须指定专人，临床试验机构专职药师负责急救车（急救箱）急救药品的领取、补足、检查和保养，具体措施：①急救车（箱）中药品应在使用后 12h 内补齐。②每月对急救药品进行一次检查，防止积压变质，对药品效期近 1 个月的品种，可及时到住院药房进行更换。③每月对药品质量进行检查，如发现有沉淀、变质、变色、过期、标签模糊等药品时，须停止使用，及时进行基数药品补充或更换并登记，因急救车（箱）管理不善致急救药品变质的，药房可不予更换。

五、基数药品管理制度

1. 基数药品管理要求

（1）近效期基数药品须在效期前 1 个月前到住院药房进行更换。

（2）贵重药品：按基数配备领用的贵重药品是指单支（粒）零售价高于 100 元的药品。

（3）审批时限：收到科室申请 10 个工作日内完成审批。

2. 普通基数药品领用流程（图 1-2-1）

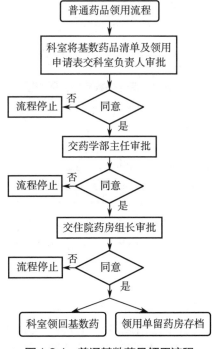

图 1-2-1　普通基数药品领用流程

3. 特殊基数药品领用流程(图1-2-2)

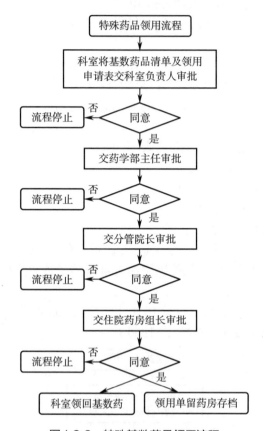

图1-2-2　特殊基数药品领用流程

六、自带药管理制度

1. 自带药品是指患儿在住院期间因临床治疗需要使用的,由医生开具医嘱,但未经目前患儿所住医院(以下简称本院)药学部调剂、发放的药品。不包括以下两种情况:①未经本院医师处方或医嘱,患儿自行购买使用的药品。②患儿在本院门急诊治疗时开具的,住院后继续使用的药品,医生开具此类药品医嘱时应使用"用药医嘱"开具,同时备注"门诊继用"。

2. 为保证医疗安全,原则上住院患儿不能自带药品使用。抗菌药物不得由患儿外购自带入院使用,特殊情况须经医务部主任签字同意。

3. 院外自带药品管理流程

(1)住院患儿使用院外自带药品前,主治医师应对使用自带药品的必要性进行评估,只有同时符合下述情况时方可使用:①临床治疗必需,延误患儿治疗可能造成不良后果。②非本院药品目录品种。③无法通过正常临时购药渠道购进或短期内无法采购。④本院无可替代品种。

（2）主治医师应熟悉患儿使用的自带药的疗效、使用方法、不良反应、配伍禁忌、与其他药物的相互作用。

（3）患儿在《患儿自带药品使用责任书》上签名同意。

（4）患儿将药品购得后，须经药师（临床药师或住院药房值班药师）对药品的外在质量进行检查同意并在《患儿自带药品使用责任书》上签名，检查内容应包括购药票据、药品批文、包装、外观、有效期、存储条件等。为保障患儿用药安全，药师有权禁止不必要的，或存在明显质量问题的外带药品的使用。

（5）药师检查同意后，医师方可在系统内开具"患儿自带药"医嘱，医嘱中应包括药品通用名称、用法用量。

（6）护士在有医师书面医嘱、患儿签署有《患儿自带药品使用责任书》的情况下，执行患儿自带药品医嘱。

七、药品储存养护管理制度

1. 药品的储存要求

（1）按包装标示的温度要求储存药品，包装上没有标示具体温度的，按照《中华人民共和国药典》规定的贮藏（常温 10~30℃，阴凉≤20℃，冷藏 2~8℃）。

（2）药品堆垛与地面距离不小于 10cm，与墙、天花板、照明设施、散热器距离不小于 30cm。堆垛应严格遵守药品外包装图式标志的要求，规范操作。怕压药品应控制堆放高度，定期翻垛。

（3）药品应按批号集中堆放。有效期的药品应分类相对集中存放，按批号及效期远近依次或分开堆码并有明显标志。麻醉药品、第一类精神药品、医疗用毒性药品、放射性药品、高危药品等特殊管理药品应按照医院有关规定存放并作标示，具体见本章第一节《麻醉药品和精神药品管理条例》（摘要）。

2. 药品的养护要求

（1）各部门/病区应做好药品储存区的温湿度监测：①各部门/病区应每日记录 2 次药品储存区的温湿度和冰箱内温度。②如温湿度及冰箱温度超出或即将超出规定范围，应立即采取相应调整措施调整至正常，并做记录，对由于异常原因可能出现质量问题的药品，应抽样送检以确保药品质量及使用安全。③每年温湿度记录应统一装订存档。

（2）区域责任人应保持药品储存区干净整洁，门诊/住院药房/病区每周清洁药架 2 次，每周消毒清洁冰箱 1 次，每月 1 次大扫除，各部门组长/总务护士每周抽查 1 次，做好清洁检查记录。

（3）药品储存养护检查的内容：①在不破坏最小销售包装前提下，所有药品均应检查外观、性状。片剂检查有无裂片、破损；胶囊剂检查有无破壳、漏粉；颗粒剂检查有无板结；溶液、合剂、注射液、滴眼剂滴鼻剂检查色泽及有无渗漏；软膏剂检查有无渗漏、污损。②养护检查后，检查人应在"检查结果"

项中详细记录检查结果并进行总结,如各检查项目合格,则以"无异常"表示,如有问题则登记后进行药品质量问题上报,并针对问题进行持续改进。③药品养护中发现近效期药品,应进行效期药品登记,内容应包括药品名称、规格、厂家、数量、效期、处理时间、处理措施(主要包括继续使用,加强控制;使用完毕;已到药学部更换等)。同时报告部门组长/总务护士整理近效期药品目录,部门组长/总务护士应根据近效期药品管理制度尽快做相应处理。

八、抗肿瘤药物临床应用管理制度

1. 抗肿瘤药物的分级管理　据抗肿瘤药物特点、药品价格等因素,将抗肿瘤药物分为特殊管理药物、一般管理药物和临床试验用药物三级进行管理。

2. 化学治疗(化疗)药物外渗及静脉炎的处理
化疗药物按外渗引起局部组织损害程度进行分类。

(1)腐蚀性药物:外渗后可引起组织发疱,甚至坏死,如放线菌素(更生霉素)、多柔比星(阿霉素)、表柔比星(表阿霉素)、氮芥、丝裂霉素、长春碱、长春新碱、长春酰胺、诺维本等。

(2)刺激性药物:能引起注射部位或静脉通路疼痛,可有局部炎症反应如静脉炎,局部变态反应等,如博来霉素、顺铂、卡铂、环磷酰胺、异环磷酰胺、达卡巴嗪、依托泊苷、氟尿嘧啶、紫杉醇等。

九、静脉用药调配与使用管理制度

1. 进行静脉用药调配护士需获得注册执业资格并接受岗位专业知识培训并考核,进行肠外营养液注射剂和危害药物调配的护士进入专科还需进行相应的专科调配培训合格。

2. 静脉用药调配人员应严格执行无菌操作程序和静脉用药调配操作规范。

3. 调配加药时应注意药品的理化性质变化,出现异常时应立即按照《药物错误制度》报告。

4. 发生差错事故时必须及时按照《药物错误制度》登记并逐级报告。

5. 调配后的输液袋和空安瓿应按照规定存放在相应位置,不得随意丢弃。

6. 保持调配区的清洁和整齐,每次调配结束后应按操作规程及时清场,上下班应做好调配区清洁、消毒工作。每月检查治疗室空气中的菌落数,并有记录。

7. 静脉用药调配所用药品、医用耗材和物料由药学和供应室统一采购,应当符合有关规定。静脉用药调配所使用的注射器等用具,应当采用符合国家标准的一次性使用产品,临用前应检查包装,如有损坏或超过有效期的不得使用。

十、医嘱制度

1. 医嘱是指医师在医疗活动中下达的医学指令,必须由具有处方权的执业医师书写或签字认可。医嘱内容及起始、停止时间应当由医师书写,严禁不评估患儿病情就开医嘱的草率行为。

2. 药物医嘱必须注明开具的日期和时间、剂量、用药方法。药名不得书写化学分子式,剂量必须注明单位。

3. 下达与执行医嘱的人员,必须是本院具备注册执业医师与注册护士资格的人员,其他人员不得下达与执行医嘱。

4. 每日查房后医嘱一般在上班后 2h 内开出,要求层次分明,内容清楚。医师写出医嘱后,要复核一遍。护士对可疑医嘱,必须查清后方可执行,必要时护士有权向上级医师及护士长报告,不得盲目执行。因故不能执行医嘱时,应当及时报告医师并处理。

5. **口头医嘱**

(1)口头医嘱只允许在抢救/手术等特殊情况时下达。

(2)口头医嘱下达后,护士复述,经医师核对无误后,护士双人核查执行,执行后及时由医生补医嘱,两名核查护士双签字。

(3)抢救所用药物及液体袋等均保留,抢救结束护士及医生再次查对无误后方可弃去。

(4)抢救结束后,6h 内完成抢救记录,补录书面医嘱并签名。

6. 凡需下一班执行的临时医嘱,要交代清楚,并在护士值班记录上注明。

7. 无医嘱时,护士一般不得进行对症处理。但遇抢救危重患儿的紧急情况下,医师不在现场,护士可以针对病情临时给予必要处理,但应做好记录并及时汇报医师。

8. 通过医院信息系统(HIS)下达医嘱的医院,要有严格的授权体制与具体执行时间记录。

知识点归纳

1. 各医务人员发现药物错误后,应及时处理,并填写《医疗不良事件报告表》报各部门负责人,由部门统一报医务部。根据不良事件对患儿造成的风险及危害程度,按时逐级上报,不得延迟处理。

2. 麻醉药品和精神药品的领取、交接、分发、使用、剩余药品处理、空安瓿/废贴回收等过程均需有明确记录:①记录应内容完整规范,字迹清晰工整,不得随意涂改。②书写错误的内容应用单横线划掉,将正确内容书写在旁边,并签名确认。③对于重复的内容可以用汉字"同上"表示,但不得以箭头、竖线或省略号等表示。

3. 急救车(急救箱)中药品应在使用后 12h 内补齐,科室应有专人每月对急救药品进行一次检查,防止积压变质,对药品效期近1个月的品种,应及时到药房进行更换。

4. 口头医嘱只允许在抢救/手术等特殊情况下下达。口头医嘱下达后,护士复述一遍,经医师核对无误后,护士双人核查执行,执行后及时由医生补医嘱,两名核查的护士双签字。抢救结束6h内补录书面医嘱并签名。

（张秀娟　苏绍玉）

第三节　临床护理用药管理规章制度

一、治疗室管理制度

1. **温湿度**　治疗室内应有温湿度计,每日检查并记录2次。根据不同级别科室,温湿度要求应随之变化(表1-3-1)。

表1-3-1　不同级别科室温湿度要求

分级要求	一级科室	二级科室	三级科室	四级科室	其他
常见科室	手术室(包括住院及门急诊手术室、生殖医学科手术室)、新生儿科、儿童重症医学科、纤维支气管镜室等	小儿神经科、小儿消化科、小儿肾脏科、小儿遗传代谢内分泌科、小儿心血管科、血液透析室、小儿血液肿瘤科、传染儿科、小儿呼吸免疫科、小儿感染科	门诊	儿童保健科	药品存放区域按照药品包装标示的温度要求储存药品,包装上没有标示具体温度的,按照《中华人民共和国药典》规定的贮藏要求进行储存(常温10~30℃,阴凉≤20℃,冷藏2~8℃),相对湿度为35%~75%
最适宜温度	22~26℃	22~26℃	22~26℃	若无无菌物品,结合科内实际情况进行监测	
温度范围	10~26℃	10~26℃	10~26℃		
湿度范围	35%~65%	35%~70%	35%~70%		

2. **保持室内整洁**　每天定时消毒空气 2 次,每次 2h,同时配制药品时应开启动态消毒机。每月全面保洁 1 次。除工作人员外,其他人员不许在治疗室内逗留。

3. **无菌物品及药品保存**　放在固定位置,标识清楚,班班交接。无菌物品应放置在无菌物品柜内,离地面不低于 20cm;进入治疗室的物品如注射器等应去除外包装。

4. **无菌技术操作规范**　进入治疗室需穿工作服、戴口罩。配液用注射剂,需继续使用者,应当注明开启日期与时间,开瓶后使用时间不超过 2h。消毒液等应注明开启日期和失效日期。

5. **医疗废物处理**　治疗室内利器盒仅供治疗室内使用,病房内使用过的一次性注射器、输液器、利器盒等不得返回治疗室。

6. **空气与物体表面培养**　每月进行空气培养,每季度对物表进行采样培养。出现不合格时需要及时进行整改直到合格为止。

二、病房药品管理制度

(一)一般药品管理制度

1. 由总务护士负责病区药柜(含抢救车、出诊箱、冰箱及保险柜)药品的领取、保管、补充、养护、报损、召回及发放登记,做到账目分类保管,定期检查,账物相符。

2. 每月清点药品,防止积压变质及过期,并专册管理。使用前检查药品质量:片剂/胶囊无变色、裂片、碎裂、潮解,溶液/注射剂无异常沉淀、絮状物、异物、变色等。药瓶标签与药品不符,标签模糊或涂改者,不能使用。

3. 治疗室暂存的药品,应根据药品种类与性质(如针剂、内服、外用)分别放置,干燥、低温、避光保存,生物制剂等应放入冰箱内保存。

4. 药品分类摆放,同一针剂药品按照批号顺序存放;近效期药品应摆放于明显位置,并贴上统一标签,优先使用,保证药柜内无过期药品。

5. 拆零药品标明药品批号和有效期,片剂拆零后的残余部分不能返回原装置瓶。

(二)冰箱药品管理

1. 药品说明书标明需要冷藏保存的药品必须放入置有温度计的冰箱内保存,温度控制在 2~8℃,当温度在 2℃ 或 8℃ 的低限及高限值时及时调节冰箱温度。

2. 冰箱温度每日检查至少 2 次,药品避免与冰箱内壁接触,登记检查情况并签名。若冰箱温度超出药品保存所需温度范围,使用部门应通知药学部,由药师协助确定药品使用与否,同时通知设备部对冰箱进行维修。

3. 每周清洁消毒冰箱内部并记录。每周清洁冰箱 1 次,使用浓度为 500~1 000mg/L 含氯消毒剂擦拭冰箱内外壁。

4. 每月检查药品的种类、数量及效期,并记录。

三、护理服务标识制度

1. 无菌物品须分类放置在指定的地点,各类无菌物品的贮放间 / 柜不得贮放非无菌物品,无菌物品取放顺序标示醒目。

2. **药品标识**

(1)普通药品、非限制使用抗生素标签——绿底黑字,限制使用抗生素标签——黄底黑字。

(2)外用药——红底白字(具体药品信息——黑字),警告中加印外用药专用标识。

(3)麻醉 / 精神药品标签——白底黑字,警告中加印麻醉 / 精神药品专用标识。

(4)高危药品、特殊使用抗生素标签——白底红字(具体药品信息——黑字)。

(5)一品多规、看似药品和听似药品应张贴标签给予提示。

3. **药物敏感试验标识**

(1)患儿药敏阴性时,在电子医嘱药敏试验栏作"(-)"标识,电子病历系统自动显示为蓝色。

(2)患儿药敏试验阳性时,由操作护士在患儿电子医嘱药敏试验栏内作"(+)"标识,电子病历系统自动显示为红色。在床头牌处粘贴红色"药物过敏"标识牌,患儿腕带粘贴红色过敏标识,并口头通知患儿及家长。

四、用药与治疗反应观察和处置制度

1. 患儿在用药或治疗后,护士应密切观察患儿用药及治疗后的效果、不良反应及病情变化,重视患儿主诉,及时记录,确保患儿安全。

2. 加强巡视,密切观察患儿用药及治疗后反应。

(1)护士应掌握常用药物的作用和不良反应。

(2)根据患儿病情和药物性质调整输液滴速,观察有无发热、皮疹、恶心、呕吐等不良反应,发现异常及时通知医生进行处理。

(3)对特殊人群,如婴幼儿、儿童、老年人、孕产妇、心肝肾功能不全的患儿应密切观察。

(4)使用微量泵和特殊药物,如易发生过敏的药物、化疗药物、甘露醇、硝酸甘油、升压药、钙剂、呋塞米、去乙酰毛花苷(西地兰)、高浓度电解质、毒麻药品等,应加强巡视,密切观察用药效果和不良反应。①使用降压药后 30min 左右应监测患者血压并记录。②使用退热药物后 30~60min 监测患者体温并记录。③使用镇痛药物后 30min 左右应再次进行疼痛评估并记录。

(5)做好患儿的用药指导,使其了解药物的一般作用和不良反应,指导正

确用药。加强与患儿沟通,注重了解患儿治疗及用药后感受。

（6）执行各种治疗前护士应评估患儿生命体征及一般情况,治疗中及治疗后应注意观察患儿治疗后效果及反应,如有异常及时终止治疗并通知医生处理。

（7）护士长要随时检查各班工作,定时巡查病房,发现问题,及时解决。各种医嘱执行单,每次执行后均应签执行时间及执行者签名,妥善保存半年,备日后查阅。

五、查对制度

1. 为保障患儿安全,正确执行诊疗护理措施,防止医疗差错的发生,需严格执行本制度。

2. 执行医嘱时进行"三查八对","三查"是指在操作前、操作中和操作后核查;"八对"是指对姓名、登记号、药名、剂量、浓度、时间、用法、有效期的核对。

3. 清点药品时和使用药品前,要检查药品质量、标签、有效期和批号,包装有无破损,如不符合要求,不得使用。

4. 给药前,注意询问有无过敏史;静脉给药要注意有无变质,瓶口有无松动、裂缝;给予多种药物时,要注意配伍禁忌。

5. 输血前,需经两名医务人员查对,无误后,方可输入;输血时须注意观察有无输血不良反应,保证安全。输血查对应执行"三查八对","三查"是检查血制品是否质量合格、观察血袋外包装是否完好、观察血制品是否在保质期内;"八对"是指对患儿的姓名、性别、年龄、住院号、床号、交叉配血结果、申请的血制品种类以及血制品剂量的核对。

6. 配制特殊药物及进行护理I类操作时应进行双人查对。

（1）双人查对:双人查对是指由本院具有护士执业资格的护士与另一位医务人员、学生、患儿或家长等同时进行的查对,查对内容至少包括姓名、登记号、药名和剂量。

（2）护理操作分类

1）I类操作:风险较高的侵入性操作,如静脉输液、肌内注射、皮下注射和静脉加药等。

2）II类操作:一般性治疗操作,如吸氧、雾化吸入、阴道冲洗等。

3）III类操作:风险较低的操作,如留取大小便标本、床单元整理、办公室总务护士承担的工作等。

（3）注意事项

1）在配制特殊药物（特殊药物见各科室相关规定）前应由两名护士进行双人查对,并签字。

2）在进行I类操作前、操作中、操作后严格执行双人查对。

六、与用药错误相关制度——患儿身份识别制度

（一）各类患儿身份识别码规定

1. **住院患儿**　患儿姓名和登记号作为患儿身份识别码。住院患儿均佩戴手腕带，并在手腕带上标注患儿姓名、登记号、科室、床号等。

2. **产科新生儿**　新生儿母亲姓名和新生儿登记号作为新生儿身份识别码。新生儿在出生后，立即由助产士为其佩戴打印的手腕带和足腕带，且男婴佩戴在左手和左足，女婴佩戴在右手和右足（特殊情况时需佩戴 2 个腕带具体部位根据新生儿具体情况决定），腕带上信息包括母亲姓名（标明 ×× 之婴 /×× 之大婴）、新生儿登记号、新生儿性别，以新生儿母亲姓名和新生儿登记号作为新生儿身份识别码。任何时候均应保证有一个腕带作为新生儿身份识别用。

3. **新生儿科和 ICU 住院患儿**　患儿姓名（新生儿未取名时可以为监护人姓名）和患儿登记号作为患儿身份识别码。患儿入院后佩戴手腕带和足腕带，且男婴佩戴在左手或左足，女婴佩戴在右手或右足（特殊情况除外，但需佩戴 2 个腕带），腕带上信息包括患儿姓名（新生儿可以是监护人姓名，标明 ×× 之婴 /×× 之大婴等，与入院证信息保持一致）及登记号。新生儿性别、床号只能作为患儿身份识别的辅助信息。任何时候均应保证有一个腕带作为患儿身份识别用。

4. **无名患儿**　无名氏 / 昏迷患儿 / 弃婴等无法确认身份的患儿，由首次接诊的医务人员命名，命名为无名氏 1、无名氏 2、无名氏 3 等，以姓名和登记号作为身份识别码，并按要求佩戴腕带。

（二）正确识别患儿的方法

1. **能沟通交流患儿的身份识别**　对患儿进行治疗、给药、标本采集、输血或血制品、侵入性操作、手术、患儿转交接时均应进行身份识别。执行者要询问患儿或家长"请问你或你的孩子叫什么名字？"，回答后，核对病历 / 执行单上的名字正确并大声读出，请患儿或家长确认。然后请患儿或家长念出其手腕带上的登记号，执行者核对正确并复述执行单上的登记号，确认正确方可执行。

2. **不能沟通交流患儿的身份识别**　有监护人在场时，请在场的监护人陈述患儿的姓名，然后核对辨识工具中的登记号；无监护人在场时，严格核对腕带、各种治疗单等辨识工具上的姓名和登记号，确保正确的操作给予正确的患儿。

3. **拒绝佩戴腕带患儿的身份识别**　对于不配合佩戴腕带的患儿，医护人员需加强教育，使其佩戴。如在诊疗操作前，发现患儿未佩戴腕带，由医护人员与患儿和 / 或患儿监护人核对无误后予以佩戴，而后再进行诊疗操作。

知识点归纳

1. 治疗室应每天定时消毒空气 2 次,每次 2h,同时配制药品时应开启动态消毒机。每周全面保洁 1 次。治疗室内利器盒仅供治疗室内使用,病房内使用过的一次性注射器、输液器、利器盒等不得返回治疗室。

2. 使用微量泵和特殊药物,如易发生过敏的药物、化疗药物、甘露醇、硝酸甘油、升压药、钙剂、呋塞米、去乙酰毛花苷(西地兰)、高浓度电解质、毒麻药品等,应加强巡视,密切观察用药效果和不良反应。使用降压药后 30min 左右应监测患儿血压并记录,使用退热药物后 30~60min 监测患儿体温并记录。使用镇痛药物后 30min 左右应再次进行疼痛评估并记录。

3. 双人查对是指由本院具有护士执业资格的护士与另一位医务人员、学生、患儿或家长等同时进行的查对。"三查"是指在操作前、操作中和操作后核查,"八对"是指对姓名、登记号、药名、剂量、浓度、时间、用法、有效期的核对。

4. 输血查对需两名医务人员执行"三查八对"。"三查"是检查血制品是否质量合格、观察血袋外包装是否完好、观察血制品是否在保质期之内;"八对"是指对患儿的姓名、性别、年龄、住院号、床号、交叉配血结果、申请的血制品种类以及血制品剂量的核对。

(张秀娟 苏绍玉)

第四节 儿科临床护理用药风险的预防、应急预案及程序

一、输液反应的预防、应急预案及程序

【预防措施】

1. 严格执行医嘱。

2. 洗手,戴口罩。

3. 了解输液目的,核对用药医嘱和输液标签,在溶液瓶上贴上输液标签;检查药名、浓度、剂量和有效期等,瓶口有无松动,瓶身有无裂痕,药液是否混浊、沉淀、有絮状物。特殊药物需双人核对。消毒后根据医嘱加药,签署加药日期、时间和加药人。

4. 携用物至床旁,双人(或与患儿 / 家长)核对住院号、姓名以及药物相

关信息,无误后方可输液。

5. 输液时严格执行无菌技术操作原则。

6. 调节输液速度,加强巡视,一旦发现患儿有畏寒或寒战、发热、心悸、皮疹等应高度怀疑输液的反应,立即汇报主管医生及护士长并做好相应处理。

【程序】

输液反应的预防程序见图 1-4-1。

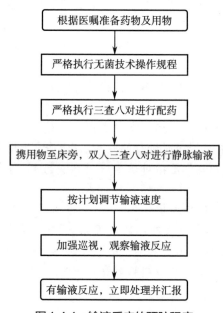

图1-4-1 输液反应的预防程序

【应急预案】

1. 患儿出现输液反应时,应立即停止输液,保留静脉通路,更换输液器和液体并保留备查。

2. 报告医生,遵医嘱处理。

3. 情况严重者就地抢救,必要时行心肺复苏。

4. 严密观察病情变化,记录患儿生命体征、一般情况和抢救过程。

5. 查对医嘱及药液质量,根据需要取相同批号的液体、输液器和注射器分别送检;需封存者,用塑料袋将输液器、余液包好,用胶布封口并贴上封条,注明科室、患儿姓名、登记号、药液名称、经手人、日期及时间,放冰箱封存。

6. 报告医务部、药学部、护理部,填写《药物不良反应 / 事件报告表》。

7. 必要时遵医嘱留取血标本送检。

8. 记录抢救过程,做好患儿及家长的解释、安慰工作。

【程序】

输液反应的应急预案程序见图 1-4-2。

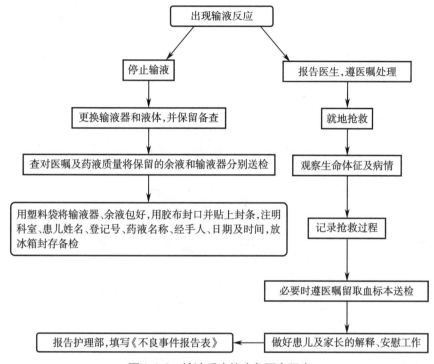

图1-4-2　输液反应的应急预案程序

二、药物不良反应的预防、应急预案及程序

【预防措施】

1. 根据药物的种类、性质分类放置。毒麻药品放入保险柜加锁保管,每班清点,用后登记。

2. 常用药品定期检查(每月检查1次),及时更换,如出现沉淀、变质、过期、包装破损等严禁使用。

3. 遵医嘱给药。评估用药目的与患儿病情是否相符合。严格执行"三查八对"制度,输液执行单、输液用药由两人以上核对,并签名。用药前认真核查患儿姓名、登记号、药名、浓度、剂量、用法、时间以及有效期。用药时至床旁,再次核对登记号、姓名,患儿或家长确认无误后再发药或进行用药操作。

4. 严格遵守操作规程及无菌操作原则。

5. 掌握药物的配伍禁忌及不良反应,现配现用,按正确的给药途径和方法给药。

6. 加强巡视,根据病情、药品性质调节输液速度,观察用药效果、不良反应及病情变化,如生命体征变化、皮疹、药物热、消化道反应等。重视患儿的主诉,并及时记录。

7. 护士长随时检查各班工作,定时巡查病房,发现问题,及时处理。

【程序】

药物不良反应的预防程序见图1-4-3。

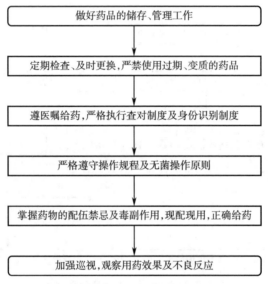

图1-4-3　药物不良反应的预防程序

【应急预案】

1. 发生药物不良反应病例,如为口服药,观察患儿反应;如为静脉给药,立即停止输液,更换液体及输液器,保留静脉通路;及时报告医生、护士长,根据医嘱做好处理及记录。

2. 发生过敏性休克,按照"药物引起过敏性休克的预防、应急预案及程序"处理。情况严重者就地抢救,必要时行心肺复苏。记录患儿生命体征、抢救过程和效果。

3. 保留药物及相关用物,由主管医生或主管护士按要求填写《药物不良反应/事件报告表》报告药学部,并上报医务部。

4. 对患儿及家长做好安抚工作,如患儿及家长有异议且无法协调,要求对药物及相关用物进行封存时,按《医疗事故处理条例》有关程序进行。

【程序】

药物不良反应的应急预案程序见图1-4-4。

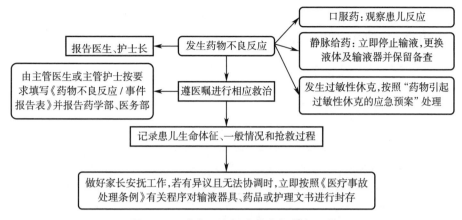

图1-4-4　药物不良反应的应急预案程序

三、用药错误的预防、应急预案及程序

【预防措施】

1. 加强药品管理,对外包装、剂型等相似的药品应分开放置,特殊药品贴警示标识。

2. 使用新药、特殊用药前,用药者应查阅药物说明书或药典,了解药物相关特性及注意事项,科室应组织护士学习相关知识,保证用药安全。

3. 遵医嘱给药。用药前了解用药目的、作用、不良反应、配制、输注注意事项以及药物配伍禁忌,有疑问时须重新核查清楚后方可执行。一般情况下不得执行口头医嘱,抢救患儿需执行口头医嘱时,执行者须复述一遍药物名称、剂量及使用方法,经医师核实无误后方可执行。

4. 做过敏试验前必须询问过敏史,使用过敏类药物前先确认过敏试验结果,无过敏史或过敏试验结果阴性时方可执行;治疗盘内备注射器、肾上腺素;注射及静脉药物在药瓶上应贴执行标签;使用毒麻药品时,须反复核对,用后保留安瓿,并做好使用登记。使用特殊、贵重药品必须经双人核对后执行。

5. 严格执行"三查八对"制度,双重核对患儿身份(腕带),信息资料准确无误后方可执行。用药前严格落实查对制度;用药时至床旁,再次核对患儿姓名、登记号;确认无误后再发药或进行注射用药。

6. 严格遵守操作规程及无菌操作原则。

7. 如患儿提出疑问,应重新核对,确认无误后给予解释,再给患儿用药。

8. 用药期间严密观察用药效果及不良反应,根据医嘱做好处理及记录。

9. 无注册护士资质的护士或护生必须在带教老师指导下进行操作。

10. 各班护士下班前要检查医嘱执行单,查看执行是否有遗漏;如发现遗漏医嘱应及时采取补救措施。护士长监督检查医嘱执行情况,发现问题及时纠正。

【程序】

用药错误的预防程序见图 1-4-5。

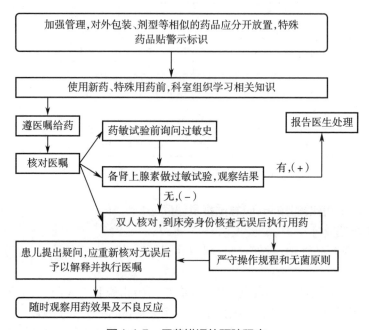

图1-4-5 用药错误的预防程序

【应急预案】

1. 发生用药错误后,立即上报主管医生、护士长、科主任。

2. 根据不同的用药途径采取相应的应急措施

（1）口服药:未服用时,立即更换正确药物,并做好解释工作;已经服用,根据药物及患儿情况遵医嘱采取相应的补救措施。

（2）肌内注射或皮下注射药:根据药物及患儿情况遵医嘱采取相应措施。

（3）静脉药:立即停止输注,更换液体及输液器,保留静脉通路,根据药物及患儿情况遵医嘱采取相应的补救措施。

3. 观察并记录患儿的生命体征、一般情况和抢救过程。

4. 对患儿及家长做好安抚工作,尽最大努力将患儿各方面损失降到最低。如患儿及家长有异议且无法协调,要求对药物及相关用物进行封存时,按《医疗事故处理条例》有关程序进行。

5. 护士长按"医疗安全不良事件及隐患报告制度与报告程序"上报。

【程序】

用药错误的应急预案程序见图 1-4-6。

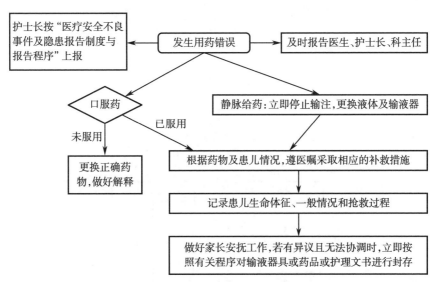

图1-4-6　用药错误的应急预案程序

四、药物引起过敏性休克的预防、应急预案及程序

【预防措施】

1. 护士使用药物前应询问患儿是否有该药物过敏史,按要求做药物过敏试验,凡对该类药物有过敏史者禁忌做该药物的过敏试验。

2. 严格执行查对制度,做药物过敏试验前要警惕变态反应的发生,治疗盘内备注射器、肾上腺素和地塞米松各一支。

3. 过敏试验药液的配制、皮内注入剂量及试验的观察时间都应按规范正确操作,准确判断试验结果。

4. 药敏试验结果阳性患儿或对某药有过敏史者,禁用此药。同时应在该患儿医嘱单上注明过敏药物名称,床头悬挂"药物过敏"警示标识,佩戴红色腕带,并告知患儿及其家长。

5. 药物过敏试验阴性者,接受该药治疗。

6. 抗生素类药物应现配现用,配制溶媒要符合要求,按医嘱要求时间准确用药。

7. 第一次注射后观察20~30min甚至更长时间,以防发生迟发型变态反应。

8. 经药物过敏试验后凡接受该药治疗的患儿,停用此药3d以上或药物更换批号,应重做过敏试验,阴性方可再次用药。

【程序】

药物引起过敏性休克的预防程序见图1-4-7。

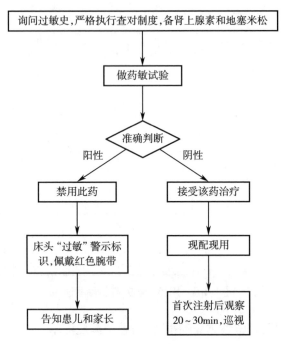

图1-4-7   药物引起过敏性休克的预防程序

【应急预案】

1. 患儿一旦发生过敏性休克,立即停止使用引起过敏的药物,就地抢救,并立即报告医生。

2. 患儿立即平卧,注意保暖,遵医嘱皮下注射肾上腺素。如症状不缓解,每隔30min再遵医嘱皮下注射或静脉注射,直至脱离危险期。

3. 改善缺氧症状,给予氧气吸入,呼吸抑制时应遵医嘱给予人工呼吸;喉头水肿影响呼吸时,应立即准备气管插管,必要时配合施行气管切开术。

4. 迅速建立静脉通路,补充血容量,必要时建立两条静脉通路。遵医嘱应用氨茶碱解除支气管痉挛,给予呼吸兴奋剂,必要时给予抗组织胺及皮质激素类药物。

5. 发生心搏骤停,立即进行胸外心脏按压、人工呼吸等心肺复苏的抢救措施。

6. 密切观察患儿的意识、体温、脉搏、呼吸、血压、尿量等;患儿未脱离危险前不宜搬动,做好观察、处理记录。

7. 按《医疗事故处理条例》规定,抢救后6h内据实补记抢救记录。

【程序】

药物引起过敏性休克的应急预案程序见图1-4-8。

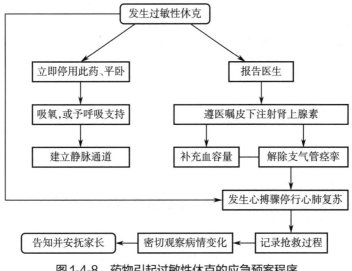

图 1-4-8　药物引起过敏性休克的应急预案程序

五、输血反应的预防、应急预案及程序

【预防措施】

1. 根据医嘱输血及血液制品,医生持输血申请单和贴好标签的试管,经两人核对患儿姓名、登记号、性别、年龄、床号、血型和诊断,并与患儿或其监护人核实后方可抽血配型。

2. 由工作人员将受血者血样与输血申请单送交输血科,双方进行逐项核对。

3. 取血与发血双方必须共同查对患儿姓名、登记号、性别、年龄、床号、血型、血液有效期和配血试验结果,以及血液外观等,准确无误时,双方共同签字后方可发出血液。

4. 输血时由两名医护人员携带医嘱单、输血记录单、血制品共同到患儿床旁,核对交叉配血报告单及血袋标签各项内容,检查血袋有无破损渗漏,血液颜色是否正常;核对患儿姓名、登记号、性别、年龄、床号、血型等,确认与配血报告相符,再次核对血液后,用符合标准的输血器进行输血,并两人签名。

5. 输血须在血液出血库后 30min 内进行,输血过程中严格执行查对制度及无菌技术操作规程。

6. 输血前后用 0.9% 氯化钠注射液冲洗输血管道;连续输用不同供血者的血液时,前一袋血输完后,应使用 0.9% 氯化钠注射液冲洗输血管道,冲管后更换输血器再接下一袋。

7. 输血过程应先慢后快,开始时速度宜慢,严密观察 15min,无不良反应后再根据病情和年龄调整输注速度。在输血开始前、开始时、输注后 15min 及输注过程中至少每小时监测 1 次患儿的生命体征以及有无输血不良反应,输血结束后 4h 观察受血者生命体征及有无输血反应。

8. 输血完毕后,医护人员将血型单、输血记录单归档于病历,用后血袋置于"用后血袋"专用垃圾桶内,于 24h 内送回输血科(血库);有不良反应者应填写输血反应回报单,并报输血科。

【程序】

输血反应的预防程序见图 1-4-9。

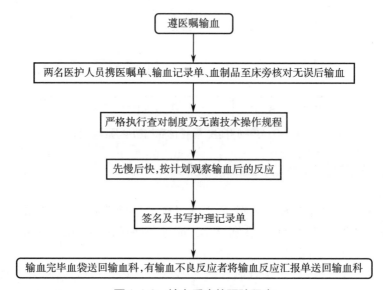

图 1-4-9　输血反应的预防程序

【应急预案】

1. 患儿出现输血反应时,立即停止输血,更换输血装置,保留静脉通道暂时改输 0.9% 氯化钠注射液。

2. 报告医生和护士长,保留未输完的血袋,以备查验。遵医嘱予相应处理。

3. 密切观察病情变化,并做好记录。

4. 怀疑溶血等严重输血反应时要将保留的血袋及抽取的患儿血样一起送输血科进行检验。

5. 发生输血不良反应时填写输血不良反应记录,上报输血科。

6. 家长有异议时,按《医疗事故处理条例》有关程序对余血和输血器具进行封存备检。

【程序】

输血反应的应急预案程序见图 1-4-10。

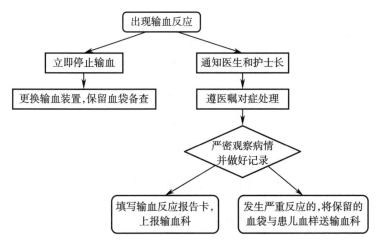

图 1-4-10　输血反应的应急预案程序

六、医嘱执行错误的预防、应急预案及程序

【预防措施】

1. 严格执行查对制度。医嘱执行前认真核对电子医嘱、医嘱执行单、执行标签等,无误方可执行。

2. 对有疑问的医嘱必须重新核查清楚后,方可执行。

3. 一般情况下不得执行口头医嘱。

4. 抢救患儿时,医师下达的口头医嘱,执行者须复述一遍药物名称、剂量及使用方法,双人核对无误后方可执行,并保留药瓶备核查。

5. 口头医嘱执行后医护人员及时补录医嘱并签名及执行签字。

6. 一旦发生医嘱执行错误,立即通知主管医生做好补救处理,当事人主动上报科室护士长、主任、护理部。

【程序】

医嘱执行错误的预防程序见图 1-4-11。

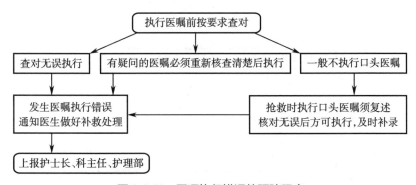

图 1-4-11　医嘱执行错误的预防程序

【应急预案】

1. 发现错误后,第一时间停止医嘱执行。

2. 迅速评估患儿状况,判断错误影响,如给药错误需监测生命体征,并给与相应处置。

3. 立即通知主治医师、护士长及药剂科。

4. 严重事件如用药错误导致伤害,15min 内上报医院医疗安全管理部门。

5. 密切观察患儿病情变化,做好患儿与家长的安抚工作。

6. 完整记录错误细节,如时间、药品、剂量、操作人员等。

【程序】

医嘱执行错误的应急预案程序见图 1-4-12。

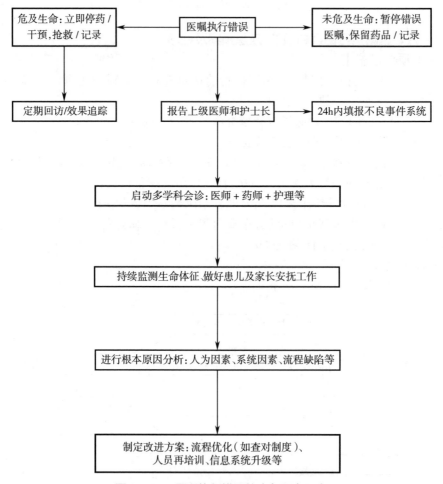

图 1-4-12 医嘱执行错误的应急预案程序

七、静脉空气栓塞的预防、应急预案及程序

【预防措施】

1. 严格执行医嘱。

2. 保持环境清洁明亮,适宜操作。

3. 输液时严格执行无菌技术操作原则。

4. 携用物至床旁,缓慢开启输液开关,冲管时边控制开关边检查输液管路内有无气泡,在墨菲式滴管及排气阀处注意控制液体流动速度,可通过调节输液开关或液体管路高度调节。

5. 冲管后再次检查管路全程有无气泡,如有则通过振动将液体排出,注意该过程严格无菌操作。

6. 加强巡视有意识记录患儿输液时间,预估输液完成时间,嘱患儿输液期间避免剧烈活动,静脉输液接近尾声时注意提前呼叫,一旦发现患儿有空气栓塞症状,立即暂停输液,调整患儿体位,立即汇报主管医生及护士长并做好相应处理。

【程序】

静脉空气栓塞的预防程序见图 1-4-13。

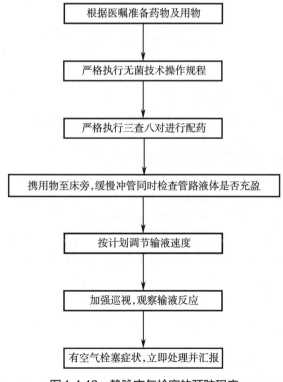

图 1-4-13 静脉空气栓塞的预防程序

【应急预案】

1. 发现输液管路内有气体,立即排空残余空气或更换输液器。

2. 出现空气栓塞症状时,将患儿置左侧卧位和头低足高位。

3. 通知主管医生及病房护士长。

4. 密切观察患儿病情变化,遵医嘱给予高浓度氧气吸入及药物治疗。

5. 病情危重时,配合医生积极抢救。

6. 认真记录病情变化及抢救经过。

【程序】

静脉空气栓塞的应急预案及程序见图 1-4-14。

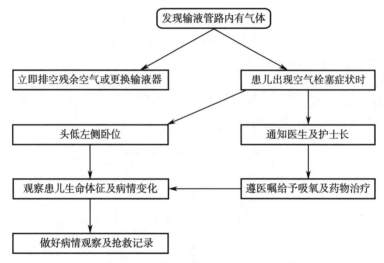

图 1-4-14　静脉空气栓塞的应急预案及程序

八、输液中肺水肿的预防、应急预案及程序

【预防措施】

1. 严格执行医嘱,根据医嘱要求输液时间计划输液量及输液速度。

2. 了解输液目的,核对用药医嘱和输液标签,在溶液瓶上贴上输液标签;检查药名、浓度、剂量和有效期等,瓶口有无松动,瓶身有无裂痕,药液是否混浊、沉淀,有无絮状物。特殊药物需双人核对。消毒后根据医嘱加药,签署加药日期、时间和加药人。

3. 携用物至床旁,双人(或与患儿/家长)核对住院号、姓名及药物相关信息,无误后方可输液,输液量较多时需要按药物类型及要求遵医嘱设置用药计划。

4. 输液时严格执行无菌技术操作原则。

5. 根据医嘱及患儿病情调节输液速度,输液过程中加强巡视,一旦发现患儿有呼吸困难、咳嗽、出汗等应高度怀疑肺水肿,立即汇报主管医生及护士长并做好相应处理。

【程序】

输液中肺水肿的预防程序见图1-4-15。

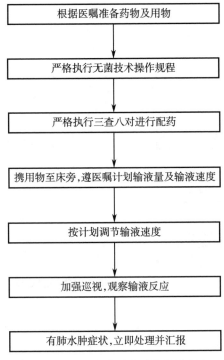

图1-4-15　输液中肺水肿的预防程序

【应急预案】

1. 发现患儿出现肺水肿症状时,立即停止输液或减慢输液速度。

2. 及时与医生联系进行紧急处理。

3. 将患儿安置为端坐位,双下肢下垂,以减少回心血量。

4. 给20%~30%乙醇溶液湿化的氧气吸入,每次不宜超过20min,改善肺部气体交换,缓解缺氧症状。

5. 遵医嘱给予镇静、扩血管、强心、利尿药物。

6. 必要时进行四肢轮流结扎,每隔5~10min轮流放松一侧肢体止血带,可有效减少回心血量。

7. 严密观察记录患儿生命体征、一般情况及抢救过程。

8. 患儿病情平稳后,加强巡视,重点交接班。

9. 护士长按"医疗安全不良事件及隐患报告制度与报告流程"上报。

【程序】

输液中肺水肿的应急预案及程序见图 1-4-16。

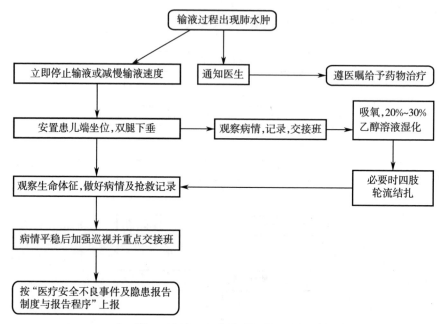

图 1-4-16　输液中肺水肿的应急预案及程序

知识点归纳

1. 出现输液反应时,应立即停止输液,保留静脉通路,给予对症处理。并根据需要取相同批号的液体、输液器和注射器分别送检;需封存者,用塑料袋将输液器、余液包好,用胶布封口并贴上封条,注明科室、患儿姓名、登记号、药液名称、经手人、日期及时间,放冰箱保存备检。

2. 用药期间应严密观察用药效果及不良反应,无注册护士资质的护士或护生必须在带教老师指导下进行操作。

3. 一旦发生过敏性休克,立即停用引起过敏的药物,就地抢救,平卧,遵医嘱皮下注射肾上腺素以及其他对症处理措施。

4. 输血须在血液出血库后 30min 内进行,输血前后用 0.9% 氯化钠注射液冲洗输血管道;连续输用不同供血者的血液时,前一袋血输完后,用无菌 0.9% 氯化钠注射液冲洗输血管道后,更换输血器再接下一袋输注。

5. 出现空气栓塞症状时,将患儿置左侧卧位和头低足高位。

6. 发现患儿出现肺水肿症状时,立即停止输液,置为端坐位,双下肢下垂,以减少回心血量。给20%~30%乙醇溶液湿化的氧气吸入。

案例解析

1. 发生冰箱药物常温暴露的根本原因是什么?

解析:在上述案例中存在冰箱药物暴露的根本原因包括①科室用药安全管理意识不够,对低年资护士培训不足。②巡视不到位,高年资护士未进行督导和检查。③工作流程存在问题,低年资护士应首先完成分内工作后再去帮助病房,针对高年资护士嘱咐应牢记,如不清楚应及时向其咨询。④做任何事尤其要做好查对和检查,尤其是药品相关关键环节,一旦出现疏漏极易造成药物不良事件。

2. 药物冰箱消毒流程存在什么问题?

解析:在上述案例中存在的主要问题包括①科室无药物冰箱消毒流程规范,如有标准规范应及时张贴在公示栏或冰箱附近醒目位置。②任何操作需要低年资护士实施时,首先应确保其具备相应胜任能力,关键环节应做好督查和指导。③药物冰箱消毒是日常规范,需要定期进行,建议在科室有条件时,应置办备用冰箱,确保药物冰箱清洁消毒时冷藏药物储存条件符合规范。

(张秀娟　苏绍玉)

第二章　用药安全文化建设

案例回放

案例1　某年5月10日14:20,儿科住院科室(无家长陪护)医生为一患儿开具医嘱:碳酸钙D3咀嚼片(商品名:钙尔奇D,每片含碳酸钙750mg,相当于含钙300mg),口服1粒,每日1次。16:10管床护士甲接到药房药师的发药,药师误将维D钙咀嚼片(商品名:迪巧,每片含碳酸钙750mg,相当于含钙300mg,含量与钙尔奇D相同)发至病房。管床护士甲查对患儿姓名、登记号及药物剂量后将药物放置在患儿床旁,17:00喂第一次口服药;5月11日至5月13日,护士乙、丙、丁三位护士同样只查对了患儿姓名、登记号及药物剂量,将迪巧误作钙尔奇D予患儿口服。5月14日晨6:00,护士戊喂药前核对医嘱,发现患儿抽屉里的钙片是迪巧而不是钙尔奇D,暂停喂药,上报护士长,经与药房核实,5月10日16:10分,系药房药师误将迪巧当作钙尔奇D发到病房。这是一起典型的药房药师发药错误,护士无效拦截导致的用药错误。

案例2　同年9月5日17:10,女性2岁患儿,因肝功能异常入住上述同一科室。医生开具医嘱:维生素AD滴剂(1岁以上,商品名:伊可新)1粒,管喂,每日1次。药房17:53发药,药师误将该药物0~1岁使用的伊可新发至病房。管床护士A接到药房的发药,查对患儿姓名、登记号及药物商品名(伊可新)后放置在床房,19:00喂第一次口服药,未查对出问题。9月6日晨,护士B(曾参与上次不良事件分析会)喂药前核对医嘱,发现患儿抽屉里的伊可新是0~1岁使用,非1岁以上剂型,未用药,立即上报护士长,经与药房核实,9月5日17:53药房发药错误。此案例也是药师发药错误护士无效拦截导致的用药错误。

问题反思

1. 药师发药流程是否存在漏洞?科室接收药物流程是否完善?

2. 为什么接收药物的护士以及4名护士都没有发现错误的药物,喂口服药时是如何进行有效查对的?

3. 同一科室间隔仅4个月再次发生类似错误,科室是否进行了用药安全文化建设?该科室用药安全的系统管理是否存在问题?

第一节　用药安全与医院安全文化概述

　　安全文化的概念是 1986 年苏联切尔诺贝利核电站爆炸事故发生后,国际原子能机构在总结事故发生原因时明确提出的。鉴于医疗行业的复杂性、高风险性以及医疗安全的重要性,Singer 等于 2003 年首次提出"医院安全文化"的概念。2005 年后,我国将患者安全文化建设提上日程,2015 年中国医院协会颁布了《患者安全目标》十条,并于 2017 年、2019 年更新,其中用药安全为患者安全目标之一。2021 年 9 月,首届患者安全国际联盟大会在我国上海召开,中国医院协会公布了《2021 年患者安全目标》(八大目标)及实现这些目标应采取的二十八条措施,其中目标二为"提高病房与门诊用药的安全性,为医院安全用药提供有效指导",说明用药安全的重要性。

一、用药安全与医院安全文化基本概念

　　1. 用药安全　是指在用药各环节中未发生药物不良事件,其中包括用药错误及药物不良反应。用药错误(medical error,ME)是指药品在临床使用及管理全过程中出现的,任何可以防范的用药疏失,这些疏失可以导致患者发生潜在的或直接的损害。药物不良反应(adverse drug reaction,ADR)是指合格的药品在正常用法用量下出现的与用药目的无关的有害反应,属于药品的固有属性。无论是用药错误还是药物不良反应,都可能给患者带来伤害,医护人员都应该尽量避免。

　　世界卫生组织(World Health Organization,WHO)提出药物不良事件(adverse drug event,ADE)包括 ADR 和 ME。中国药品监督管理总局(National Medical Products Administration,NMPA)公布的《国家药品不良反应监测年度报告(2020 年)》中指出,2020 年共收到《药品不良反应/事件报告表》167.6 万份,其中 14 岁以下儿童占 7.7%。按照给药途径统计,注射给药占 56.7%(其中静脉注射给药占 91.1%),口服给药占 38.1%,其他途径占 5.2%;累及器官系统排名前两位的依次为消化系统、皮肤及皮下组织;涉及的化学药品中,例次数排名前五的类别依次为抗感染药、心血管系统用药、抗肿瘤药物、电解质/酸碱平衡及营养药、神经系统用药。因此,加强用药监管尤其是儿童用药监管,保证儿童生命健康尤为重要。

　　2. 安全文化(safety culture)　是指以共同的信仰和价值为基础,努力把服务过程中可能引起的患者伤害降至最低的一种工作理念。其具体功能可以归纳为:规范人的安全行为,组织及协调安全管理,使组织进入有序发展的良性状态。安全文化的亚文化特征包括领导、团队精神、循证方法的使用、交流和学习、公平公正处理问题。安全文化是企业/单位安全管理的基础,其作用

的发挥是潜移默化的、长久的。

3. **医院安全文化**　是指在医疗实践活动过程中,对于医护人员自身与他人的医疗安全所产生的一种思维模式与价值认知,包括患者安全文化和医务人员自身的职业防护文化两方面。患者安全文化是指医疗机构内有关患者安全的价值观和信念,包括领导、团队合作、循证、沟通、学习、公正及以患者为中心七个方面的亚文化。总之,是以安全为核心的医疗行为,以共同价值观为基础,通过不断努力在服务过程中将患者的伤害降到最低,是个人或组织行为的一种整体模式。医务人员自身的职业防护文化是指医疗管理者认真分析系统疏漏,采取积极措施防范,如用药方面,药物储存管理、交接管理以及规范化使用等制度及流程的合理建立,医师、药师、护士等通力配合,加强沟通与交流,遵守循证的原则,遵守规范的标准化操作流程,减少不同人员操作引起的差异,善于从已经报道的药物不良事件或别人的差错中学习,汲取经验教训,防止类似错误的发生。

4. **护理安全文化**　是在医院安全文化建设这一特定环境下,在安全优先的护理管理理念下,逐渐形成的将安全放在医疗护理服务首位的共同价值观以及行为准则的总和。护理安全文化的精髓:风险防范意识、风险最小化以及安全优先、预防为主的护理管理理念、服务理念和医疗护理服务安全行为。

二、医院安全文化基本要素

1. 医院领导的工作目标与各级医务人员共同的价值观、信仰和行为准则保持一致。

2. 安全优先是医院的持久目标,甚至以牺牲经济效益和效率为代价。

3. 公开对待缺陷和问题,当出现缺陷时除了积极采取措施应对,同时应及时向相关部门报告。

4. 崇尚学习型组织,对待问题的态度应着眼于改进系统而不是惩罚个人。当出现问题时,管理者首先应该从系统寻找原因并致力于改进系统管理方面的缺陷。

5. 医院内部员工之间、科室成员间的交流应是经常和坦率的,以帮助解决问题、提升个人素质为目的,而不是相互指责及相互诋毁。

6. 提供必要的物质条件、激励机制和奖励措施,使安全承诺可以付诸实施。

三、用药安全与医院安全文化的相关性

美国医学研究院指出,建立安全文化是保证患者安全的主要措施之一。患者安全文化的有效建立能够改善患者的预后。研究表明,缺乏积极的安全文化与高比率的医疗差错、严重的医疗事件具有明显的相关性。根据 2017 年 WHO 公布的数据,发达国家医疗失误中用药错误占比达 18.3%。仅在美国,用药错误每天至少造成 1 人死亡,每年伤及约 130 万人。全球范围内,每年因用药错误而产生的费用高达 420 亿美元,约占全球卫生总支出的 1%。有文献报道,我国与用药安全有关的缺陷占所有护理缺陷的 33.5%,其中有 50% 是可以预防的。因此,杜绝可以预防的用药错误是医务人员的职责所在。

2017 年 3 月 29 日,WHO 在德国波恩举行的第二届全球患者安全部长级峰会上发布了第三项全球患者安全挑战——无伤害用药(medication without harm),呼吁在 5 年内将全球范围内严重的、可避免的药物伤害降低 50%。

2019 年 5 月,WHO 在瑞士日内瓦举行的世界卫生大会通过决议,将每年的 9 月 17 日设立为世界患者安全日,以传播患者安全理念,推动全球协同合作,共同增进患者安全。

我国政府高度重视用药安全管理,在保障患儿用药安全方面做了大量工作。卫生部于 2005 年 8 月牵头成立了合理用药国际网络(international network for rational use of drugs,INRUD)中国中心组,并于 2012 年 4 月组建了临床安全用药组。于 2014 年率先推出《中国用药错误管理专家共识》,并陆续组织制定了针对不同环节用药错误防范的系列指导原则,用于指导用药错误的预防,保障用药安全。但我国在用药安全管理方面仍然存在诸多问题,还需要不断优化科学管理方法。用药错误管理不仅需要研究解决技术性问题,还需要倡导非惩罚性用药安全文化,在医疗机构营造人人重视患儿安全、人人参与患儿安全的文化氛围,让每一位医务工作者都认识到用药错误监测与报告是保障患儿用药安全、提高医疗质量、降低执业风险的积极而有意义的工作,鼓励临床医师、护士和药师主动参与用药错误的监测与报告。

同时,由于发生用药错误的环节诸多,用药错误可发生于处方(医嘱)开具与传递,药品储存与管理,调剂与分发,药品使用与监测,用药指导及信息技术应用等多个环节,医师、药师、护士、患儿及其家长都可能是引发错误的主体,因此,防范用药错误需要通过用药安全文化建设,提高所有人的安全用药意识,实施安全用药行为,人人参与,从而保证用药安全。

四、护理安全用药文化建设的重要意义

1. 护理安全用药行为养成,是保障用药安全的重要举措 护士是临床一线最后将药物直接用于患儿的执行者。一旦发生用药错误,拦截率非常低,可直接导致患儿的伤害,轻者暂时伤害或经济损失以及精神损害,重者永久性的功能伤害、终身残疾甚至死亡。同时用药错误的发生对于医务人员也是一种巨大的打击,轻者可能导致自责、愧疚、不安,重者可能导致焦虑、抑郁,对职业生涯造成影响,甚至导致精神障碍等。用药错误还可能使医院的社会效益及经济效益受到影响及冲击。将安全文化视为一种管理思路运用到护理管理工作中,在日常管理工作中着力培养护士安全护理的信念和态度,推动安全护理行为的养成,是保障用药安全的管理策略中非常重要的措施。

2. 护士用药安全文化建设的优势

（1）激发护士的安全主观能动性：安全行为受一个人的社会信仰及对安全的态度所影响，这些信仰和态度可约束从业者的思想和行为，减少差错、事故的发生。以文化引导为手段，激发护士的自觉安全意识及安全行为，使护士在用药环节中由"要我安全"转变为"我要安全"，形成自觉行为，从而在用药诸多环节中认真遵守相关法律法规及规章制度、落实用药安全流程、主动学习药物相关知识、认真评估用药目的与患儿病情的吻合度、密切观察用药反应、主动报告用药缺陷、认真总结学习、汲取药物不良事件的经验教训等，从而保证用药安全。

（2）促进护士的职业自豪感：以文化为载体，以管理为目标，可以从制度上、纪律上规范护士用药行为；可以激励护士的职业自豪感，使护士在思想上得到归属、依恋；可以促进护士对护理工作的价值取向及价值观。

（3）促进护理学科的内涵建设：开展护理用药安全文化建设有利于护士在工作中形成良好的工作和学习氛围，自觉维护护士形象，出色地完成任务；有利于促进护士围绕患儿用药安全开展循证研究，科学地为患儿服务，满足患儿需求，促进护理专业发展，拓宽医疗护理服务空间。

知识点归纳

1. 用药安全就是在用药各环节中不发生药物不良事件，包括用药错误及药物不良反应所带给患儿的伤害。

2. 安全文化是以共同的信仰和价值为基础，努力把服务过程中可能引起的患儿伤害降至最低的一种工作理念。

3. 护理安全文化的精髓包括风险防范意识、风险最小化以及安全优先、预防为主的护理管理理念、服务理念和医疗护理服务安全行为。

4. 缺乏积极的安全文化与高比率的医疗差错、严重的医疗事件具有明显的相关性。

5. 护理用药安全文化建设是一种新型的人本管理理念。其优点：激发护士的安全主观能动性、促进护士的职业自豪感、促进护理学科的内涵建设。

（苏绍玉　胡艳玲）

第二节　儿科护理单元用药安全文化建设实践

影响用药安全的相关因素及环节众多,但将用药安全文化建设放在首位是临床一线护士长实现"安全优先"、将风险最小化,通过有效的科学管理保证临床护士用药安全的前提。护理安全文化的层次结构包括精神文化(价值观、信念、思维等)、制度文化(规章制度、应急预案等)、物质文化(安全设施、安全标识等)、行为文化(包括态度、沟通、技术、评估等)。其中制度文化是核心,物质文化是基础,行为文化是重要保障,而精神文化则能提供源源不断的动力。儿童由于各器官系统尤其是肝肾功能发育还不完善,在用药时,比成人更容易发生药物不良反应,而发生用药错误后的后果更严重。因此,实施儿科护士的用药安全文化建设与管理势在必行。

一、加强用药安全文化建设系统管理

1. 提升用药安全精神文化,创建安全用药文化氛围

(1)护士长是科室用药安全文化建设的推动者,护士长应该主动学习安全相关知识,具备用药安全的风险防范意识,同时培养护士用药安全意识,通过文化建设促使护士自觉养成安全用药行为,从而保证用药安全。

(2)应积极建立学习型护理团队,不断强化用药安全的相关知识技能,通过医疗护理药物安全循证相关知识解决实际工作中的问题,最大程度减少用药伤害,确保用药安全。

2. 强化用药安全制度文化建设

(1)梳理用药安全的规章制度及用药安全流程:制度文化建设是护士长在用药安全系统管理方面首先应采取的举措,主要指梳理用药安全的制度及流程,针对影响用药安全的管理因素实施持续改进。据报道,国家相关法律法规及医疗机构管理制度落实不够,管理部门监管不到位,监测网不统一,未建立健康的安全用药文化是影响用药安全的管理因素。因此护士长作为护理单元的管理者,应带领团队根据国家关于用药安全的相关法律法规,积极完善该护理单元保证用药安全的相关规章制度及流程,并且在实践中不断修订制度,优化流程,以保证用药安全以及工作效率。如医院各护理单元应建立一般药品、高警示药品、高风险渗漏药品、冰箱药品、急救药品、毒麻药品以及精神药品等相关制度及储存管理规范、使用规范以及超说明书药品使用管理规范。

(2)加强用药相关法律法规及规章制度、流程及药物相关知识培训:开展用药安全文化建设,教育培训是基础和前提。医务人员因未遵守规章制度或标准操作规程是导致用药错误的主要因素,而其是否知晓并掌握制度流程内涵是关键。在用药错误中,护士因素是造成用药错误的主要原因之一,年轻

护士多因专业知识的缺乏、经验技术不足、自身压力大及心理素质差等原因造成。研究表明,在各种导致用药错误的因素中,缺乏药物知识居首位,占22%。另一项研究则发现,缺乏与药物及用药设备相关的知识及经验导致的用药差错,占全部差错的79%。护士长作为护理单元的管理者,是科室护士用药安全的主要负责人,应积极推动护理单元的用药安全文化的内涵建设。要培养护士的用药安全意识,养成自觉实施用药安全的行为,必须要让护士具备用药安全的相关法律法规知识,知晓药物安全储存及安全使用的相关规章制度以及药物相关理论知识。国外研究团队通过对一家公立综合性医院的重症监护室的护士进行多层面的安全用药培训,培训方式包括理论授课、个人实践、PPT汇报及录像教学等,结果发现培训前后严重用药差错发生率从0.3%降低至0%,中等用药差错发生率从26%降低至23%,轻微用药差错发生率从23%降至8%。因此,科室应建立用药安全培训体系,准备相应的培训资料,制订相应的培训制度,对科室所有的护士进行专科安全用药相关知识培训,并不断强化特殊药物使用规范,还要有对特殊群体,如新入职护士、规范化培训护士、轮转护士、进修护士、专科护士等的针对性培训,培训内容根据护理单元用药情况、药物治疗新进展等及时更新。

（3）建立护士用药安全胜任力考核制度:护理管理者应加强科室药物相关理论知识及技能的考核,使每位护士具备安全用药的能力。考核是衡量个人是否能真正从培训中受益,将所学新知识应用于提高业务素质的重要手段之一,是对培训效果的保障。研究报道,发生用药错误的案例中,部分责任主体护士经过了相关培训。因此,管理者既要关注培训的次数、培训的内容,更重要的是关注培训的质量与效果,对培训内容及时进行评价与反馈,可以采取培训后对关键知识点的课后测试题、日查房时床旁提问等多方式进行,使护士具有用药安全的胜任能力。

（4）优化用药安全流程:医疗机构内部缺乏有效沟通,诸多用药环节衔接不畅,从处方到用药整个信息不对称等是用药不安全的流程因素,是影响用药安全的重要因素。护士是用药管理的直接执行者,绝大多数用药错误是与患儿直接面对面的互动过程中产生的。因此,护理管理者应采取对策,积极完善及优化流程,让所有员工知晓并遵照执行,通过加强医疗机构内部的有效沟通,建立流畅的医师、护士、药师、技师,甚至是运送药物人员之间的有效衔接,保证信息的准确性及完整性,从而保证用药安全。

3. 落实安全用药物质文化管理

（1）科室药品储备尽量简化:科室管理团队应以药品储备简化为主要标准,梳理常用药及储备使用情况,在医院药物管理统一规划下,优化每日药物发放流程,尽量减少科室基数药物,减少药品在科室的储存时间,规范储存的标准化管理。

（2）确保用药相关设备正常运行：信息系统老化，不能发挥基本的用药错误识别及防范功能，相关设备使用不当如计算机、打印机出现错误或用药打印单不清晰、不易辨认，输液泵或推注泵不能正常工作，如速度不准确或没有及时泵入药物或没有按预调节功能实施工作等都会导致用药错误的发生。因此，定时巡查、积极检修、实时监控设备运行状态、及时更新设备功能等确保用药相关设备功能正常也是用药安全措施之一。

（3）营造用药安全环境：工作环境欠佳，如光线不够、噪声过强、用药过程中被频繁打扰等，用药工作空间狭小、药品或给药装置摆放混乱等是导致用药错误的因素之一。据报道近36.5%的用药差错是由护士在执行用药中形成，护士在用药过程中被打断或者分心，往往与经验缺乏并存，这是该群体中导致用药差错最主要的原因。防范措施：①在治疗室配药处有醒目的提示标识"正在用药，请勿打扰"。②用药护士穿上提示标识"正在用药，请勿打扰"的背心或工作服或佩戴相关提示卡。③配制及使用药物的工作环境应保障光线明亮、保持病房安静、拥有合理设置的配药空间。④应用6S管理法规范药品存放，特别是对药名、包装、标签等外观或读音相似药品进行明显标识提示。⑤特定剂型、特殊用法（鞘内注射）药品单独存放并有醒目标识。⑥药品储存条件特殊的单独按规范储存如冰箱保存或避光保存。⑦实时巡查并监控给药装置，如输液泵、推注泵及镇痛泵等设备设施，保证正常使用。⑧及时更换打印机墨盒，保证药物治疗单清晰可辨，从而避免不良用药环境对安全用药的影响。

（4）建立常用药物说明书手册：有条件者可在医院医疗护理信息系统中建立药物信息库，包括说明书内容的快捷查阅等。也可以同时准备纸质版药物说明书手册，收集整理常用药物说明书存放于护士站，方便随时查询。

（5）建立用药指引单：护士缺乏药物剂量计算的知识与技能也是导致发生用药差错的原因。科室在治疗室、护理文化墙、治疗车上张贴、悬挂各种常用用药相关知识，如溶媒的正确选择、特殊药物剂量换算方法、急救药品药物剂量、高警示药品使用方法等，便于临床护士随时查阅。

4. **评估护理行为文化**　通过观察、评估及反馈，了解护理单元的护士的工作态度、沟通方法与技巧，收集科室医生、护士、患儿及其家长的反馈，评估护士行为表现，针对问题进行持续质量改进，包括对制度、流程的梳理及优化、人员培训及考核、环节质量的督查、终末质量的分析等。

二、落实用药安全文化建设环节质量

1. **护士长是推动护士用药安全的具体督查者**　护士长作为护理单元的一线管理者，应该采取科学的方法积极推动护士安全用药行为。包括让护士在药物使用时自觉做到双人查对，严格遵守"五用及五不用"原则，对护士实施人文关怀，避免疲劳工作，合理排班，及时评估护士人力资源情况，有应急人力资源储备,保证充足的人力资源,同时关心生病或情绪状态不佳的人员,做出合理调整,保证安全。

(1)双人查对:双人查对是指由本院具有护士执业资格的护士与另一位医务人员、学生、患儿或家长等同时进行的查对。查对内容通常包括三查八对。三查:查操作前、操作中和操作后。八对:核对姓名、登记号/住院号、药名、剂量、浓度、时间、用法、有效期。

研究显示护士在用药过程中已经查对后仍发生用药错误占72.7%,说明存在无效查对。根据调查,发生用药错误时的无效查对情况:①发放口服药时,将药盒上的信息与治疗卡及患儿信息查对无误后发放口服药,但药盒内装的药品与药盒上的信息不符。②护士一边推治疗车进病房,一边叫患儿的名字,患儿答应后,护士在治疗车上拿上另一患儿的药后不再查对。③护士将输液卡、液体、患儿进行正确查对后,将液体放回存放有其他患儿液体的治疗车上,再次从治疗车上取下液体时不再查对。④护士进行正确查对后准备输液,邻床有事叫护士,护士处理完返回后未再进行查对。⑤护士进行查对后将两名患儿的液体挂在同一输液架上,输液时未再次查对。⑥两名护士在查对小剂量用药时,核对的其中一人未查对药物稀释及抽吸情况,只听另一人描述使用的剂量。⑦部分读音容易导致查对双方信息不对称的,如一人拿输液卡念"舒芬太尼",另一人看药物,听成"输芬太尼"(舒芬太尼与芬太尼为不同药物)。双人查对是传统的用药管理手段,虽然在一定程度上增加了工作负荷、延长了工作时间等,但针对临床经验不足的年轻护士以及高警示药品、高渗漏风险药品、剂量计算复杂药品、贵重药品、精神药品、毒麻药品等,双人查对能有效降低用药错误风险。

(2)"五用五不用"原则:①"五用原则"是指五正确,即在用药前进行有效查对,确保正确患儿、正确药物、正确时间、正确剂量、正确给药途径方可使用药物。②"五不用原则"是指在以下情况下暂停药物使用,患儿不同意不用、不明药物作用不用、不掌握用药途径与注意事项不用、不良反应不清楚不用、不查对不用。在用药前,需要征得患儿或其监护人同意,尤其是贵重药品及毒麻药品,知晓患儿的用药目的、药物的药理作用、用药途径及不良反应和药物使用注意事项,同时进行有效查对无误后方可使用。对患儿进行用药操作前、操作中、操作后多一句问候、多一次关注,弥补工作中的缺陷或漏洞,可以尽量防范护理差错的发生。

(3)实施连续性照护:护士管理患儿不连续,对患儿病情不熟悉,对患儿的治疗处置用药不了解,对药物的常用剂量、配伍禁忌、观察要点不清楚等因素也是导致用药错误的原因之一。因此,护理管理者在现有人力资源下尽量做好排班安排,尽量让护士分管的患儿相对固定及连续,能减少护士熟悉病情的时间,同时也可增加用药错误的拦截率。

2. 建立安全报告系统 传统观念认为,"犯错是可耻的事""犯错误的人应该受到责备、羞辱或批评,甚至面临更严重的处罚""患儿安全主要是医护人员的职责"等,基于这样的观念,人们只报告无法隐瞒的不良事件。而现代安全观则认为,卫生系统应远离责备与羞辱文化,这种文化阻碍人们对错误的面对与承认,并让人们失去了从错误中进行学习的可能性。促进患儿安全的主要措施之一就是建立一种无惩罚性的、方便的、保密性强的错误和相关问题报告系统,对所报告的错误或问题进行追踪分析,并给临床提供反馈,使医院管理者及医务人员可策略性地采取防御措施来预防错误的发生或减轻已发生错误的后果。目前国外发达国家均建立了较为完善的患儿安全报告系统,不但被报告的不良事件数量大大增加,而且通过这些事件的科学分析及对临床的反馈,起到促进患儿安全的积极作用。

3. 进行用药差错事故防范研究 完善不良事件报告、评估、反馈机制。一旦发生用药护理差错、缺陷,除了积极向相关人员汇报外,还应该积极采取相应的补救措施,同时认真做好差错事故的分析,找出根本原因,并采取针对性措施进行积极改正,避免类似措施再次发生。

知识点归纳

1. 加强用药安全文化建设 具体策略包括强化用药安全制度文化建设、落实用药安全物质文化、提升用药安全精神文化、评估护理行为文化。

2. 创建安全用药文化氛围 包括用药期间的双人查对、"五用五不用"原则、建立学习型护理单元以及进行用药差错事故防范研究等。

3. 双人查对是传统的用药管理手段,虽然在一定程度上增加了工作负荷、延长工作时间等,但针对临床经验不足的年轻护士以及高警示药品、高渗漏风险药品、药物剂量计算复杂药品、贵重药品、精神药品、毒麻药品等,采取双人查对能有效地降低用药错误的风险。

4. "五用原则"是指五正确,即在用药前进行有效查对,确保正确患儿、正确药物、正确时间、正确剂量、正确给药途径方可使用药物。

5. "五不用原则"是指在以下情况下暂停药物使用,患儿不同意不用、不明药理作用不用、不掌握用药途径与注意事项不用、不良反应不清楚不用、不查对不用。

(苏绍玉 胡艳玲)

第三节   护理单元用药安全文化建设测评

安全文化建设是通过创造一种良好的安全人文氛围与和谐的人际关系,对人的观念、意识、态度、行为等形成从无形到有形的影响,从而控制人的不安全行为,以达到减少差错事故的效果。分析和评价护理单元组织安全文化的实际水平,对组织的安全文化建设十分重要,可以使组织确定应该把对安全的主要注意力置于何处,提高组织安全管理的水平和对差错事故的预防能力。安全文化评估是改善患儿安全领域的新工具,这些工具可用来衡量发生不良事件和患儿伤害的组织的状况,发展和评价医疗机构的安全干预。

患者安全文化测评的结果可用于临床安全质量的改进和相关研究,目前国内外常用的安全文化测评分为定性和定量测评。定性评估结果可识别文化驱动因素和存在问题,但结果反映的安全文化问题不全面,耗时长且成本较大。定量测评是评估在特定时间点医务人员对患者安全文化的看法和态度,测评结果代表了文化的静态发展,但需要持续定量评估患者安全文化,才能反映文化的演变。因此,全面了解患者安全文化,较理想的是采用以下两种方法进行评估:①基于问卷调查的患者安全文化定量评估。②基于对话交流的患者安全文化质性评估。混合方法进行可有效提高医务人员对患者安全的认知,加强安全文化优势并改进不足,提高服务质量。对护理单元用药安全文化进行测评,是通过评估找出在用药安全方面需改进和提高的方面,评估用药安全干预措施的效果,监测组织安全状态,履行监管职责。

一、建立临床用药安全管理查检表

目前国外患者安全文化测评工具:①退伍军人管理局患者安全文化调查问卷(Veterans Administration Patient Safety Culture Questionnaire, VAPSCQ),由美国退伍军人事务部于 2005 年研制,量表共包含 14 个维度,64 个条目,各维度的 Cronbach's α 系数为 0.45~0.90, ICC 系数为 0.7 以上。②医院安全文化调查问卷(hospital survey on patient safety culture, HSOPSC),由美国医疗健康研究与质量机构(Agency for Healthcare Research and Quality, AHRQ)于 2004 年研发编制。③安全态度调查问卷(safety attitudes questionnaire, SAQ),由美国得克萨斯大学 Sexton 等编制,量表共分 6 个维度,60 个条目, Cronbach's α 系数为 0.74~0.93,组合信度为 0.90。④医疗机构患者安全氛围调查表(patient safety climate in healthcare organizations, PSCHO),由 Hartmann 等编制而成,包括 8 个维度,38 个条目, Cronbach's α 系数为 0.91,各维度 Cronbach's α 系数为 0.63~0.87。⑤曼彻斯特患者安全框架,由英国曼彻斯特大学 Parker 教授研发,是一种质性研究工具。

　　国内近年来也引进、研发了多种患者安全文化测评工具。2008年,刘义兰等自行研制了医院患者安全文化测评量表,调查护士的安全文化现状。2009年,陈方蕾等引入SAQ,研制了中文版安全态度调查问卷,并调查护士的安全态度,但受调查人群限制,量表的应用相对局限。同年,郭霞和许璧瑜也分别通过汉化调适PSCHO和HSOPSC,形成了符合我国文化和现状背景的中文版量表。2013年,黄光琴借鉴SAQ ICU版本形成国内首个ICU患者安全文化测评量表。2016年,肖清平等引进护理院患者安全文化测评量表,形成中文版,为我国护理院开展患者安全文化研究提供了有效的测评工具。2017年,廖婧延将PSCHO汉化,并运用形成的测评量表调查医院患者安全文化现状。同年,肖瑶汉化HSOPSC,开展现状调查。

　　各医院应结合以上测评工具调查项目,制订符合自己的用药安全文化测评表,建立用药安全查检表,通过护理管理手段进行质量监督和控制。儿科病房用药安全查检表见表2-3-1。

表2-3-1　儿科用药安全查检表

一级指标	二级指标	三级指标	三级指标		扣分原因
			完成	未完成	
用药安全管理(要素质量)	科室用药安全系统管理 12分	1. 建立用药安全管理小组(1分) 小组有计划、成员、职责、工作实施情况记录(2分)			
		2. 科室有用药安全文化建设(3分)			
		3. 科室用药安全制度(1分) 有科室用药标准操作规程(standard operating procedure,SOP),药品相关、用药相关、管路相关等(3分)			
		4. 特殊科室有静脉营养液配制SOP及中心静脉通路管理规范(2分)			
	用药安全培训 15分	1. 新入职护士(包括新入本院、规范化培训、进修、专科护士等)有科室常见用药安全专项培训(5分)			
		2. 定期开展用药相关业务学习(5分)			
		3. 有高危药物、贵重药物、罕见药物及外用药等用药注意事项培训(5分)			

一级指标	二级指标	三级指标	三级指标		扣分原因
			完成	未完成	
用药安全管理（要素质量）	药品储存15分	1. 治疗室定期清洁消毒,抹布专区专用,台面整洁（1分） 温湿度适宜,温湿度失控有干预措施（0.5分） 药物/物品按要求定点放置,无药物混放（1分） 垃圾及时倾倒,按要求分类处理,未见垃圾混放（0.5分）			
		2. 高危药品单独存放,上锁管理（0.5分） 毒麻/精Ⅰ药品"5专管理",精Ⅱ药品单独存放,上锁管理（0.5分） 所有记录规范交接,每周护士长质控记录（0.5分）			
		3. 急救药/基数药品与实际记录相符（1分）			
		4. 冰箱药品规范放置,分类分区定点放置（0.5分） 冰箱温度适宜,失控有干预措施（05分） 稀释备用药品冰箱专区存放,规范效期内使用,字迹清楚（1分）			
		5. 外用药物分区域单独存放（0.5分） 酒精单独存放并上锁管理（0.5分）			
		6. 院外自带药品规范放置（0.5分） 罕见药品备有使用说明书（0.5分）			
		7. 口服药物存放管理规范（1.5分）			
		8. 定期（至少每月）清点药品/液体/效期（1分） 物资/药品/环境交接清楚,与实际情况一致（0.5分） 护士长有药品储存管理督查记录（05分）			
		9. 所有药物及物资标识统一、规范,按要求张贴,字迹清楚（1分） 静脉液体专区存放,左进右出（0.5分） 近效期或看似听似等药品/物品标识明显（0.5分）			

续表

一级指标	二级指标	三级指标	三级指标		扣分原因
			完成	未完成	
用药环节控制(环节质量)	治疗前核对13分	1. 医嘱规范,评估用法用量正确(2分)评估用药与患者病情相符(1分)			
		2. 执行单打印清晰,与药物贴瓶标签内容一致(1分)			
		3. 核对过敏史,检查有无药物配伍禁忌(1分)			
		4. 精确计算及抽吸药物剂量(2分)			
		5. 用药前完成患者环境准备与健康宣教(2分)			
		6. 配制特殊药物及进行护理I类操作时应进行双人查对(4分)			
	用药环节14分	1. 输液通路完好,敷料清洁干燥,在效期内(1分)			
		2. 严格执行手卫生及院感要求(2分)			
		3. 身份识别正确,查对制度有效执行(三查八对)(4分)			
		4. 严格执行无菌原则(2分)			
		5. 新入职/学习人员在监管下用药(4分)			
		6. 及时规范处理用物,治疗台面清洁干燥(1分)			
	用药后监测11分	1. 评估输液部位有无异常(2分)			
		2. 评估用药后有无药物不良反应(2分)			
		3. 做好用药指导及健康宣教(2分)			
		4. 如果发生药物不良反应能正确处置(5分)			

续表

一级指标	二级 指标	三级指标	三级指标		扣分 原因
			完成	未完成	
用药安全 评估(终 末质量)	用药质量 评定 20分	1. 护士知晓用药安全相关制度及流程 （3分）			
		2. 护士有用药安全意识及行为（2分）			
		3. 及时发现用药安全隐患,及时杜绝用 药错误发生（5分）			
		4. 无用药错误发生（2分）			
		5. 及时发现药品不良反应,及时上报 （3分）			
		6. 有用药安全管理PDCA（发生用药错 误时或有用药错误安全隐患）（持 续质量改进）（5分）			

二、安全文化建设测评的重点环节

1. **管理者的领导力**   领导力是建立安全文化的首要因素,清晰明确的领导决策是安全文化的重要因素,因此测评过程中首要的测评对象就是科室管理者。护士长带领的护理管理团队对用药安全目标的制订,用药安全相关法律法规的把控,用药相关制度的建立与落实,用药流程的梳理及优化,对影响用药安全的管理因素、人力因素、患者因素、药物因素等相关知识的培训考核、对用药设备的检测与维护管理等,都是护士长领导力的有力体现。一名合格的团队领导能够长期保证团队内部交流紧密、开放言路、相互信任、相互学习。团队领导出色的人格魅力和领导才能能够营造出一个令其他成员舒适的工作环境,在这种环境下,每一名医务人员都会乐于提出自己对医疗安全的看法并且主动改善。

宽容度是团队领导必须具备的素质,并且必须是语言与行为上双重包容方能使团队成员随时表达自己对安全问题的担忧和见解,而无须担心被责备。同时,领导本身对安全问题的关注也会让成员们产生信任感,能提高成员们的安全意识。此外,团队领导需将安全责任落实到人,明确分工,让每一名医务人员都承担相应的责任,互相协作,而不是领导"一肩扛"。医院内的管理体制应向集体化管理方向发展,集体化管理是构建安全文化最重要的因素,集体化管理能提升每一名医务人员的责任感、义务感以及文化感。反之,严格的等级划分只会形成一种被动服从的"责备文化",义务感和责任感会被紧张与恐惧失败的情绪所替代,医疗团队安全文化的发展将止步不前。

2. **双向交流** 包括纵向沟通、横向交流等。纵向交流保证管理层和执行层之间信息通畅,各类事件的处理与反馈及时、有效。横向沟通与交流能够加强员工对事故风险的认知,对安全工作参与的积极性,强化安全规章制度的执行,提高用药安全工作的自觉性都有积极的促进作用。团队协作与沟通不利都会直接影响患者的安全指标(住院时间、死亡率、用药错误等),会导致医务人员产生较大精神压力,而压力会使他们在进行医疗操作时容易犯错误或遗漏病情。医护人员必须在工作中找到快乐和意义才能全身心地关注工作安全。双向交流能够帮助医护人员学到有用而平时不容易学到的专业知识,使得科室人员之间联系更为紧密,在处理疑难病例时互相依靠,相得益彰。

3. **员工参与程度** 包括责任、有效培训、专业建议、决策反馈等,这是建设安全文化的构成基础。积极的安全文化就是能够为医务人员提供一个良好的参与环境,借助各种方法,保证员工主动参与安全决策进程中,通过组织使员工个人能够自由地贡献安全思想,并在实践中付之于行动。

团队与个人在建立医疗团队安全文化中起到同等重要作用。因此,在集体化管理下,每一名成员都必须清楚团队与个人之间复杂而动态发展的关系。研究发现,当医院内已有较为完整的安全管理体系时,医务人员警惕性会有所下降,安全责任感下降,从而会忽略医嘱中的错误,危害到患者的人身安全,而当医务人员警惕性足够高时,能及时发现其他同事工作中的疏忽并指出纠正。因此,平衡体系与个人之间的责任至关重要。

4. **可学习文化** 包括互动式学习、信息共享、氛围建设与自查。对曾发生的事故、失误、不安全行为和状态、行业内的事件和事故等学习,是创建学习文化的重要环节,通过建立学习文化,可以鼓励员工更好地理解组织的安全实施政策、正确评估组织当前的安全状态、明确组织的不足,积极采取对策给予改进。

5. **安全责任与态度** 包括开放的安全文化、公正的事件处理、关心员工、自由反馈事件而不用担心惩罚、增强自信。建立一个安全公正的文化环境,是提高员工安全责任与态度的重要保证。领导层要不断更新用药安全管理理念,主动克服传统的个人问责制度,积极推崇"不责备"文化,鼓励医务人员公开讨论错误,促进员工之间沟通,运用团队策略与培训工具,加强医务人员的团队合作与沟通,解决实际问题。同时,在用药安全管理中领导层要发挥主导作用,采取积极、有效的管理对策,提升医院用药安全文化水平,包括预防员工职业倦怠、开展精益管理、注重员工心理安全,同时将发展患者安全文化作为领导层的管理目标,纳入评估和考核中。

知识点归纳

1. 测评的目的是通过评估找出在用药安全方面需改进和提高的地方,评估用药安全干预措施的效果,监测组织安全状态,履行监管职责。

2. 安全文化建设测评的重点环节包括管理者的领导力、管理层与执行层以及执行层之间的双向交流、员工的参与程度、可学习文化、管理者与员工的安全责任与态度。

3. 员工的责任感、能获得有效培训、专业建议、决策反馈等是建设安全文化的构成基础。

4. 可学习文化如团队组织的互动式学习、信息共享、氛围建设与自查等,还有对曾发生的或同行业所报道发生的事故、失误、不安全行为和状态、行业内的事件和事故等学习,是创建学习文化的重要环节,可以有效预防差错事故的发生。

案例解析

1. 药师发药流程是否存在漏洞?科室接收药物流程是否完善?

解析:案例为典型的药房药师发药错误,护士未拦截到而发生的用药错误。该院发药流程为住院部药房药师准备药物及发放清单放至药箱,封存后由工人运送到科室,该药师在发药时未进行认真核查,将错误的药物放至药箱。科室没有明确的药物接收流程,接收护士未对照药物发放清单进行核对药名、剂量等,导致第一次机会没有拦截到错误的发生,而将错误的药物存放在患儿床旁。

改进建议:科室建立药物接收流程,接收药物的护士白班为总务护士、夜班为管床护士。护士接收药物时需将药箱解除封条,核对发放清单与药物的一致性,将药物发放到患儿床旁时,必须交给管床护士(无陪护的病房),且每一次交接必须对照医嘱执行清单进行药物名称、剂量、浓度、剂型、使用方法、使用途径、有效期以及患儿身份信息的核对。双方护士有交接签名。同时将药师存在的错误反馈给药房管理者,加强培训及发药质量督查,减少发药错误。

2. 为何接收药物及四个责任护士都未发现错误药物,喂口服药时是如何进行查对的?

解析:(1)科室的系统管理存在问题,没有药物的接收流程,没有规定第一名护士接到药物后放置床旁必须与管床护士一起查对并且签名。

（2）回顾性调查四位责任护士喂口服药的情景,均表示认真查对了患儿的身份（手、足腕带姓名,登记号）,但都对药物标准名称未进行认真核对,因此查对均属于无效查对。

（3）科室护理管理者在发生第一次用药错误后带领团队进行了不良事件的根本原因分析,再一次培训了用药安全,但人员的参与度不够,部分人员未引起重视,用药安全意识仍然薄弱。

3. 同一科室间隔仅 4 个月再次发生类似错误,科室是否进行了用药安全文化建设? 在用药安全的系统管理及改革措施中是否存在问题?

解析:科室护士长虽然针对用药错误带领团队进行了不良事件的根本原因分析,再次培训了用药安全,也算进行了用药安全的文化建设,但是当日参与的人员不多,值班人员也未参加,文化建设覆盖面窄,培训深度不足,且后续未跟进科室护士接收药物流程的制订及执行情况,其培训效果甚微,管理缺陷仍然存在,并未从系统上进行根本性改进,导致类似的用药错误再次发生。

（苏绍玉　胡艳玲）

第三章　药品标准化储存管理

案例回放

　　患儿，男，4岁3个月，因"面部红斑10d，发热4d，发现三系降低3d"入院。入院诊断：系统性红斑狼疮。医生开具医嘱：静注人免疫球蛋白（A厂家）2.5g i. v. gtt.（静脉滴注）。责任护士打印输液单及瓶贴后，致电药房取药。家长着急，催促护士用药，护士发现冰箱内有1瓶静注人免疫球蛋白（B厂家）2.5g，在家长不断催促下准备给予输注。此时药房配送药品到达，发现医嘱药品是静注人免疫球蛋白（A厂家）2.5g，而冰箱中原有的药品是静注人免疫球蛋白（B厂家）2.5g。险些造成用药错误。

问题反思

1. 药物储存管理是否存在问题？
2. 接近差错出现的根本原因是什么？

　　儿科病区存放少量急救药品和常用药品，不仅为救治危重患儿赢得宝贵时间，也为临时使用常用药品提供了方便。但药品的可及性不等于患儿的用药安全性。病区药品储存的规范化管理是保证临床用药安全必不可少的环节。美国用药安全研究所（Institute for Safe Medication Practices，ISMP）2011年发布的《医院用药安全自我评估标准》将"药品标准化、储存和分发"作为十大关键测评元素之一。病区药品的领用、贮存、养护、管理、使用等主要由护士操作，应用6S管理思想指导病区药品储存管理，以提高临床护士药品储存的管理能力，减少用药差错事故发生，确保儿童临床用药安全，改善患儿及其家长的就医体验。

第一节　6S与药品储存管理概述

一、6S起源与定义

　　1. **6S管理的起源**　日本最初推行的是前2S，即整理、整顿，宣传口号是"安全始于整理整顿，终于整理整顿"，其目的只是为了确保作业空间和安全。随着生产控制和品质控制的需要，逐步提出了后续3S，即清扫、清洁、素养，从而使其应用空间及适用范围进一步拓展。6S管理是5S管理的基础上增加 1S(安全)的扩展,因此为了更好地了解 6S 管理,我们需要先从 5S 管理讲起。5S 起源于日本,指在生产现场中将人员、机器、材料及方法等生产要素进行有效管理的一种管理活动。它的目标简单、明确,就是为员工创造一个干净、整洁、舒适、科学合理的工作场所和空间环境。5S 管理通过有效实施整理(seiri)、整顿(seiton)、清扫(seiso)、清洁(seiketsu)管理,力争使每一位员工养成事事"讲究"的习惯,最终提升人的素质(shitsuke),为企业造就一个高素质的优秀群体。由此达到整体工作质量提高的目的。日本企业管理者认为 5S 管理是现场管理的基石。时至今日,日本企业界仍将 5S 作为企业管理的三大支柱之一。

2. **6S 管理的定义**　是指对生产、办公现场的材料、设备、人员等各种要素(主要指物的要素)所处状态不断进行整理(seiri)、整顿(seiton)、清扫(seiso)、清洁(seiketsu),不断提升成员素养(shitsuke)和安全(safety)生产六方面的活动。因为前 5 个内容的日文罗马标注发音和后一项内容的英文单词都以 "S" 开头,所以简称 6S。引进后,为便于理解,避免"清洁"与"清扫"混淆,改为整理、整顿、清洁、规范(standardize)、素养、安全,仍简称为"6S"。

3. **6S 的基本内容**

(1)1S 整理(seiri):指将工作环境中任何物品根据其性质、重要性、使用情况进行区分,分为需要的与不需要的。必要的留下来,不需要的物品加以处理。

目的:去除不需要的物品,减少空间浪费;空间活用,提高空间利用率;预防误拿误用,打造明朗、清爽的工作场所。

(2)2S 整顿(seiton):指将存留的必需物品进行分类,以方便拿取、流程顺畅为目的确定放置位置及数量,并摆放整齐加以标识。

目的:工作场所物品一目了然,能够在第一时间找到需要的物品,减少寻找物品的时间,提高工作效率;消除物品积压,防止误用误送,维持整齐、有序的工作环境。

(3)3S 清洁(seiketsu):指在工作场所全部区域(包括看得见与看不见的地方)展开清理污物的工作;对设备、设施进行例行清洁与点检、维护保养。

目的:保持干净、亮丽的环境,消除不利于质量、成本效率和环境卫生的因素。

(4)4S 规范(standardize):指将整理、整顿、清洁工作进行到底,将已做的工作标准化、制度化、程序化,并落实责任到人,以维持现场环境的整齐、干净。

目的:创造明朗的工作现场,使日常管理"透明化""可视化",保持前面 3S 工作成果,使 6S 管理工作常态化。

(5)5S 素养(shitsuke):指通过查检、督导、奖惩等机制使每位员工养成良好的工作习惯和职业素养,能自觉遵章守纪,将 6S 工作落到实处、持之以恒,培养积极主动、团结进取、互相协作的良好风气,树立团队意识。

目的:培养员工良好的职业素养,营造良好的团队风气,主动、持续落实6S工作。

(6)6S安全(safety):指企业重视、持续全面开展全体成员的安全教育,培养每位员工时时刻刻都保持“安全第一”的观念,能够主动消除安全隐患,防患于未然,从而保障员工和服务对象的人身、财产安全。

目的:营造安全生产的工作氛围及安全现场环境,所有工作的开展都必须建立在安全的前提之下。

为了方便记忆,6S可以用以下词句来描述:

整理:要与不要,一留一弃;

整顿:科学布局,取用便捷;

清洁:清除垃圾,美化环境;

规范:统一标准,责任到人;

素养:养成习惯,形成风气;

安全:安全第一,消除隐患。

4. 6“S”间的关系　彼此关联,不能割裂和单独对待。①整理、整顿、清洁是具体实施内容。②规范是将前面3S措施制度化、规范化,并贯彻执行、维持结果。③素养是指培养每位员工良好的习惯,遵章守纪,开展6S容易,但长期维持必须依赖素养的提升。④安全是前提,要尊重生命,杜绝违反规章的行为。

5. 6“S”管理文化核心　6S管理活动的核心和精髓是人的素质,如果没有员工素质的提升,6S管理就难以坚持下去。“江山易改,本性难移”,暂时改变很容易,但从根本上改变大部分成员的想法、行为、习惯,进一步形成良好的职业素养不是一朝一夕能够实现的。需要管理者本着“十年树木,百年树人”的理念循序渐进、持之以恒地开展工作,与大多数成员形成良性互动才能够实现。因此在推行6S管理时要有明确的定位。首先对员工要有明确的规范,制订明确且当下最佳的标准;其次要充分认识到持续推行6S是通过培训员工的规范性来提升团队素养。

二、6S管理的发展与应用现状

1. 6S管理的发展　1986年首部5S著作问世,冲击了整个日本的现场管理模式,由此掀起5S热潮。日本企业以5S活动作为工厂管理基础,推行各种品质管理手法,使得日本二战后产品品质得到迅猛提升,奠定了其经济大国的地位。在丰田公司的倡导推行下,5S在提升企业形象、安全生产、标准化推进、工作场所人性化等方面的巨大作用逐渐被国际管理界认可。

2. 6S管理的初步引入　1995年我国海尔公司引入5S管理,并顺应国家安全生产的要求,增加了安全(safety),更改为6S。随着不同使用者的理解和演进,在 6S 管理的基础上,又陆续增加了节约(saving)、学习(study)、效率(speed)、服务(service)、满意度(satisfaction)和坚持(shikoku)等内容,发展成了 8S、9S、10S、12S 等。但管理学者普遍认为最基本的内容仍然是 6S,只有夯实 6S 基础才能在管理上精益求精。

3. **6S 管理的应用现状**　6S 管理对企业管理的积极作用使其应用范围不断扩大,从最初在工厂这样的产品生产场所中的应用,逐步拓展到了服务业、医疗业、物流、学校、研究机构、档案管理机构等诸多领域。医疗业具有服务业的部分特点,并且对安全要求更高,因此 6S 管理非常适用于医疗业。目前,在医疗机构中 6S 管理已逐步应用在各个环节,如药品管理、物资管理、仪器设备管理、流程管理等。

三、6S 在儿科药品储存管理中的应用

药品作为医疗场所的特殊物资,正确储存直接影响药品的质量和用药安全,故需要对药品储存进行妥善管理。将 6S 管理应用于儿科药品储存管理中,可遵循以下步骤。

1. **整理**　要与不要,一留一弃。①对病区药品进行全面整理,尽量不存放非必需药品。②做到随时清理包装破损、标识不清的药品,每天清理停用的药品,及时退回药房,至少每月彻底整理一次,检查药品有效期,及时联系药房更换近效期、变质及标识不清晰的药品。儿科患儿药物剂量小,容易存在药品的剩余,应及时处理避免存在多余药品。

2. **整顿**　科学布局,取用便捷。①病区根据使用频率定点规划储药柜,明确药品摆放位置和数量。②统一标准,规范药品标识,做到"易找、易看、易取、易整理"。③药品尽量保留原盒包装。④抢救车药品用透明塑料袋分装,并在塑料袋上标注药品名称、剂量剂型,在易看的基础上避免反复拿取导致标识模糊。⑤根据药学部提供的药品目录,建立药品储存区域,如冰箱存放药品、高危药品、避光保存药品等,目录内容至少应包括药品类别、药品名称、规格及剂型。在工作现场按目录保证相应药品的储存条件。⑥冰箱内药品同样根据品种类与性质(如针剂、内服、外用)分别放置。⑦对毒麻药品、高危药品、精神类药品、外用药品做到专柜放置,并规范张贴警示标牌,加锁管理。⑧对近效期药品设立醒目标识。对统一逐次发放的口服药做到一人一容器并做好标识。⑨偶有使用的暂存药品具有固定存放空间。

3. **清洁**　清除垃圾,美化环境。①由总务护士及值班护士负责监管,保洁员具体实施,严格执行治疗室的清洁工作。②保证药品储存的温湿度及环境消毒要求,造册登记治疗室台面环境、药品储存柜环境、冰箱温湿度、治疗室消毒效果等具体情况。

4. **规范**　形成规范,贯彻到底。病区就"整理、整顿、清扫"的内容制订查检表及记录表,护士长及质控护士对具体执行情况进行考核和评价。对实施以上步骤管理之后的成果实时予以维护。

5. **素养**　养成习惯，形成风气。制订治疗室规范管理手册，如发现隐患药品及时告知总务护士，拿取后未使用的药品应尽快放回原处，操作中产生的垃圾及时处理，操作后台面污垢、污渍、药渍及时清理，保洁员定时和根据需要对治疗室进行清扫等，通过规范化制度要求，养成良好职业素养，强调护士的责任感，集体荣誉感和团队合作精神。

6. **安全**　安全第一，消除隐患。护士知晓并积极参与 6S 管理具体内容。重视每位护士的安全教育及反馈，让每位护士时时牢记安全第一的观念，鼓励护士发现和报告工作场所的安全隐患。

知识点归纳

1. 6S 指对生产、办公现场的材料、设备、人员等各种要素（主要指物的要素）所处状态不断进行整理（seiri）、整顿（seiton）、清扫（seiso）、清洁（seiketsu）管理，力争使每位员工养成事事"讲究"的习惯，最终提升人的素质（shitsuke）和安全（safety）生产观念等六方面的活动。

2. 为了方便记忆，6S 可以用以下词句来描述。

整理：要与不要，一留一弃；整顿：科学布局，取用便捷；清洁：清除垃圾，美化环境；规范：统一标准，责任到人；素养：养成习惯，形成风气；安全：安全第一，消除隐患。

（刘莉莉　张秀娟）

第二节　护理单元药品 6S 管理实施细则

一、建立系统化管理团队

1. **团队目标**　基于 6S 管理的理念设立团队目标，即为护士创造一个干净、整洁、舒适、科学、合理、安全的工作场所和空间环境，通过有效落实，使每一位护士养成事事"讲究"的习惯，最终提升护士素质，为医院培养一个高素质的优秀护士群体。

2. **团队成员及分工**　药品储存系统化管理团队成员至少应包括病区护士长、总务护士、质控护士。①管理团队应共同完成前期的制度及流程制订、宣传和培训及后期的分析整改等工作。②护士长负责组织和协调团队工作，引领团队从制度及流程制订、宣传和培训、实施、效果评价、分析整改等步骤紧紧围绕目标开展工作。③总务护士负责具体实施,带领护士和保洁员完成具体工作内容。质控护士负责效果评价,使用查检表定期评价实施效果,为后期分析整改提供数据。

二、标准化管理内容宣传与培训

1. **宣传传播观念**　宣传从字面上理解是宣布传达、讲解说明教育、传播宣扬。在新闻传播学中,宣传是运用各种有意义的方式传播一定的观念,以影响人们的思想,引导人们行动的一种社会行为。因此宣传的基本职能是传播一种观念。它可以在任何时间,以多种亲切的方式,在熟悉的环境里,潜移默化地灌输正确的观念和信息给所有人。比如可以利用公告、院刊、微信、微博等各种新老媒体为载体,图文并茂解释及传播 6S 管理,让护士不断接触到6S 管理的观念、工作内容,以达到深入人心的目的。在过程中宣传相应的责任制约和激励机制,促使护士规范行为,逐渐提升自身素养。取得一定成果后进行宣传,帮助护士真切感受 6S 管理带来的变化和益处,从而发自内心地接受和遵守规范。

2. **培训提升能力**　培训是对某项技能的教学。它是一种有组织的知识、技能、标准、信息和信念的传递,也是一种管理训诫行为。培训是给新员工或现有员工传授其完成本职工作所必需的正确思维认知、基本知识和技能的过程。培训一般在开展工作或活动前进行,需要在特定场所进行。在 6S 管理活动开展前就要对 6S 管理的定义、内容、目的、方法等进行培训,以便人人掌握必要的知识。在 6S 活动过程中,对相应制度、流程组织培训,为落地执行打下基础。

3. **宣传和培训互为补充**　宣传植入观念,树立观念之后,如何正确行动迈向目标还有赖于通过培训提升能力。只有宣传护士但缺乏达成目标的能力,只有培训护士则少了达成目标的内在动力,因此只有充分将两者结合才能促成团队目标的达成。因为宣传也有教育效果,所以也可以算作培训的特殊形式。把培训的内容融合到宣传中,无形中能够将相应的资讯传送到护士,帮助参加培训的护士更好地巩固管理理念和掌握操作技能,帮助暂时没能参加培训的护士形成初步的认识,后期培训中则更容易接受相关理念并遵照执行。

三、建立儿科标准化药品储存管理体系

1. **建设制度**　制订、完善儿科药品储存管理制度和流程。

(1)管理制度应包含但不限于如下内容:①确定病区基数药品,保证品种、数量既能满足临床需求,又不过多过滥,并且定期评估、及时调整。②基数药品有备案目录,包括品种、数量、品规、存放位置等。③基数药品班班交接,每月盘点,盘点时对药品效期、性状、包装、标识完整性进行检查,如果发生基数药品丢失和缺损应及时分析原因并追踪检查。④建立抢救车药品目录

和用药指导信息。⑤明确暂存药品定位放置。⑥规范药品标识管理,建立统一标识类型及格式。⑦医嘱停用药品及时退回药房,近效期药品应做好标识,及时联系药房更换药品。⑧指定专人或者专岗负责药品储存管理,完成药品的清点、登记、规范储存和检查等工作。⑨对病区药品储存设备,如冰箱、遮光柜定期检查,保证药品储存条件。⑩定期开展药品储存管理知识、制度的培训及督查。

（2）管理流程应包含但不限于如下内容:①药品接收流程。②基数药品更新流程。③新药和非常用药学习流程。④配制后药品存放流程。⑤医嘱停用药品管理流程。⑥冰箱温度监管流程。⑦近效期药品处理流程等。

2. 建立责任制约和激励机制　制订儿科药品储存管理质控标准和查检表,明确岗位职责,将上述制度、流程执行纳入质控内容,并建立惩罚机制,质控考核结果每月公示。发生问题时,相关责任人承担惩罚结果,并参与问题的分析和整改,必要时根据分析结果调整管理制度和流程。鼓励护士发现和报告药品储存管理中的隐患,提出整改措施。对报告隐患和提出整改的个人给予奖励。

3. 创建儿科药品储存管理安全文化　组织文化的本质是通过制度的严格执行衍生而成,制度上的强制执行或者奖惩机制最终促使群体产生某一行为自觉,这一群体的行为自觉便组成了组织文化。在儿科药品储存管理工作中,应用 6S 管理理念及方法,加强宣传、培训,把管理工作融入日常行为,通过监督、激励促使护士形成相应的自觉行为。同时结合组织的表彰、奖励、文娱活动等,将组织中发生的相关事件具体化、形象化、戏剧化,生动地宣传和体现组织价值观,帮助护士通过生动活泼的活动来领会组织文化内涵,建立积极的药品储存管理文化。

知识点归纳

1. 建立系统化管理团队,需要从明确团队目标和团队成员及分工两方面入手。参考 6S 管理,目标不只限于创造更好的环境而是着眼于提高团队整体素质。

2. 除了护理管理者熟悉的培训,在 6S 管理实施的各阶段加强宣传,能够起到植入观念的作用,对促进团队目标的达成有非常重要的意义,因此要注意宣传与培训的结合。

3. 建立儿科标准化药品储存管理体系需要进行三个层面的工作:建设制度是基础;建立责任制约和激励机制是保证;创建儿科药品储存管理文化是长效机制。三者是体系协调运行的重要部件,缺一不可。

案例解析

1. 药物的储存管理是否存在问题?

解析:在上述案例中药品储存管理存在的主要问题包括①静注人免疫球蛋白非病房基数药品,出现库存为差错埋下隐患。②培训及考核不足,未针对同种不同厂家药品及时进行培训及抽查。

2. 接近差错的根本原因是什么?

解析:在上述案例中出现接近差错的根本原因包括①药品的储存管理存在缺陷,一品多规/一品多厂家的药物未做相应提示标识。②护士对科室常用易混淆药品知识掌握不足。③用药安全培训不足。

（刘莉莉　张秀娟）

第四章　儿童高警示药品的安全应用

　　患儿,男,25d,因"发绀原因待诊"入院。入院后计划行超声心动图检查,用药医嘱:10% 水合氯醛合剂 2ml 检查前口服;取药医嘱:10% 水合氯醛合剂 10ml(该院该药物最小包装)。患儿家长至药房取药时药师仅口头交代给患儿口服 2ml,未书面标明用法用量。回病房后,患儿家长自行将 10% 水合氯醛合剂 10ml 全部给患儿服下,之后患儿出现呼吸暂停。立即予气管插管、机械辅助通气及静脉滴注氨茶碱治疗后患儿病情逐渐好转。

　　问题反思

　　1. 药物剂量用错的主要原因是什么?

　　2. 如何防范这种错误的发生?

第一节　高警示药品概述

一、高警示药品的定义

　　高警示药品(high-alert medication)是指若使用不当会对患者造成严重伤害或死亡的药物,我国曾称高危药品、高危药物或高警讯药物。高警示药品引起的差错可能不常见,但一旦发生则后果非常严重。2011—2012 年,美国用药安全研究所(ISMP)根据美国药品差错报告系统得到的差错报告、文献报道的有害差错,执业医师和安全专家调查得到的结果,建立并公布了高警示药品目录,并定期更新。中国药学会医院药学专业委员会 2015 年发布了《高警示药品目录》。高警示药品相关差错的危害性远高于一般药品。因此,高警示药品的使用与监督管理已成为医疗机构药事管理的重点工作。

二、高警示药品的特点及分类

(一)高警示药品特点

1. 治疗窗较窄,但药理作用显著,一旦用药错误易造成严重后果。

2. 药品不良反应发生频率高且严重。

3. 给药方法复杂或必须通过特殊途径给药,需要监测。

4. 易发生药物相互作用或易与其他药品发生混淆。

5. 发生用药错误或发生用药错误后易导致严重不良后果。

（二）高警示药品分类

1. **剂量限制类**　治疗窗较窄，给药剂量、速度应严格控制。剂量过大或速度过快会发生严重危险的药品，包括肾上腺素、异丙肾上腺素、去甲肾上腺素、多巴胺注射液等。

2. **药物相互作用类**　当与其他药品联合使用时，易发生性状、药物动力学、药物效应动力学等方面的变化，给患儿造成严重伤害，包括肾上腺素、两性霉素 B 脂质体。

3. **给药途径类**　对给药途径及浓度、剂量有严格限制，给药途径错误会发生严重伤害，包括 10% 氯化钾注射液、500ml/ 瓶的灭菌注射用水（500ml/ 瓶）。

4. **限制群体类**　有严格禁忌证、禁忌人群，如年龄限制、肝肾功能用药限制、特殊疾病用药限制等，适应证或适用人群选择错误易造成严重伤害，如米力农注射液、地高辛口服液等。

5. **理化性质不稳定类**　由于药品理化性质特殊，易失效或产生毒性作用，要求储存和运输的条件较为严格，包括胰岛素注射液、两性霉素 B 脂质体。

三、高警示药品的风险等级及评估

（一）高警示药品的风险等级

《中国高警示药品临床使用与管理专家共识（2017）》把高警示药品在临床使用中可能造成的不良后果按严重程度分为 A、B、C 共 3 个等级，高警示药品分级管理的目的是突出管理重点，提高管理效益，降低管理成本，分级管理模式（图 4-1-1　书末插页）。

1. **A 级**　指一旦发生用药错误可导致患者死亡，即风险等级最高的药品，医疗机构必须重点管理和监护。

2. **B 级**　指一旦发生用药错误，会给患者造成严重伤害，但给患者造成伤害的风险等级较 A 级低的药品。

3. **C 级**　指一旦发生用药错误，会给患者造成伤害，但给患者造成伤害的风险等级较 B 级低的药品。

国内某些妇幼专科医院参考中国药学会医院药学专业委员会《高警示药品目录》（2015）、美国药物安全使用协会《高警示药品目录》，并进行了简化，最终将高警示药品分为Ⅰ类和Ⅱ类两种级别，需要科室重点进行管理，加强培训以及使用环节监管。其中Ⅰ类高警示药品的使用频率较高，且发生用药差错时危害程度更大，需要严格监管。

（二）高警示药品的风险评估

1. **主要风险环节**

（1）系统管理缺陷：缺乏完善的查对规范；缺乏标准操作流程；医院信息

系统中未配制合理用药筛查功能,对处方错误不能进行实时筛查与提醒。

（2）储存与调剂不当:①药品存放不合理、摆放不整洁、缺乏醒目的警示标记。②对相似、听似、看似药品以及一品多规格或多剂型药品未进行标注警示。③发放的高警示药品未使用高警示药品专用袋盛放或未在袋子上印刷或粘贴高警示药品标识。④发放高警示药品时,药师未做好处方审核和药品调剂复核工作。

（3）处方错误:研究显示,39% 的用药差错发生在医生开具处方阶段,导致此类差错的主要原因是医生对药品知识的缺乏。有研究对 14 项临床用药普通观察指标的发生次数进行排序,其中"给药浓度"问题 308 例次,"给药间隔时间"问题 214 例次,"无适应证用药"问题 147 例次,"给药途径"问题 108 例次,"特殊人群考虑不周"问题 72 例次,均属于处方医师的责任范畴。

2. **认知缺陷**

（1）医务人员未认识到高警示药品安全用药的重要性。

（2）缺乏药学知识导致的用药错误,如开具处方的医师未全面掌握药品的适应证、药理作用、配伍禁忌等,药师未完全掌握高警示药品说明书与用药指南,护士核对药物用法、用量时由于缺乏相关知识,导致未发现医师处方错误、药师调配错误。

3. **缺乏健康教育和随访**

（1）缺乏用药健康教育,家长不知晓用药后出现不良反应时的表现以及药品正确的保管储存方法,易导致高警示药品的滥用、误用。

（2）缺乏高警示药品用药观察与随访制度,不能监测到离院后不良事件的发生,从而无法得知用药是否安全合理。

（三）高警示药品使用风险点

1. **药品的相互作用**　高警示药品易与其他药品产生相互作用,如肾上腺素与酚妥拉明在心脏复苏时同时使用,酚妥拉明会阻断 α 受体并直接兴奋 β 受体,从而导致肾上腺素的缩血管作用被取消,使肾上腺素的升压作用转为降压,因此,应注意避免同时使用。

2. **用法错误和剂量错误**　剂量越大,连续用药时间越长,发生药物危险的可能性越大。例如,灭菌注射用水静脉注射时易导致细胞大量吸水而肿胀、破裂,造成溶血和血管损伤,因此仅作为药物溶剂使用,不得直接静脉输注;地高辛毒性大,治疗窗窄,用量偏大会出现毒性,临床剂量不易调整。

3. **多规格药品剂型不一致**　高警示药品在使用过程中应看清剂型,如胰岛素名称多、品牌多、规格剂型多,容易混淆导致药物剂量错误,特别是药物剂量过大导致严重不良反应等。

4. **给药途径**　高警示药品在使用过程中应格外注意给药途径。例如,凝血酶冻干粉只能外用和口服给药,而与其名称极为相似的注射用血凝酶可静脉或肌内注射。据报道多家医疗机构曾因该两药名称极为相似而出现将只能外用或口服的严禁静脉注射的凝血酶冻干粉误作静脉注射，导致严重用药错误。

（四）选择和建立适宜的风险评估办法和模型

WHO倡导全球卫生机构学习其他高风险产业领域的经验，应用风险管理的理论和方法探寻系统中影响工作人员行为的风险因素，促进系统安全。目前关于用药安全领域，已构建出许多风险评估模型，但未见儿童高警示药品风险评估模型的报道。因此，各医疗机构可结合自身情况构建儿童高警示药品的风险评估模型。

（五）建立风险评估档案

规范高警示药品风险管理，建立高警示药品管理制度，评估档案由专人负责收集和整理。

（六）进行周期性再评估

实行高警示药品管理的持续质量改进，各医疗机构应采用适合自身实际情况的管理方法进行持续改进，对管理流程持续优化。

（七）高警示药品使用中的风险

高警示药品主要是由于使用不当而产生用药安全问题。下面通过几个案例分析，让我们更深刻地了解高警示药品的高风险性。

1. **案例一**　患儿因皮疹就诊，医嘱：10%葡萄糖注射液10ml加5%氯化钙5ml，缓慢静脉注射。取药时，药师误将10%氯化钾注射液10ml当作5%氯化钙10ml发出。护士进行配药操作时，未能核查出错误，将10%氯化钾当作10%氯化钙抽取了5ml加入10%葡萄糖注射液10ml中，予以静脉缓慢注入。静脉给药后，患儿立即出现面色苍白，口周发灰，双瞳孔散大，对光反射消失，呼吸、心搏停止。虽然医护人员立即进行抢救，但是患儿还是因高血钾导致呼吸心搏骤停死亡。

点评：药师和护士在核对药品环节未能按照标准操作规程进行核对并发生错误，是导致患儿死亡的主要因素。10%氯化钾注射液可静脉给药及口服给药，口服时可直接口服原液，但静脉给药时必须经过稀释且浓度不能超过3‰，使用时应见尿补钾，使用过程中应严密监测血钾浓度；静脉滴注浓度较高、速度较快或原有肾功能损害时，应警惕发生高钾血症，当血钾浓度达5.5mmol/L时可致高钾血症，>7mmol/L时可发生心搏骤停。而本案例中由于用药错误，10%氯化钾注射液5ml直接加入10%葡萄糖注射液10ml中，浓度远远高于3‰，静脉注射使患儿发生高血钾，导致呼吸心搏骤停抢救无效死亡。这是一起典型的因为药师的错误而执行护士没有进行有效拦截导致的严重用药错误。根本原因是医务人员用药安全意识欠缺，没有有效执行查对制度。

2. **案例二** 2006 年 9 月,美国印度安纳州印第安纳波利斯的卫理公会教派医院出现 6 名婴儿使用肝素超量 1 000 倍,导致 3 例患儿病危,3 例死亡;2007 年,加利福尼亚州和得克萨斯州均有婴儿使用肝素超过标准剂量的报道;2007 年,英国一皇家儿童医院发生不良反应事件,肝素使用超过标准剂量 500 倍,导致 2 名儿童出血。这些不良事件发生的原因,是因为肝素不同规格的包装相似但剂量不同而导致的。

点评:肝素是儿科常用的一种药物,使用方法包括静脉注射、静脉滴注。主要用于预防中心静脉导管堵塞、预防血栓形成,尤其多用于弥散性血管内凝血(DIC)的高凝期。预防血栓时,静脉滴注 100U/(kg·次),溶入 10% 葡萄糖溶液或生理盐水 50~100ml 中,在 4h 内缓慢滴注,静脉注射一次注入 50U/kg,以后每 4h 给予 50~100U。预防中心静脉导管堵塞时 0.5~10U/ml 静脉推注。肝素使用剂量过大时可导致自发性出血,因此每次注射前应测定凝血时间,出血性疾病或凝血时间延长的疾病患儿应禁止使用。

这些案例是高警示药品出现用药差错事件的悲剧,促使医疗卫生人员正视这些问题并下定决心保障用药安全。这些案例也同时说明,如果医务人员继续忽视报道和警示,类似的事件还会不断发生,所以加强对高警示药品的管理及培训,规范使用行为才能保证患儿安全。

知识点归纳

1. 高警示药品是指若使用不当会对患儿造成严重伤害或死亡的药物。

2. 中国高警示药品临床使用与管理专家共识(2017)将高警示药品在临床使用中可能造成的不良后果按严重程度分为 A、B、C 共 3 个等级。严重程度 A>B>C;有医院将高警示药品分为Ⅰ类和Ⅱ类,其中严重程度及使用频率Ⅰ类 >Ⅱ类。

3. 按照高警示药品的基本特点可以分为剂量限制类、药物相互作用类、给药途径类、限制适用人群类、理化性质不稳定类共 5 类。

4. 有必要对高警示药品进行风险评估,选择和建立适宜的风险评估办法和模型,建立风险评估档案,进行周期性再评估,明确高警示药品使用中的风险,避免严重后果的发生。

(陶秋吉 薛雅文)

第二节　高警示药品的管理

一、高警示药品管理现状及存在问题

（一）我国医院高警示药品管理存在的问题

1. **管理制度不完善**　部分医院仍然存在高警示药品管理松懈，药品存放不合理，高警示药品摆放处未用醒目警示标记，对取药患儿识别的程序不健全，双向检查确认制度缺乏，犯错惩治力度不够。

2. **高警示药品管理模式落后**　部分医院电子管理系统警示标识尚未完全普及，药房中药品记录及药品信息容易混淆，导致出错风险。

3. **用药安全文化缺失**　部分医院存在药物相关部分管理人员表达不清、工作环境嘈杂、光线不足、药品管理人员精力不集中等导致药品混淆。

（二）医务人员对高警示药品的认知问题

医师作为负责处方的主要人员，对临床用药安全起关键作用，研究显示医师中辨别高警示药品及知晓高警示药品管理比例明显低于护士，而高警示药品用药急救知识掌握率仅为20%。药师是合理用药核心人员，负责审核、配制、核对处方及监护患儿合理用药。在调查中，10%药师具备高警示药品知识，5%可分辨高警示药品。对于临床治疗，这些远不能满足需求，对安全用药造成了极大威胁。

二、高警示药品的系统管理

美国ISMP最早提出高警示药品的概念，且其研究也较其他机构深入，许多国家接受ISMP的建议，认为高警示药品的管理重点在于预防用药差错。中国高警示药品管理开展较晚，但在2008年后随着社会对高警示药品管理日益关注，国家药品监督管理局发布了高警示药品目录，国家卫生健康委员会明确提出加强高警示药品管理，极大地推动了对高警示药品管理的研究。目前，国内部分医院已开始从不同层面及角度展开有关高警示药品管理实践活动，通过推进具体管理措施降低用药错误发生率并取得了一定成果，但是由于缺乏明确法律法规指导、管理高警示药品及对高警示药品管理的研究较为局限。因此，国内高警示药品管理仍存在不足。为保证高警示药品的用药安全，建议医院应该从要素质量、环节质量以及终末质量方面加强高警示药品的管理，从而保证用药安全。

（一）做好高警示药品的要素质量管理

1. **系统管理**　医院层面建立高警示药品质量管理委员会，成员包括医学、药学、护理学专家及医疗管理人员，履行目录遴选、管理、监督、培训等职责。制订高警示药品管理制度，确定管理要点和风险点，拟定高警示药品目

录,规范高警示药品的储存、调配、使用等环节。制订标准操作规程,规范实施相关培训工作,注重培训反馈和持续改进等。

2. **标识管理**　设备物资部或药房统一按医院《药品标签制度》规定制作"高警示药品"标识和标签,病区按需到设备物资部领取。高警示药品存放处应使用统一的高警示药品专用标签及标识,以提醒工作人员注意。

3. **储存管理**　药房、病区都应根据医院高警示药品目录,整理现有品种,并依据药品供应情况及时组织工作人员学习,具体如下。

(1)高警示药品在药房的储存规范:①药房设置专门的高警示药品存放区域/药架/药柜,不得与其他药品混合存放。需要冷藏的,应放在医用药物冰箱集中保存。②药房的高警示药品存放区域/药架/药柜的醒目位置应设置"高警示药品"的标识牌,提醒药师注意。该柜发药时须单独发放,并用专用药盒存放。③药房对高警示药品应做到每周盘点,账目与实物数量一致,对特殊高警示药品实行严格的数量管理,做到每日清点,账物相符。④药房加强高警示药品的效期管理,定期核对药品效期,保持先进先出,保证安全有效。

(2)高警示药品的病区储存规范:原则上病区不宜存放高警示药品,应该由药房统一管理。但有的医院由于药物配送不能及时满足科室治疗需要,病区仍然有高警示药品,需要进行规范管理。①病区治疗室设置专门的存放药柜,不得与其他药品混合存放。②在高警示药柜上张贴"白底红字"的警示标志,药品前张贴相应的高警示药品警示标志。③每周由专人负责(如总务护士)盘点病区高警示药品,账目与实物数量一致。对高警示药品实行严格的数量管理,做到每日清点,账物相符。④病区严格控制高警示药品的备用种类,临床确需立即要用的药品才列入备用目录。⑤病区加强高警示药品的效期管理,保持先进先出,保证安全有效。

4. **流通管理**　由总务护士负责病区高警示药品的领取、保管、补充、养护、报损、召回及发放登记,应准确执行出入库程序,严格核对药品名、剂型、规格、数量、批号、效期等信息,做到药品流通数据可追溯,保证运输条件符合药品特殊要求。

5. **账目管理**　专人负责账目管理,严格履行清点、交接规程,保证账物相符。住院药房/各病区需要配备药品固定基数时,属于高警示药品的,按"请领病区/诊室将药品固定基数清单及领用申请交科室负责人审批→药学部主任审批→分管院长审批"程序进行。审批通过后,固定基数清单及领用申请交药学部办公室留档备案,复印件交药房组长留存,同时通知病区/诊室领回基数药品。

6. **信息化管理**　逐步实现网络信息系统的规范化与数据共享,充分利用信息化管理手段对高警示药品进行标识、风险提示、实时监控、数据分析和信息交流。药学部信息管理员对 HIS 系统中高警示药品信息进行维护,在高警示药品前以[危]进行标识。

（二）加强高警示药品的用药环节质量管理

1. 取用和查对

（1）病区高警示药品的取用、配制须由具有护理专业技术资格且经过培训具有相应的岗位胜任力的人员进行，实行护士双人查对，严格核对药品和患儿信息，执行"三查八对"。

（2）使用前应评估医嘱正确性，注意静脉用药配制时限要求、配伍禁忌、溶媒选择、药物浓度、液体质量等。双人查对配制，准确抽吸药液剂量。

（3）使用中应注意给药速度、用药间隔时间、用药注意事项、患儿用药后反应等。

2. 用药教育　应为患儿提供高警示药品用药教育与咨询服务，让患儿及其家长了解用药后可能出现的不良反应和正确的处置方法，以及药品正确的保管储存方法，必要时应书面告知，避免患儿滥用、误用而发生意外。

3. 观察与随访　科室应建立高警示药品用药患儿观察与随访制度，根据患儿个体、疾病和用药实际情况，评估随访必要性，通过随访保证用药安全合理，防止离院后药物不良事件的发生。

（三）通过终末质量评价进行持续质量改进

1. 统计分析高警示药品管理及使用过程中存在的问题　各部门的临床科室药物错误管理责任人，在登记、报告、处理药物错误事件后，应对高警示药品管理及使用过程中的问题进行汇总、分析，查找缺陷流程并进行质量改进。

2. 统计分析高警示药物不良事件　分析和查找问题发生的根本原因，并进行针对性改进。各部门的临床科室药物错误管理责任人应根据药物错误发生频率和数量定期对防范差错工作进行系统检验，查找缺陷流程并进行质量改进，再进行干预效果分析。原则上质量改进周期以 1 个月为 1 个信息汇总、统计、分析阶段，1 年为 1 个质量改进周期，进行药物错误的总体分析和质量改进效果评价。医院药物错误监控领导小组指导并监督各科室针对药物错误事件进行内部流程优化和改进，必要时，对错误高发部门和人员进行培训及加强考核指导，以预防用药安全重大事件的发生。

知识点归纳

1. 中国高警示药品管理开展较晚，因此国内高警示药品管理仍存在不足，目前部分医院的高警示药品管理制度尚未完善，医务人员缺乏对高警示药品认知。

2. 系统化管理高警示药品,应先建立高警示药品的管理组织,再制订管理制度。另外,在标识管理、储存管理、流通管理、账目管理、信息系统管理上均应有系统的规范,严格把关。

3. 高警示药品在药房及病区的储存都应设置专门的药品柜,张贴高警示药品标识,上锁管理,定期核对、清点数量及效期等信息,药房发放及病区使用时都应双人查对药名、剂量、浓度、规格等信息。

（陶秋吉　薛雅文）

第三节　儿童高警示药品的安全应用

一、儿童高警示药品安全应用风险因素

1. **儿童自身因素**　由于儿童处于生长发育阶段,肝脏、肾脏未发育成熟,肝药酶分泌不足或缺乏,肾清除功能较差,因此对药物的耐受性差,敏感性较强,且个体差异大。目前儿童药物的剂量要求主要取决于其年龄、体重和发育情况,而制药企业多将成人药物剂型、规格和包装用于儿童,药物缺少儿童临床试验数据。以上一系列因素使得儿童相对于成人更易发生用药风险。因此,重视儿童高警示药品的安全使用,预防不良反应及用药错误的发生显得尤为重要。

2. **家长因素**　《2016年儿童用药安全调查报告白皮书》显示,有超过80%的父母给孩子服用会带来安全风险的药物。对于儿童,家长往往是患儿用药环节的主要责任人及操作者,保证患儿家长明确用药方法,不断加强对患儿及其家长的用药知识教育,使其掌握用药安全知识,提高用药依从性,是安全应用高警示药物的重要一环。在医务人员进行用药教育后,应要求患儿家长复述其关键点,确保掌握所服药物的用法、注意事项及储存方法。为防止发生院外误服高警示药品,建议高警示药品仅在医院内使用,如有剩余,交由医务人员处理,不得由家长自行存放。

二、儿童高警示药品使用注意事项

高警示药品分为Ⅰ类和Ⅱ类,需要科室重点进行管理,加强培训以及使用环节监管。

1. Ⅰ类高警示药品

（1）肾上腺素注射液

【性状】本品为无色或几乎无色的澄明液体。

【规格型号】1mg/1ml。

【贮藏】遮光,密闭,在阴凉处保存（20℃以下）。

【适应证】①各种原因引起的心搏骤停进行心肺复苏的主要抢救用药。②主要适用于因支气管痉挛所致严重呼吸困难,可迅速缓解药物等引起的过敏性休克,亦可用于延长浸润麻醉用药的作用时间。

【禁忌证】高血压、器质性心脏病、冠状动脉疾病、糖尿病、甲状腺功能亢进症、洋地黄中毒、外伤性及出血性休克、心源性哮喘等患儿。

【用法用量】①可皮下注射、肌内注射、静脉注射给药。②常用量:0.01~1mg,每次0.01mg/kg,单次极量为1mg。③常用给药稀释法:1ml肾上腺素注射液+9ml生理盐水=万分之一肾上腺素。

【不良反应】①心悸、头痛、血压升高、震颤、无力、眩晕、呕吐、四肢发凉。②有时可出现心律失常,严重者可由于心室颤动而致死。③用药局部可出现水肿、充血、炎症等。

【注意事项】①严格掌握使用剂量,用量过大可致血压突然上升,引发脑出血。②易与洋地黄类、α受体阻滞剂、β受体阻滞剂、拟交感药物、利血平等药物相互作用。③抗过敏性休克时,须先补充血容量。

（2）异丙肾上腺素注射液

【性状】本品为无色的澄明液体。

【规格型号】1mg/2ml。

【贮藏】遮光,密闭,在阴凉处保存。

【适应证】①治疗心源性或感染性休克。②治疗完全性房室传导阻滞、心搏骤停。

【禁忌证】心绞痛、心肌梗死、甲状腺功能亢进症及嗜铬细胞瘤患儿。

【用法用量】①常用量:静脉滴注0.1~0.5μg/（kg·min）,单次极量为1mg。②救治心搏骤停,心腔内注射0.5~1mg。

【不良反应】①常见的不良反应有口咽发干、心悸不安。②少见的不良反应有头晕、目眩、面潮红、恶心、心率增快、震颤、多汗、乏力等。

【注意事项】①用药期间需严密监测生命体征。②心律失常伴心动过速、心血管疾患,包括心绞痛、冠状动脉供血不足、糖尿病、高血压、甲状腺功能亢进症、洋地黄中毒所致的心动过速患儿慎用。③出现胸痛及心律失常应重视,加强评估。④交叉过敏,对其他肾上腺能激动药过敏者对本品也常过敏。

（3）去甲肾上腺素注射液

【性状】本品为无色或几乎无色的澄明液体,遇光和空气易变质。

【规格型号】2mg/1ml。

【贮藏】遮光,密闭,在阴凉处保存。

【适应证】①用于治疗急性心肌梗死、体外循环、嗜铬细胞瘤切除等引起的低血压。②对血容量不足所致的休克或低血压,本品作为急救时补充血容量的辅助治疗,以使血压回升暂时维持脑与冠状动脉灌注,直到补足血容量治疗发挥作用后停用。③用于治疗椎管内阻滞时的低血压及心搏骤停复苏后血压维持。

【禁忌证】①禁止与含卤素的麻醉剂和其他儿茶酚胺类药合并使用。②可卡因中毒及心动过速者。

【用法用量】①常用量:静脉滴注 $0.02\sim0.1\mu g/(kg \cdot min)$,过量使用血管强烈收缩,易致重要组织血供不足,出现严重头痛、高血压、心率缓慢。②使用 5% 葡萄糖注射液或葡萄糖氯化钠注射液稀释后使用。

【不良反应】①药液外漏可致局部组织坏死。②可使肾血流量锐减后尿量减少,组织血供不足导致缺氧和酸中毒,持久或大量使用时,可使回心血流量减少,外周血管阻力增高,心排血量减少。③静脉输注时沿静脉路径皮肤变白,注射局部皮肤脱落,皮肤发绀、发红,严重眩晕。④个别患儿会发生过敏而有皮疹、面部水肿。⑤可引起焦虑不安、眩晕、头痛、苍白、心悸、失眠等。⑥超量时可出现严重头痛及高血压、心率缓慢、呕吐甚至抽搐。⑦可引起重要器官供血不足,少数可致心律失常,肢端缺血坏死,可致有胸骨后痛,有时甲状腺可一过性充血肿大。

【注意事项】①缺氧、高血压、动脉硬化、甲状腺功能亢进症、糖尿病、闭塞性血管炎、血栓病患儿慎用。②用药过程中必须监测动脉压、中心静脉压、尿量、心电图。

（4）多巴胺注射液

【性状】本品为无色的澄明液体。

【规格型号】20mg/2ml。

【贮藏】遮光,密闭保存。

【适应证】①心肌梗死、创伤、内毒素败血症、心脏手术、肾衰竭、充血性心力衰竭等引起的休克综合征。②补充血容量后休克仍不能纠正者,尤其有少尿及周围血管阻力正常或较低的休克,因为本品可增加心排血量,也用于洋地黄和利尿剂无效的心功能不全。

【禁忌证】对本品任何成分过敏者。

【用法用量】①静脉滴注,在给药前必须稀释。②小剂量为 $<5\mu g/(kg \cdot min)$,主要作用于多巴胺受体,扩张肾、脑、肺、肠系膜血管,使尿量增多。中剂量为 $5\sim10\mu g/(kg \cdot min)$,主要作用是增强心肌收缩力,增加心排血量,使收缩压升高,舒张压不变或轻微升高,改善冠状动脉血流。大剂量为 $10\sim20\mu g/(kg \cdot min)$,可收缩血管,收缩压和舒张压均上升,肾脏血流减少,尿量减少。极量为 $500\mu g/min$。

【不良反应】①常见的有胸痛、呼吸困难、心悸、心律失常(尤其大剂量时）、全身软弱无力感。②心搏缓慢、头痛、恶心呕吐者少见。③长期用于外周血管病的患儿,可出现手足疼痛或发凉。④外周血管长时间收缩,可能导致局部坏死或坏疽。⑤过量时可出现血压升高,此时应停药。

【注意事项】①使用前需先补充血容量,稀释后使用,严密监测生命体征及心功能。②长时间外周静脉输注同一部位可导致局部缺血坏死,因此应尽量采用经外周静脉穿刺的中心静脉导管（PICC）或中心静脉导管（CVC）通道。③选用外周静脉时,尽量选用大血管,建立静脉双通道,每 2h 更换输液通路,药物外渗可导致组织坏死,如已外渗可用酚妥拉明局部外敷。④不能和碱性药物合用。⑤如在滴注多巴胺时血压继续下降或经调整剂量仍持续低血压,应停用并改用更强的血管收缩药。⑥突然停药可产生严重低血压,故停用时应逐渐递减。

（5）酚妥拉明注射液

【性状】本品为无色至微黄色的澄明液体。

【规格型号】1mg/1ml。

【贮藏】遮光,密闭保存。

【适应证】①控制嗜铬细胞瘤患儿可能出现的高血压危象,例如在外科手术前的准备和手术中的控制。②如果其他特殊检查不能进行,本品实验用于嗜铬细胞瘤的诊断性检查。③预防静脉或静脉外注射去甲肾上腺素后出现的皮肤坏死或腐烂。

【禁忌证】①已知对酚妥拉明和有关化合物过敏。②已知对亚硫酸酯过敏。③血压过低、心肌梗死、有心肌梗死病史、冠状动脉功能不全、心绞痛或冠心病患儿。

【用法用量】①肌内或静脉给药:单次剂量为 0.1mg/kg,极量 5mg,用药期间严密监测血压变化,预防低血压。②外用:5~10mg 本品 +10ml 氯化钠注射液局部外敷,在血管收缩类药物渗出后 12h 内有效。

【不良反应】①较常见的有直立性低血压、心动过速等心律失常、鼻塞、恶心、呕吐等。②晕厥和乏力较少见。③突然胸痛（心肌梗死）、神志模糊、头痛、共济失调、言语含糊等极少见。

【注意事项】①做酚妥拉明试验时,在给药前、静脉给药后至 3min 内每 30s,以后 7min 内每 1min 测一次血压,或在肌内注射后 30~45min 内每 5min 测一次血压。②降压药、巴比妥类、阿片类镇痛药、镇静药都可以造成酚妥拉明试验假阳性,故试验前 24h 应停用。③用作降压药必须待血压回升至治疗前水平方可给药。

（6）注射用硝普钠

【性状】本品为粉红色结晶性粉末。

【规格型号】25mg/ 瓶。

【贮藏】遮光,密闭保存。

【适应证】①高血压急症:如高血压危象、高血压脑病、恶性高血压、嗜铬细胞瘤手术前后阵发性高血压的紧急降压,也可用于外科麻醉期间控制性降压。②急性心力衰竭,包括急性肺水肿,也可用于急性心肌梗死或瓣膜关闭不全时的急性心力衰竭。

【禁忌证】代偿性高血压如动静脉分流或主动脉缩窄。

【用法用量】静脉给药,使用 5% 葡萄糖溶液 500ml 溶解后给药,剂量为每分钟 1.4μg/kg 静脉滴注,开始剂量为 25μg/min。

【不良反应】①麻醉中控制降压时突然停用本品,尤其血药浓度较高而突然停药时,可能发生反跳性血压升高。②给药速度过快可出现恶心、呕吐、皮疹、眩晕、大汗、头痛、肌肉颤搐、神经紧张或焦虑、烦躁、反射性心动过速或心律不齐等。

【注意事项】①对光敏感,溶液稳定性较差,滴注溶液应新鲜配制并注意避光。②新配溶液为淡棕色,如变为暗棕色、橙色或蓝色,应弃去。③溶液的保存与使用不应超过 24h。④溶液内不宜加入其他药品。⑤使用过程中,偶可出现明显耐药性,应视为氰化物中毒的先兆征象,此时应减慢滴速,即可消失。

(7)利多卡因注射液

【性状】本品为无色的澄明液体。

【规格型号】0.1g/5ml。

【贮藏】密闭保存。

【适应证】①主要用于浸润麻醉、硬膜外麻醉、表面麻醉及神经传导阻滞。②急性心肌梗死后室性期前收缩和室性心动过速,洋地黄类中毒,心脏外科手术及心导管引起的室性心律失常。

【禁忌证】①对局部麻醉药过敏者。②阿 - 斯综合征(急性心源性脑缺血综合征)、预激综合征、严重心脏传导阻滞(包括窦房、房室及心室内传导阻滞)。

【用法用量】静脉注射常用量为每次 1~1.5mg/kg,极量静脉注射 1h 内最大负荷量为 4.5mg/kg(或 300mg),最大维持量 4mg/min。

【不良反应】①本品可作用于中枢神经系统,引起嗜睡、感觉异常、肌肉震颤、惊厥、昏迷及呼吸抑制等不良反应。②可引起低血压及心动过缓,血药浓度过高,可引起心房传导速度减慢、房室传导阻滞、抑制心肌收缩力和心排血量下降等。

【注意事项】①防止误入血管,注意局部麻醉药中毒症状的诊治。②肝肾功能障碍、肝血流量减低、充血性心力衰竭、严重心肌受损、低血容量及休克等患儿慎用。③对其他局部麻醉药过敏者,可能对本品也过敏。④应严格掌握浓度和用药总量,超量可引起惊厥及心搏骤停。⑤其体内代谢较普鲁卡因慢,有蓄积作用,可引起中毒而发生惊厥。⑥用药期间应注意检查血压、监测心电图,并备有抢救设备,心电图 P-R 间期延长或 QRS 波增宽,出现其他心律失常或原有心律失常加重者应马上停药。

（8）去乙酰毛花苷注射液（西地兰）

【性状】本品为无色澄明液体。

【规格型号】0.4mg/2ml。

【贮藏】遮光密闭保存。

【适应证】①主要用于心力衰竭。②亦可用于控制快速心室率的心房颤动、心房扑动患儿的心室率。③终止室上性心动过速起效慢,已少用。

【禁忌证】①禁止与钙注射剂合用。②任何强心苷制剂中毒。③室性心动过速、心室颤动。④梗阻性肥厚型心肌病。⑤预激综合征伴心房颤动或扑动。

【用法用量】①肌内或静脉注射,早产儿和足月新生儿或肾功能减退、心肌炎患儿,按 0.02mg/kg 给药,2 周~3 岁,按 0.025mg/kg 给药。②静脉注射获满意疗效后,可改用地高辛常用维持量以保持疗效。

【不良反应】①消化道反应:一般较轻,常见食欲缺乏、恶心、呕吐、腹泻、腹痛。②心律失常:服用洋地黄过程中,心律突然转变,是诊断洋地黄中毒的重要依据。③神经系统表现:可有头痛、失眠、忧郁、眩晕,甚至神志错乱。④视觉改变:可出现黄视或绿视,以及复视等。

【注意事项】①不宜与酸、碱类药品配伍。②以下情况慎用:低钾血症、不完全性房室传导阻滞、高钙血症、甲状腺功能减退症、缺血性心脏病、急性心肌梗死早期、心肌炎活动期、肾功能损害。③用药期间应注意随访检查血压、心电图、心功能监测、电解质、肾功能,过量可致洋地黄中毒,疑有洋地黄中毒时,应做地高辛血药浓度测定,过量时,由于蓄积性小,一般于停药后 1~2d 中毒表现可以消退。

（9）米力农注射液

【性状】本品为无色澄明液体。

【规格型号】5mg/5ml。

【贮藏】密闭,在干燥处保存。

【适应证】对洋地黄、利尿剂、血管扩张剂治疗无效或效果欠佳的各种原因引起的急、慢性顽固性充血性心力衰竭。

【禁忌证】①低血压、心动过速、心肌梗死慎用。②肾功能不全者宜减量。

【用法用量】静脉或口服给药。①静脉注射,负荷量 25~75μg/kg,5~10min 缓慢静脉注射,以后每分钟 0.25~1.0μg/kg 维持;每日最大剂量不超过

1.13mg/kg。②口服给药,每次 2.5~7.5mg,每日 4 次。

【不良反应】①少数有头痛、室性心律失常、无力、血小板计数减少等。②过量时可有低血压、心动过速。③长期口服不良反应大,可导致远期死亡率升高。

【注意事项】①用药期间应监测心率、心律、血压、必要时调整剂量。②不宜用于严重瓣膜狭窄病变及梗阻性肥厚型心肌病患儿,急性缺血性心脏病患儿慎用。③合用强利尿剂时,可使左心室充盈压过度下降,且易引起水、电解质平衡紊乱。④心房扑动、心房颤动患儿,因可增加房室传导作用导致心室率增快,宜先用洋地黄制剂控制心室率。⑤肝肾功能损害者慎用。⑥患儿应用米力农的安全性和有效性尚未确定,应慎用。

（10）地高辛口服溶液

【性状】本品为微黄色澄明液体,味甜,略有醇味。

【规格型号】1.5mg/30ml。

【贮藏】遮光,密闭保存。

【适应证】用于婴儿及儿童的充血性心力衰竭及某些室上性心律失常。

【禁忌证】①禁止与钙注射剂合用。②任何强心苷制剂中毒。③室性心动过速、心室颤动。④梗阻性肥厚型心肌病（若伴收缩功能不全或心房颤动仍可应用）。⑤预激综合征伴心房颤动或扑动。

【用法用量】①口服给药,口服极量为 1.2~1.6ml/kg,>2 岁使用剂量为0.04~0.06mg/kg,分 3~6 次完成饱和,以后每日维持量为上述量的 1/4。②早产儿和新生儿宜用 1/3 或 1/2 量。③如出现心律失常等中毒现象,应停药或加服氯化钾。④过量可致洋地黄中毒,对窦性心律的轻、中度充血性心力衰竭患儿,地高辛能增加射血分数,改善左心室功能,预防病情恶化,但急性心肌梗死后的左心功能不全者应慎用。

【不良反应】①常见的有心律失常、食欲不佳或恶心、呕吐、下腹痛、无力。②少见的有视物模糊或"色视"（中毒症状如黄视等）、腹泻、精神抑郁或错乱。③罕见的有嗜睡、头痛及皮疹、荨麻疹（变态反应）。④在洋地黄中毒表现中,心律失常最重要,室性期前收缩约占心脏反应的 33%,其次为房室传导阻滞、阵发性或加速性交界性心动过速、阵发性房性心动过速伴房室传导阻滞、室性心动过速、窦性停搏、心室颤动等。儿童中,心律失常比其他反应多见,但室性心律失常比成人少见。新生儿可有 PR 间期延长。

【注意事项】①窦性心律的轻、中度充血性心力衰竭患儿,地高辛能增加射血分数,改善左心室功能,预防病情恶化,但急性心肌梗死后的左心功能不全（尤其首日发病）应慎用。②用药期间应注意监测血压、心电图、心功能、电解质、肾功能,疑有洋地黄中毒时,应做地高辛血药浓度测定;过量时,由于蓄积性小,一般于停药后 1~2d 中毒表现可以消退。③慎用于低钾血症、不完全性房室传导阻滞、高钙血症、甲状腺功能减退、缺血性心肌病、心肌梗死、心肌炎、肾功能损害、酒精过敏等。

（11）50% 葡萄糖注射液

【性状】本品为无色或几乎无色的澄明液体,味甜。

【规格型号】10g/20ml。

【贮藏】密闭保存。

【适应证】①补充能量和体液,用于各种原因引起的进食不足或大量体液丢失,全静脉内营养,饥饿性酮症。②药物稀释剂。

【禁忌证】糖尿病、重度心力衰竭并发肺水肿时。

【用法用量】①儿童用于静脉高营养补充,最大速率为 0.5g/（kg·h）,吸收率可达 95%。②使用过多过快,可致心悸、心律失常。

【不良反应】①进食少,长期单纯补给葡萄糖可出现低钾、低钠血症等电解质紊乱状态。②心功能不全者过量输入本品可出现心悸、心律不齐、呼吸困难,甚至急性左心衰竭。③与胰岛素合用而未注意磷酸盐补给时易出现低磷血症。④注射局部可出现静脉炎。

【注意事项】①周期性瘫痪、低钾血症患儿慎用。②应激状态或应用糖皮质激素时可诱发高血糖,应慎用。③水肿及心力衰竭、肾功能不全、肝硬化腹水者,易致水潴留,应控制输液量。④心功能不全者尤需控制滴速。

（12）25% 硫酸镁注射液

【性状】本品为无色透明液体。

【规格型号】2.5g/10ml。

【贮藏】遮光,密闭保存。

【适应证】可作为抗惊厥药,用于妊娠高血压,用以降低血压,治疗先兆子痫和子痫,也可用于治疗早产。

【禁忌证】①哺乳期妇女。②有心肌损害、心脏传导阻滞者。

【用法用量】①治疗小儿惊厥时,每次 0.1g~0.15g/kg。②使用时需严格监测血镁浓度,并监测是否有呼吸变慢、尿量减少情况。③定时做膝腱反射检查,当血镁浓度达 5mmol/L 时可出现肌肉兴奋性抑制,>6mmol/L 可发生心搏、呼吸骤停。

【不良反应】①静脉注射硫酸镁常引起潮红、出汗、口干等症状,快速静脉注射时可引起恶心、呕吐、心悸、头晕,个别出现眼球震颤,减慢注射速度症状可消失。②肾功能不全,用药剂量大,可发生血镁积聚。血镁浓度达 5mmol/L 时,可出现肌肉兴奋性受抑制,感觉反应迟钝,膝腱反射消失,呼吸开始受抑制;血镁浓度达 6mmol/L 时可发生呼吸停止、心脏传导阻滞等心律失常,浓度进一步升高,可使心搏停止。③连续使用硫酸镁可引起便秘,部分患儿可出现麻痹性肠梗阻,停药后好转。④极少数血钙水平降低,出现低钙血症。⑤镁离子可自由透过胎盘,造成新生儿高血镁症,表现为肌张力低、吸吮力差、不活跃、哭声不响亮等,少数有呼吸抑制现象。

【注意事项】①用前须查肾功能,如肾功能不全应慎用或减少用药量。②有心肌损害、心脏传导阻滞时应慎用或不用。③用药过程中,定期监测血镁浓度。④用药中突然出现胸闷、胸痛、呼吸急促,应及时听诊,必要时胸部 X 线摄片,以便及早发现肺水肿。⑤如出现急性镁中毒现象,可用钙剂静脉注射解救,常用 10% 葡萄糖酸钙注射液 10ml 缓慢注射。

(13)10% 氯化钾注射液

【性状】本品为无色的澄明液体。

【规格型号】1.0g/10ml。

【贮藏】密闭保存。

【适应证】①治疗各种原因引起的低钾血症,如进食不足、呕吐、严重腹泻、应用排钾性利尿药、低钾性家族周期性瘫痪、长期应用糖皮质激素和补充高渗葡萄糖后引起的低钾血症等。②预防低钾血症,当失钾尤其是发生低钾血症时,需预防性补充钾盐,如进食很少、严重或慢性腹泻、长期服用肾上腺皮质激素、失钾性肾病、巴特综合征(Bartter syndrome)等。③洋地黄中毒引起频发性、多源性期前收缩或快速心律失常。

【禁忌证】急性肾功能不全、慢性肾功能不全、高钾血症患儿。

【用法用量】①可口服或静脉给药,用于治疗各种原因引起的低钾血症。②使用时应见尿补钾,严密监测血钾浓度。当血钾浓度达 5.5mmol/L 时可致高钾血症,出现心律失常、极度疲乏,>7mmol/L 时可发生心搏骤停。严禁使用原液静脉给药,应用葡萄糖注射液稀释后浓度 <3‰ 后使用。

【不良反应】①静脉滴注浓度较高,速度较快或静脉较细时,易刺激静脉内膜引起疼痛。②滴注速度较快或原有肾功能损害时,应注意发生高钾血症。

【注意事项】①禁止直接静脉注射,未经稀释不得进行静脉滴注。②代谢性酸中毒伴有少尿时、肾上腺皮质功能减弱者、肾衰竭、急性脱水慎用。③用药期间随访监测血钾、心电图、血镁、钠、钙、酸碱平衡指标、肾功能和尿量。

(14)10% 浓氯化钠注射液

【性状】本品为无色的澄明液体,味咸。

【规格型号】1.0g/10ml。

【贮藏】密闭保存。

【适应证】各种原因所致的水中毒及严重的低钠血症。

【禁忌证】①水肿性疾病,如肾病综合征、肝硬化腹水、充血性心力衰竭、急性左心衰竭、脑水肿及特发性水肿等。②急性肾衰竭少尿期,慢性肾衰竭尿量减少而对利尿药反应不佳者。③高血压、低钾血症。④高渗或等渗性失水。

【用法用量】静脉给药,过量可致高钠血症和低钾血症,引起心力衰竭及代谢紊乱。

【不良反应】①输液过多、过快,可致水钠潴留,引起水肿、血压升高、心率加快、胸闷。②不适当地给予高渗氯化钠可致高钠血症,甚至出现急性左心衰竭。

【注意事项】使用期间应注意监测血清钠、钾、氯浓度,血液中酸碱浓度平衡指标、肾功能、血压、心肺功能。

（15）10% 葡萄糖酸钙注射液

【性状】本品为无色澄明液体。

【规格型号】1.0g/10ml。

【贮藏】密闭保存。

【适应证】①治疗钙缺乏,急性血钙过低、碱中毒及甲状旁腺功能减退所致的手足搐搦症。②过敏性疾患。③镁中毒时的解救。④氟中毒的解救。⑤心脏复苏时应用（如高血钾或低血钙,或钙通道阻滞引起的心功能异常的解救）。

【禁忌证】对本品中任何成分过敏、应用强心苷期间、高血钙症患儿。

【用法用量】①静脉给药,需使用 10% 葡萄糖注射液稀释后使用,儿童常用量为 2~3ml/（kg·d）,单日极量 5ml/（kg·d）。②使用时需检测血钙浓度,正常值为 2.25~2.75mmol/L,静脉注射过快可致神经、肌肉兴奋性降低,甚至心搏骤停,每分钟不超过 5ml。③婴幼儿静脉滴注容易渗漏导致局部皮肤的严重损伤,需要重点预防。

【不良反应】①静脉注射可有全身发热,静脉注射过快可产生心律失常,甚至心搏停止。②可致高钙血症,早期可表现便秘、嗜睡、持续头痛、食欲减退、口中有金属味、异常口干等,晚期征象有精神错乱、高血压、眼和皮肤对光敏感,恶心、呕吐,心律失常等。

【注意事项】①静脉注射时需要严密监测心率变化,当心率突然变慢或心律失常,应立即停止注射,取平卧位,通知医生进行处理,严密监测生命体征。②静脉注射时如漏出血管外,可致注射部位皮肤发红、皮疹和疼痛,随后可出现脱皮和组织坏死。若发现药液漏出血管外,应立即停止注射,并用氯化钠注射液进行局部冲洗注射,局部给予氢化可的松、1% 利多卡因和透明质酸,并抬高局部肢体。③不宜用于肾功能不全与呼吸性酸中毒患儿。

（16）胰岛素注射液

【性状】本品为无色或几乎无色的澄明液体。

【规格型号】400IU/10ml。

【贮藏】①密闭,2~10℃保存,避免冰冻,使用过程中的本品不需贮藏在冰箱内。②可在室温（≤25℃）条件下最长保存 24h,避免光照和受热。

【适应证】①1 型、2 型糖尿病。②糖尿病酮症酸中毒,高血糖非酮症性高渗性昏迷。③妊娠糖尿病。④对严重营养不良、消瘦、顽固性妊娠呕吐、肝硬化初期可同时静脉滴注葡萄糖和小剂量胰岛素,以促进组织利用葡萄糖。

【禁忌证】对胰岛素过敏患儿。

【用法用量】①静脉或皮下给药,用量根据血糖变化,儿童静脉滴注最大量为 0.1IU/kg,也可联合皮下注射。②当血糖 <14mmol/L 时应暂停静脉用药改为皮下用药。③儿童易发生低血糖,上下调整剂量应 0.5~1IU,逐步增加或减少,过量可致低血糖性昏迷。一般用于糖尿病患儿控制血糖,少数用于高钾血症治疗和严重营养不良患儿。

【不良反应】①变态反应、注射部位红肿、瘙痒、荨麻疹、血管神经性水肿。②低血糖反应,表现为出汗、心悸、乏力,重者出现意识障碍、共济失调、心动过速,甚至昏迷。③胰岛素抵抗。④注射部位脂肪萎缩、脂肪增生。⑤眼屈光失调等。

【注意事项】①有严重肝、肾病变等应密切观察血糖,根据血糖结果调整胰岛素用量,每次调整的量不超过原用量的 10%~15%。②出现下列情况,胰岛素需要量应酌情减少:肝功能异常、甲状腺功能减退、恶心、呕吐、肾功能异常等。③出现下列情况,胰岛素需要量增加:高热、甲状腺功能亢进、肢端肥大症、糖尿病酮症酸中毒、严重感染外伤、重大手术等。④用药期间应定期检查血糖、尿常规、肝肾功能、视力、眼底视网膜血管、血压及心电图等,以了解病情变化及糖尿病并发症发生情况。

（17）盐酸吗啡注射液

【性状】本品为无色澄清的液体,遇光易变质。

【规格型号】10mg/1ml。

【贮藏】遮光,密闭保存。

【适应证】①本品为强效镇痛药,适用于其他镇痛药无效的急性锐痛,如严重创伤、战伤、烧伤、晚期癌症等疼痛。②心肌梗死而血压尚正常者,应用本品可使患儿镇静,并减轻心脏负担。③心源性哮喘,可使肺水肿症状暂时有所缓解。麻醉和手术前给药可保持患儿宁静进入嗜睡状态。④因本品对平滑肌的兴奋作用较强,故不能单独用于内脏绞痛（如胆绞痛等）,而应与阿托品等有效解痉药合用。⑤本品不适宜慢性重度癌痛患儿的长期使用。

【禁忌证】呼吸抑制、颅内压增高和颅脑损伤、支气管哮喘、肺源性心脏病代偿失调、甲状腺功能减退、皮质功能不全、前列腺肥大、排尿困难及严重肝功能不全、休克尚未纠正控制前、炎症性肠病伴梗阻（如克罗恩病急性期）等患儿,未成熟新生儿。

【用法用量】严格遵医嘱使用,婴幼儿慎用,未成熟新生儿禁用。

【不良反应】①恶心、呕吐、呼吸抑制、嗜睡、眩晕、便秘、排尿困难、胆绞痛等。偶见瘙痒、荨麻疹、皮肤水肿等变态反应。②本品急性中毒的主要症状为昏迷、呼吸深度抑制、瞳孔极度缩小（两侧对称或呈针尖样大）血压下降、发绀、尿少、体温下降、皮肤湿冷、肌无力，由于严重缺氧可致休克、循环衰竭、瞳孔散大、死亡。

【注意事项】①连用 3~5d 即产生耐药性，1 周以上可成瘾，需慎用。②未明确诊断的疼痛，尽可能不使用本品，以免掩盖病情，贻误诊断。

（18）注射用维库溴铵

【性状】本品为白色或类白色疏松状物。

【规格型号】4mg/ 瓶。

【贮藏】密闭，在阴凉处（≤20℃）保存。

【适应证】主要作为全身麻醉辅助用药，用于全身麻醉时的气管插管及手术中的肌肉松弛。

【禁忌证】对维库溴铵或溴离子有过敏史者。

【用法用量】不可肌内注射，仅供静脉注射或静脉滴注。1 岁以下婴儿对本品较敏感，特别是 4 个月内婴儿，首次剂量 0.01~0.02mg/kg 即可，极量为 0.05mg/kg，过量可致呼吸抑制。

【不良反应】①神经肌肉阻断药变态反应已有报道，本品虽罕见，但应引起注意。②神经肌肉阻断药可发生交叉变态反应，故对有过敏史者使用维库溴铵应特别慎重。③临床可偶发局部或全身类组胺反应。

【注意事项】①可致呼吸肌肉松弛，使用时应给患儿机械通气，直至自主呼吸恢复。②与吸入麻醉药同时使用时，应减量 15%。③在可能发生迷走神经反射的手术中，麻醉前或诱导时，应用迷走神经阻断药。④重症患儿长时间使用维库溴铵，会导致神经肌肉阻滞延长，在持续神经阻滞时，应给予足够的镇静、镇痛剂，连续监测神经肌肉的传导，调节本品的用量，以维持不完全阻滞。⑤脊髓灰质炎、重症肌无力或肌无力综合征患儿对神经肌肉阻断药反应敏感，使用本品应慎重。⑥脓毒症、肾衰竭患儿慎用。⑦肝硬化、胆汁淤积或严重肾功能不全者，持续时间及恢复时间均延长。⑧下列情况可使本品作用增强：低钾血症、高镁、低钙血症、低蛋白血症、脱水、酸中毒、高碳酸血症、恶液质。⑨对严重电解质失衡、血液的 pH 的改变和脱水均应尽力纠正。

（19）碘海醇注射液

【性状】本品为无色至淡黄色澄明溶液。

【规格型号】6g/20ml。

【贮藏】≤30℃，遮光、密闭保存。

【适应证】①X 线造影剂，可用于心血管造影、动脉造影、尿路造影、静脉造影、CT 增强检查；颈、胸和腰段椎管造影、经椎管蛛网膜下腔注射后 CT 脑池造影。②关节腔造影、经内镜胰胆管造影、疝或瘘道造影、子宫输卵管造影、涎腺造影、经皮肝胆管造影、窦道造影、消化道造影和 T 型管造影等。

【禁忌证】有严重的甲状腺毒症表现、对本品有严重过敏史者。

【用法用量】给药剂量取决于检查的种类、患儿年龄、体重、心排血量和全身情况及使用的技术，极量为 2g/kg。

【不良反应】①常见的为轻度感觉异常，如热感或暂时性的金属味觉。②腹部不适或疼痛很罕见，消化道反应如恶心、呕吐也很少见。③变态反应较少见，通常表现为轻度呼吸道和皮肤反应，如呼吸困难、皮疹、红斑、荨麻疹、瘙痒和血管性水肿，可在注射后立即出现也可在几天后出现。④严重的如喉头水肿、支气管痉挛或肺水肿非常少见。⑤严重甚至毒性的皮肤反应已有报道。⑥可能发生头痛或发热，偶可发热伴寒战。⑦碘中毒或碘中毒性腮腺炎是一种罕见的与使用碘造影剂有关的并发症，表现为腮腺的肿胀和触痛，可在检查后持续达 10d。

【注意事项】①仅限于 X 线造影术使用，由肾脏代谢，过量易致碘中毒、电解质紊乱和血流动力学失调。②使用前应确保体内有充足水分。③使用造影剂后的患儿应至少观察 30min 以上。

（20）碘帕醇注射液

【性状】本品为无色的澄明液体。

【规格型号】18.5g/50ml。

【贮藏】30℃以下避光保存，一旦开瓶应立即使用，未用完的药液必须丢弃。

【适应证】①神经放射学：脊髓神经根造影术，脑池造影和脑室造影术。②血管造影术。③静脉尿路造影术。④CT 检查中增强扫描。⑤关节造影术、瘘道造影术、数字减影血管造影术。

【禁忌证】①碘帕醇注射液与皮质类固醇不能同时在鞘内注射。②严重的局部或全身感染可能伴菌血症时不能行脊髓造影检查。③为避免药物过量，当发生技术操作失误时，不能立即重复进行脊髓造影检查。

【用法用量】仅限造影术使用，使用量为 0.48~2.1g/kg，不应超过 9.6g/ 次。

【不良反应】①血管内注射最常见不良反应为恶心、呕吐、荨麻疹、瘙痒和呼吸困难。通常为轻至中度且为一过性的，曾有罕见的严重和致命性反应有时导致死亡的报道。绝大多数不良反应在用药后数分钟内出现，但也有迟发的通常是皮肤变态反应，常出现在药物注射后 2~3d，极少数病例发生在药物注射后 7d 内。②变态反应：轻度局限性或弥散性血管神经性水肿、舌水肿、喉痉挛、喉水肿、吞咽困难、咽炎、咽喉痛、咳嗽、结膜炎、鼻炎、打喷嚏、热感、出汗增加、衰弱、头晕、苍白、呼吸困难、喘息、支气管痉挛和中度低血压。皮肤反应可能有多种形式的皮疹、播散性（弥散性）红斑、播散性（弥散性）水疱、荨麻疹和瘙痒,这些反应的发生与给药剂量和给药途径无关,有可能是休克初期的首发症状,必须立即停止给药,如果必要,建立静脉通路给予对症治疗。③较为严重的不良反应可累及心血管系统,例如血管扩张伴有显著的低血压、心动过速、呼吸困难、焦虑、发绀和意识丧失,这些需要急救治疗。④可能发生注射部位肿痛,极罕见发生造影剂外溢而致局部炎症,皮肤坏死和腔隙症候群。⑤与其他碘造影剂相同,非常罕见的皮肤黏膜综合征包括 Stevens-Johnson 综合征、毒性表皮坏死松解及多形性红斑,在注射碘帕醇后曾有报道。

【注意事项】①儿童使用前,必须纠正水与电解质平衡失调。②造影检查只能用于符合造影剂适应证的患儿,需要结合患儿实际情况判断,特别注意已经存在的心血管、泌尿或肝胆系统的病理状况。③造影剂只能在有抢救设施及人员的医院和诊所中应用。④在放射科,使用造影剂的诊断检查较常见,应全天候配备所有必要的设备和药物,以应对任何紧急情况的出现。

2. Ⅱ类高警示药品

（1）灭菌注射用水

【性状】本品为无色的澄明液体,无臭,无味。

【规格型号】500ml/瓶。

【贮藏】密闭保存。

【适应证】注射用灭菌粉末的溶剂或注射液的稀释剂或各科内腔镜冲洗剂。

【禁忌证】不能作为脂溶性药物的溶剂。

【用法用量】常用于溶剂、口服或冲洗外用,禁止原液静脉使用,灭菌水不含电解质,渗透压为 0,大量静脉注射时易导致细胞大量吸水肿胀、破裂,造成溶血和血管损伤。

【不良反应】未进行该项且无可靠参考文献。

【注意事项】本品不能直接静脉注射,按高危药品进行管理。

（2）盐酸异丙嗪注射液

【性状】本品为无色的澄明液体。

【规格型号】50mg/2ml。

【贮藏】遮光,密闭保存。

【适应证】①皮肤黏膜过敏:长期、季节性的过敏性鼻炎,血管运动性鼻炎,过敏性结膜炎,荨麻疹,血管神经性水肿,对血液或血浆制品的过敏,皮肤划痕症。②晕动病:防治晕车、晕船、晕飞机。③麻醉和手术前后的辅助治疗,包括镇静、催眠、镇痛、镇吐。④防治放射病性或药源性恶心、呕吐。

【禁忌证】已知对吩噻嗪类药高度过敏者,对本品也过敏。

【用法用量】常用量：0.125~1mg/kg 或每次 12.5~25mg，必要时可 4~6h 后重复给药，极量 50mg/ 次，超量易发生手足动作笨拙，严重时嗜睡或面色潮红、发热、气急或呼吸困难，心率加快，肌肉痉挛，甚至呼吸抑制。

【不良反应】①较常见的有嗜睡；较少见的有视物模糊或色盲（轻度）、头晕目眩、口鼻咽干燥、耳鸣、皮疹、胃痛或胃部不适感、反应迟钝、晕倒感（低血压）、恶心或呕吐，甚至出现黄疸。②增加皮肤对光的敏感性，多噩梦，易兴奋，易激动，幻觉，中毒性谵妄，儿童易发生锥体外系反应，上述反应发生率不高。③偶可见血压增高或轻度降低。④白细胞减少、粒细胞减少症及再生不良性贫血则属少见。

【注意事项】①下列情况应慎用：急性哮喘、膀胱颈部梗阻、骨髓抑制、心血管疾病、昏迷、闭角型青光眼、肝功能不全、高血压、胃溃疡、前列腺肥大症状明显者、幽门或十二指肠梗阻、呼吸系统疾病（尤其是儿童，服用本品后痰液黏稠，影响排痰，并可抑制咳嗽反射）、癫痫患儿（注射给药时可增加抽搐的严重程度）黄疸、各种肝病以及肾衰竭、瑞氏综合征（Reye syndrome，异丙嗪所致的锥体外系症状易与瑞氏综合征混淆）。②应用异丙嗪时，应特别注意有无肠梗阻，或药物过量、中毒等问题，因其症状体征可被异丙嗪的镇吐作用所掩盖。

（3）咪达唑仑注射液

【性状】本品为无色或几乎无色澄明液体。

【规格型号】10mg/2ml。

【贮藏】避光，密闭保存。

【适应证】①肌内或静脉注射用于术前镇静，抗焦虑、记忆缺失。②静脉注射用于其他麻醉剂给药前的全身麻醉诱导，在诊断、治疗、内镜手术前或操作过程中的镇静，抗焦虑、记忆缺失，也可作为麻醉剂用于气管插管及机械通气患儿的镇静，或用于病危患儿治疗护理过程中的镇静。

【禁忌证】对苯二氮䓬过敏、重症肌无力、精神分裂症及严重抑郁状态患儿。

【用法用量】使用生理盐水溶解使用，先静脉注射 2~3mg，维持剂量：0.05mg/（kg·h）静脉滴注，极量为静脉 10mg/ 次（0.15mg/kg）。

【不良反应】①较常见的不良反应为嗜睡、镇静过度、头痛、幻觉、共济失调、呃逆和喉痉挛。②静脉注射还可发生呼吸抑制及血压下降，极少数可发生呼吸暂停、停止或心搏骤停，有时可发生血栓性静脉炎。③直肠给药，可有欣快感。④长期使用可致精神运动障碍，快速给药可致呼吸抑制。

【注意事项】①咪达唑仑的剂量必须个体化，尤其与能产生中枢神经系统抑制作用的药物合用时。②慢性阻塞性肺疾病的患儿对咪达唑仑引起的呼吸抑制更为敏感。③当患儿处于休克、昏迷或伴有生命体征抑制时，不得给予静脉注射咪达唑仑。④新生儿的器官功能低下和 / 或未成熟,对于咪达唑仑可能导致的严重和 / 或长时间呼吸抑制作用比较敏感。

（4）注射用苯巴比妥钠

【性状】本品为白色结晶性颗粒或粉末。

【规格型号】0.1g/ 瓶。

【贮藏】遮光,密闭保存。

【适应证】主要用于治疗惊厥、癫痫,是治疗癫痫持续状态的重要药物;可用于麻醉前用药。

【禁忌证】严重肺功能不全、肝硬化、血卟啉病史、贫血、哮喘史、未控制的糖尿病、过敏等。

【用法用量】①肌内注射或静脉注射给药。②儿童镇静或麻醉前应用,每次按 2mg/kg,抗惊厥或催眠每次按 3~5mg/kg,极量不超过 0.2g/ 次。③超量快速给药可致呼吸抑制。

【不良反应】①反常的兴奋。②可能引起微妙的情感变化,出现认知和记忆的缺损。③长期用药,偶见叶酸缺乏和低钙血症。④罕见巨幼红细胞性贫血和骨软化。⑤大剂量时可产生眼球震颤、共济失调和严重的呼吸抑制。⑥皮肤反应多见为各种皮疹以及哮喘,严重者可出现剥脱性皮炎和多形红斑（Stevens-Johnson 综合征）,中毒性表皮坏死极为罕见。⑦肝炎和肝功能异常;⑧长时间使用可发生药物依赖,停药后易发生停药综合征。

【注意事项】①对一种巴比妥过敏者,可能对本品过敏。②作为抗癫痫药应用时,可能需 10~30d 才能达到最大效果,需按体重计算药量,如有可能应定期测定血药浓度,以达最大疗效。③肝功能不全者,应从小剂量开始。④长期用药可产生耐药性。⑤长期用药可产生精神或躯体的药物依赖性,停药需逐渐减量,以免引起撤药症状。⑥与其他中枢抑制药合用,对中枢产生协同抑制作用。⑦下列情况慎用:轻微脑功能障碍症、低血压、高血压、贫血、甲状腺功能减退、肾上腺功能减退、心肝肾功能损害等。

（5）地西泮注射液

【性状】本品为几乎无色的澄明液体。

【规格型号】10mg/2ml。

【贮藏】遮光,密闭保存。

【适应证】①可用于抗癫痫和抗惊厥,为治疗癫痫持续状态的首选药,对破伤风轻度阵发性惊厥也有效。②全身麻醉的诱导和麻醉前给药。

【禁忌证】新生儿禁用或慎用,禁用于儿童肌内注射。

【用法用量】①静脉注射给药。②<5 岁患儿每 2~5min 给药 0.2~0.5mg,最大极量 5mg; ≥5 岁患儿每 2~5min 给药 1mg,最大极量 10mg,如有需要,2~4h 后可重复给药一次。③大剂量快速给药可致呼吸抑制。

【不良反应】①常见的有嗜睡、头晕、乏力等,大剂量可出现共济失调、震颤。②罕见的有皮疹、白细胞减少。③个别可出现兴奋、多语、睡眠障碍,甚至幻觉,停药后上述症状很快消失。④长期连续用药可产生依赖性和成瘾性,停药可能发生撤药症状,表现为激动或忧郁。

【注意事项】①对苯二氮䓬类药物过敏者,可能对本药过敏。②肝肾功能损害者能延长本药清除半衰期。③癫痫患儿突然停药可引起癫痫持续状态。④严重的精神抑郁可使病情加重,甚至产生自杀倾向,应采取预防措施。⑤避免长期大量使用而成瘾,如长期使用应逐渐减量,不宜骤停。⑥对本类药耐受量小的患儿初用量宜小,逐渐增加剂量。

（6）氯硝西泮注射液

【性状】本品为无色或微黄绿色的澄明液体。

【规格型号】1mg/1ml。

【贮藏】避光,密闭保存。

【适应证】主要用于控制各型癫痫,尤适用于失神发作、婴儿痉挛症、肌阵挛发作、运动不能性发作、伦诺克斯-加斯托综合征（Lennox-Gastaut syndrome）、癫痫持续状态及癫痫频繁发作。

【禁忌证】新生儿。

【用法用量】用法:静脉注射,尽量避免肌内注射。用量:小儿每次 0.05~0.1mg/kg,静脉缓慢推注,速度不宜超过 0.1ml/s;对癫痫持续状态,第一次用药后 20min 还不能控制发作者,可重复应用 2 次,成人每日最大量不超过 20mg,儿童暂无最大限制量相关资料。

【不良反应】①常见的有嗜睡、头晕、共济失调、行为紊乱异常兴奋、神经过敏易激惹（反常反应）、肌力减退。②较少发生的有行为障碍、思维不能集中、易暴怒（儿童多见）、精神错乱、幻觉、精神抑郁。③皮疹或过敏、咽痛、发热或出血异常、瘀斑、极度疲乏、乏力（血细胞减少）。④有可能会出现行动不灵活、行走不稳、嗜睡,开始严重,但会逐渐消失。⑤视物模糊、便秘、腹泻、眩晕或头晕、头痛、气管分泌物增多、恶心、排尿障碍、语言不清。

【注意事项】①长期应用可致神经/躯体发育受限。②对苯二氮䓬药物过敏者,可能对本药过敏。③肝肾功能损害者能延长本药清除半衰期。④癫痫患儿突然停药可引起癫痫持续状态。⑤严重的精神抑郁可使病情加重,甚至产生自杀倾向,应采取预防措施。⑥避免长期大量使用而成瘾,如长期使用应逐渐减量,不宜骤停。⑦对本类药耐受量小的患儿初用量宜小。⑧以下情况慎用:严重的急性乙醇中毒、重度重症肌无力、急性闭角型青光眼、低蛋白血症、多动症者、严重慢性阻塞性肺部病变、外科或长期卧床患儿。

（7）10% 水合氯醛

【性状】本品为无色澄明液体。

【规格型号】100ml/瓶。

【贮藏】2~8℃避光冷藏。

【适应证】①治疗失眠、入睡困难的患儿,短期应用有效,连续服用超过2周则无效。②麻醉前、手术前和睡眠脑电图检查前用药,可镇静和解除焦虑。③用于癫痫持续状态的治疗,也可用于小儿高热等引起的惊厥。

【禁忌证】①肝、肾、心脏功能严重障碍者。②间歇性血卟啉病患儿。

【用法用量】①口服或灌肠,常用量为0.3~0.5ml/(kg·次),单次极量10ml,灌肠剂量同口服,用药30min即可入睡,持续时间为4~8h。②单次超量使用可抑制中枢神经系统、血管运动中枢及心脏,并造成肝、肾损害。

【不良反应】①对胃黏膜有刺激,易引起恶心、呕吐。②大剂量会抑制心肌收缩力,缩短心肌不应期,并抑制延髓的呼吸及血管运动中枢。③对肝、肾有损害作用。④偶有过敏性皮疹、荨麻疹。⑤长期服用,可产生依赖性及耐受性,突然停药可引起神经质、幻觉、烦躁、异常兴奋、谵妄、震颤等严重撤药综合征。

【注意事项】①本品的敏感性个体差异较大,剂量上应注意个体化。②胃炎及溃疡患儿不宜口服,直肠炎和结肠炎的患儿不宜灌肠给药。

（8）凝血酶冻干粉

【性状】本品为白色或类白色的冻干块状物或粉末。

【规格型号】500U/瓶。

【贮藏】密封,10℃以下贮存。

【适应证】用于手术中不易结扎的小血管的止血、消化道出血及外伤出血等。

【禁忌证】对本品有过敏史者。

【用法用量】严禁静脉注射,误入血管可导致血栓形成、局部坏死,危及生命,使用时应将药物新鲜配制,直接与创面接触,才能止血。

【不良反应】①偶可致变态反应,应及时停药。②外科止血中应用本品曾有低热反应的报道。

【注意事项】①本品严禁注射,如误入血管可导致血栓形成、局部坏死危及生命。②本品必须直接与创面接触,才能起止血作用。③本品应新鲜配制使用。

（9）肝素钠注射液

【性状】本品为无色的澄明液体。

【规格型号】12 500U/2ml。

【贮藏】遮光,密闭,在阴凉处(≤20℃)保存。

【适应证】①用于防治血栓形成或栓塞性疾病(如心肌梗死、血栓性静脉炎、肺栓塞等)。②各种原因引起的弥散性血管内凝血。③也用于血液透析、体外循环、导管术、微血管手术等操作中及某些血液标本或器械的抗凝处理。

【禁忌证】对肝素过敏、有自发出血倾向者、血液凝固迟缓者、溃疡病、创伤及严重肝功能不全者。

【用法用量】①预防血栓时,静脉注射按一次注入 50U/kg,以后每 4h 给予 50~100U。静脉滴注时 100U/(kg·次),溶入 10% 葡萄糖溶液或生理盐水 50~100ml 中,在 4h 内缓慢滴注。②预防中央导管堵塞时,0.5~10U/ml 静脉推注,常用稀释法:0.16ml 肝素钠注射液 +100ml 生理盐水 =10U/ml。

【不良反应】①主要不良反应是用药过多导致的自发性出血,故注射前应测定凝血时间。如注射后引起严重出血,可静脉注射硫酸鱼精蛋白进行急救(1mg 硫酸鱼精蛋白可中和 100U 肝素)。②偶可引起变态反应及血小板减少,常发生在用药初 5~9d,故开始治疗 1 个月内应定期监测血小板计数。③偶见一次性脱发和腹泻。④可引起骨质疏松和自发性骨折。⑤肝功能不良者长期使用易形成血栓。

【注意事项】用药期间应定时测定活化部分凝血活酶时间(activated partial thromboplastin time,APTT)。

（10）低分子肝素钙注射液

【性状】本品为澄清或略显乳浊的无色或淡黄色澄明液体。

【规格型号】4 100IU/0.4ml。

【贮藏】30℃以下保存,避热。

【适应证】①预防静脉血栓栓塞性疾病。②治疗已形成的深静脉血栓。③联合阿司匹林(乙酰水杨酸)用于不稳定型心绞痛和非 Q 波性心肌梗死急性期的治疗。④在血液透析中预防体外循环中的血凝块形成。

【禁忌证】①对低分子肝素或低分子肝素注射液中任何赋形剂过敏。②有使用低分子肝素发生血小板减少症病史。③可能引起出血的器质性损伤(如活动的消化溃疡)。④出血性脑血管意外。⑤急性细菌性心内膜炎。⑥接受血栓栓塞疾病,不稳定心绞痛以及肺 Q 波心肌梗死治疗的严重肾功能损害的患儿。⑦严重的肾功能损害、出血性脑血管意外、未控制的高血压者不宜使用。

【用法用量】①皮下注射给药。②常用量 85IU/(kg·d),相当于 0.1ml/10kg 的剂量,每 12h 注射一次,单日极量 9 500IU(1ml)。

【不良反应】①血液和淋巴系统异常:不同部位的出血。②免疫系统异常:超敏反应、类变态反应,非常罕见。③代谢和营养异常:与肝素诱导的醛固酮抑制有关的可逆性高钾血症。④肝胆系统的异常:一过性转氢酶水平升高。⑤全身异常及给药部位的情况:注射部位小血肿、硬结,通常数日后消失;注射部位钙质沉着、皮肤坏死,应该立即终止治疗。

【注意事项】治疗过程中,应全程监测血小板计数。治疗时间不超过 7d,

大剂量使用可致脑出血、肝功能损伤。

（11）注射用尿激酶

【性状】本品为白色或类白色的冻干块状物或粉末。

【规格型号】10 万 IU/ 瓶。

【贮藏】遮光、密闭，10℃以下保存。

【适应证】①主要用于血栓栓塞性疾病的溶栓治疗。②用于人工心瓣膜手术后预防血栓形成、保持血管插管和胸腔及心包腔引流管的通畅等。③溶栓的疗效需要后继的肝素抗凝加以维持。

【禁忌证】①绝对禁忌证：急性内脏出血、急性颅内出血、陈旧性脑梗死、近两个月内进行过颅内或脊髓内外科手术、颅内肿瘤、动静脉畸形或动脉瘤、严重难控制的高血压。②相对禁忌证：延长的心肺复苏术、严重高血压、近4 周内的外伤、3 周内手术或组织穿刺、活动性溃疡病等。

【用法用量】①使用前应以注射用灭菌注射用水、生理盐水或 5% 葡萄糖溶液配制。②肺栓塞负荷量 4 400IU/kg，静脉缓推 >10min（90ml/h），维持量4 400IU/kg，静脉泵入 12h（15ml/h），必要时，可根据情况调整剂量，间隔 24h 重复一次，最多使用 3 次。③心肌梗死建议以生理盐水配制后，按 6 000IU/min速度在冠状动脉内连续输注 2h，滴注前先静脉给予肝素 2 500~10 000IU，也可将本品 200 万 ~300 万 IU 配制后静脉滴注，45~90min 内滴完。④外周动脉血栓以生理盐水配制本品（浓度 2 500IU/ml）4 000IU/min 速度经导管注入血凝块，每 2h 夹闭导管 1 次，也可调整滴入速度为 1 000IU/min，直至血块溶解。⑤防治心脏瓣膜替换术后的血栓形成，可用本品 4 400IU/kg，生理盐水配制后 10~15min 滴完，然后以 4 400IU/（kg·h）静脉滴注维持，如用药 24h 仍无效或发生严重出血倾向应停药。⑥脓胸或心包积脓常用抗生素和脓液引流术治疗，此时可向胸腔或心包腔内注入灭菌注射用水配制（5 000IU/ml）本品 10 000~250 000IU，既可保持引流管通畅，又可防止胸膜或心包粘连或形成心包缩窄。⑦眼科用于溶解眼内出血引起的前房血凝块，使血块崩解，有利于手术取出，常用量为 5 000IU 用 2ml 生理盐水配制后冲洗前房。

【不良反应】①本品临床最常见的不良反应是出血倾向，以注射或穿刺局部血肿最为常见；其次为组织内出血，发生率为 5%~11%，多轻微，严重者可致脑出血。②本品用于冠状动脉再通溶栓时，常伴随血管再通后出现房性或室性心律失常，发生率高达 70% 以上，需严密进行心电监护。③本品抗原性小，体外和皮内注射均未检测到诱导抗体生成，因此，变态反应发生率极低。但有报道，少数曾用链激酶治疗的患者使用本品后引发支气管痉挛、皮疹和发热。也可能会出现头痛、头重感、食欲减退、恶心、呕吐等消化道症状。

【注意事项】①超量超时使用可致脑出血、腹膜后出血、消化道出血。②应用前,应测定患儿血细胞比容、血小板计数、凝血酶时间(thrombin time,TT)、凝血酶原时间(prothrombin time, PT)、APTT,TT 和 APTT 应小于延长时间的 2 倍。③用药期间应密切观察患儿反应,如脉率、体温、呼吸频率和血压、出血倾向等,至少每 4h 记录 1 次。④如发现过敏症状如:皮疹、荨麻疹等马上停用。⑤静脉给药时,要求穿刺一次成功,以避免局部出血或血肿。⑥动脉穿刺给药时,给药完毕后应在穿刺局部加压至少 30min,并用无菌绷带和敷料加压包扎,以免出血。⑦下述情况使用本品风险较大,权衡利弊后慎用:做过组织活检、静脉穿刺、大手术及严重消化道出血、极有可能出现左心血栓、亚急性细菌性心内膜炎、继发于肝肾疾病而有出血倾向或凝血障碍、脑血管病和糖尿病性出血性视网膜病等患儿。

（12）注射用两性霉素 B 脂质体

【性状】本品为黄色冻干无菌的块状物。

【规格型号】10mg/ 瓶。

【贮藏】未开启的本品应于 15~30℃下保存。使用前,本品应置于包装盒内。

【适应证】①深部真菌感染患儿。②因肾损伤或药物毒性而不能使用有效剂量的两性霉素 B 的患儿,或已经接受过两性霉素 B 治疗无效的患儿。

【禁忌证】禁用于对其中任何成分过敏的患儿,除非医生认为使用本品的益处大于过敏带来的危险时。

【用法用量】①静脉给药,起始剂量 0.1mg/(kg·d),滴速≤30 滴 /min,第二日开始增加 0.25~0.50mg/(kg·d),剂量逐日递增至维持剂量[1~3mg/(kg·d)],输液浓度≤0.15mg/ml。②中枢神经系统感染使用最大剂量 1mg/(kg·d)时,应联合使用地塞米松减轻不良反应,超量使用易致心血管功能紊乱、水肿等。③用灭菌注射用水稀释溶解后加至 5% 葡萄糖注射液中静脉滴注,不可与生理盐水或电解质混合,配制药液时必须严格无菌操作,输注时滴速≤30 滴 /min。④同时使用其他药物时,应在给药前用 5% 葡萄糖注射液冲洗输液管,或使用单独的输液管。

【不良反应】①全身反应:腹痛、腹胀、胸痛、背痛、注射部位炎症、面部水肿、黏膜异常、疼痛、败血症。②心血管系统:心血管功能紊乱、出血、直立性低血压。③消化系统:腹泻、口干、呕血、黄疸、口炎。④血液及淋巴系统:贫血、凝血障碍、凝血酶原减少。⑤代谢和营养障碍:水肿、全身性水肿、低钙血症、低磷血症、周围性水肿、体重增加。⑥神经系统:精神错乱(意识混乱)、眩晕、失眠、嗜睡、异想、震颤。⑦呼吸系统:窒息、哮喘、咳嗽加剧、鼻出血、通气过度,肺部异常、鼻炎。⑧皮肤及附属器官:斑丘疹、瘙痒、皮疹、出汗。⑨特殊感官:眼部出血。⑩泌尿生殖系统:血尿。

【注意事项】①与输药过程中有关的急性反应包括发热、发冷、低血压、恶心或心动过速,这些反应通常在开始输药后 1~3h 出现,在前几次给药时较严重和频繁,以后会逐渐消失。②避免快速输注,与输注有关的急性反应可事先通过使用抗组胺药和皮质类固醇来预防或 / 和降低输注速度和迅速使用抗组胺和皮质类固醇来处理。③按患儿反应情况,应对患儿进行监测,特别是对肝功能、肾功能、血清电解质、全血细胞计数及凝血酶原时间等进行监测。

（13）氨茶碱注射液

【性状】本品为无色至微黄色的澄明液体。

【规格型号】250mg/10ml。

【贮藏】遮光,密闭保存。

【适应证】①支气管哮喘、慢性喘息性支气管炎、慢性阻塞性肺病等缓解喘息症状。②心功能不全和心源性哮喘。

【禁忌证】①对本品过敏的患儿,活动性消化溃疡和未经控制的惊厥性疾病患儿。②禁止用于儿童肌内注射。

【用法用量】①首次负荷量:4~6mg/kg,20min 内静脉滴注,8~12h 后给维持量 2mg/kg 静脉滴注。②当滴速过快或茶碱浓度 >20μg/ml 可出现不良反应,表现为心律失常、血压骤降,肌肉颤动。③常见计量法:1mg × 0.04=0.04ml（如 8mg=0.32ml）。

【不良反应】①早期多有恶心、呕吐、易激动、失眠等。②当血清中茶碱 >20μg/ml,可出现心动过速、心律失常;血清中茶碱 >40μg/ml,可发生发热、失水、惊厥等症状,严重的甚至引起呼吸、心搏停止而死亡。

【注意事项】①应定期监测血清茶碱浓度,以保证最大的疗效而不发生血药浓度过高的危险。②肾功能或肝功能不全、心功能不全、持续发热、使用某些药物的患儿及茶碱清除率减低者,血清茶碱浓度的维持时间往往显著延长,应酌情调整用药剂量或延长用药间隔时间。③茶碱制剂可致心律失常和 / 或使原有的心律失常加重,患儿心率和 / 或节律的任何改变均应进行监测。

（14）阿托品注射液

【性状】本品为无色透明液体。

【规格型号】0.5mg/1ml。

【贮藏】避光,阴凉、密闭保存。

【适应证】①各种内脏绞痛,如胃肠绞痛及膀胱刺激症状。对胆绞痛、肾绞痛的疗效较差。②全身麻醉前给药、严重盗汗和流涎症。③迷走神经过度兴奋所致的窦房传导阻滞、房室传导阻滞等缓慢性心律失常,也可用于继发于窦房结功能低下而出现的室性异位节律。④抗休克。⑤解救有机磷酸酯类中毒。

【禁忌证】青光眼及前列腺肥大者、高热者。

【用法用量】①可皮下、肌内或静脉注射给药。②儿童皮下注射,每日 0.01~0.02mg/kg;静脉注射,每日 0.03~0.05mg/kg,必要时 15min 后可重复给药

1 次。超量可致阿托品中毒,表现为中枢兴奋后抑制,儿童最低致死剂量为 10mg。③常见稀释法:0.5mg 阿托品 +9ml 生理盐水配制稀释,阿托品 0.2mg/（kg·次）。

【不良反应】不同剂量所致的不良反应:0.5mg,轻微心率减慢,略有口干及少汗;1mg,口干、心率加速、瞳孔轻度扩大;2mg,心悸、显著口干、瞳孔扩大,有时出现视物模糊;5mg,上述症状加重,并有语言不清、烦躁不安、皮肤干燥发热、排尿困难、肠蠕动减少;10mg 以上,上述症状更重,脉速而弱,中枢兴奋现象严重,呼吸加快加深,出现谵妄、幻觉、惊厥等。严重中毒时可由中枢兴奋转入抑制,产生昏迷和呼吸麻痹等。

【注意事项】①对其他颠茄生物碱不耐受者,对本品也不耐受。②发热、速脉及腹泻患儿慎用。③婴幼儿对本品的毒性反应极为敏感,特别是痉挛性麻痹与脑损伤患儿,反应更强,环境温度较高时,因闭汗有体温急骤升高的危险,应用时要严密观察。④下列情况应慎用:脑损害、心脏病,特别是心律失常、充血性心力衰竭、冠心病、二尖瓣狭窄、反流性食管炎、食管与胃的运动减弱、下食管括约肌松弛、溃疡性结肠炎、前列腺肥大引起的尿路感染、尿路阻塞性等疾病。⑤对诊断的干扰:酚磺酞试验时可减少酚磺酞的排出量。

三、自带高警示药品

高警示药品的生产、流通、储存等环节均有严格规定,医务人员无法判断药品带入之前的储存是否得当,也很难凭肉眼鉴别药品的真伪,因此,质量问题不能保证,如使用过程中出现不良反应及不良后果,很难追溯责任。另外,其来源是否合法也无从得知。因为药品需要特殊保管但不能提供符合规定的存放条件,也会影响药物效果。最后,适应证与诊断不相符合的自带高警示药品,使用时也会给患儿带来不可预知的风险。

患儿自带的药品属高警示药品范畴的,原则上应拒绝使用。特殊情况需要由主管医生审核药物确认安全并开具医嘱后方可使用。如由于治疗糖尿病、高血压、冠心病等慢性疾病所需,并在门诊或在家长期服用、疗效肯定的药品,例如糖尿病患儿的胰岛素,需由主管医生核对药名、效期、用法用量等信息,确认药物安全后再开具医嘱进行使用,由主管护士每日与家长核对药物使用剂量。原则上院内使用的 I 类高警示药品注射剂不得交予患儿及家长。患儿自带的高警示注射药物,应由主管医生及护士核对并确认安全后,由护士回收并放置于治疗室内,治疗室内设置有患儿自带药物区域,将药物放入封口袋内,并标注上药名、床号、姓名、登记号等个人信息,使用前应仔细核对。如为需冷藏储存药物,药物冰箱内设置有患儿自带药物区域,标注好详细信息后放入冰箱相应区域即可。

四、高警示药品相关不良事件处置预案

（一）用药错误分级

1. 根据用药错误造成后果的严重程度,美国国家用药错误通报及预防协

调审议委员会（National Coordinating Council for Medication Error Reporting and Prevention，NCCMERP）将用药错误分为以下 9 级。

（1）A 级：客观环境或条件可能引发错误（错误隐患）。

（2）B 级：发生错误但未发给患者，或已发给患者但患者未使用。

（3）C 级：患者已使用但未造成伤害。

（4）D 级：患者已使用，需要监测错误对患者造成的后果，并根据后果判断是否需要采取措施预防和减少伤害。

（5）E 级：错误造成患者暂时性伤害，需要采取处置措施。

（6）F 级：错误对患者的伤害导致其住院或延长住院时间。

（7）G 级：错误导致患者永久性伤害。

（8）H 级：错误导致患者生命垂危，需采取维持生命的措施（如心肺复苏、除颤、插管等）。

（9）I 级：错误导致患者死亡。

2. 上述 9 级可归纳为以下 4 个层级。

（1）第一层级：错误未发生（错误隐患），包括 A 级。

（2）第二层级：发生错误，但未造成患者伤害，包括 B、C、D 级。

（3）第三层级：发生错误，且造成患者伤害，包括 E、F、G、H 级。

（4）第四层级：发生错误，造成患者死亡，包括 I 级。

（二）处置预案

1. 患者未使用的差错药物（A 级），相关部门和责任人应及时追回和纠正。

2. 患者已使用错误药物（B、C、D 级），密切观察，可以采取一些补救措施如催吐、洗胃、利尿等。院外患者必要时住院观察。

3. 错误使用药物已造成患者药物反应（E、F、G 级），发现人应立即报告主管医生、住院总、科室主任及护士长，对患者进行观察及对症处理。

4. 错误使用药物造成患者（H 级）伤害程度，发现人立即报告主管医生、主管教授、科室主任及护士长，并立即开展抢救，并 24h 内报告医院药物错误监控领导小组。

5. 错误用药造成患者死亡（I 级），发现人立即报告主管医生、主管教授、科室主任及护士长，12h 内报告医院药物错误监控领导小组。

6. 发生药物错误并造成患者 H 级、I 级伤害程度，应记入病历。

7. 具体处理流程见图 4-3-1 和图 4-3-2。

（三）记录与上报

1. **及时处理**　医务人员发现药物错误后，应及时处理，并填写《医疗不良事件报告表》报部门负责人，然后逐级上报。若发生三、四级药物错误事件，发现人应立即填写《医疗不良事件报告表》报部门负责人，24h 内交相应部门进行归口处理。

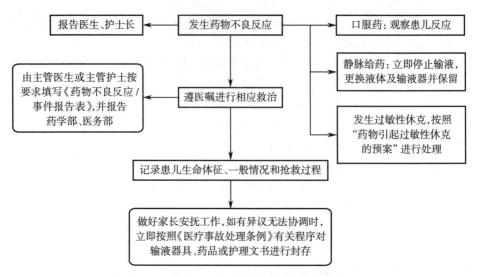

图 4-3-1   患儿用药与治疗反应观察和处置流程

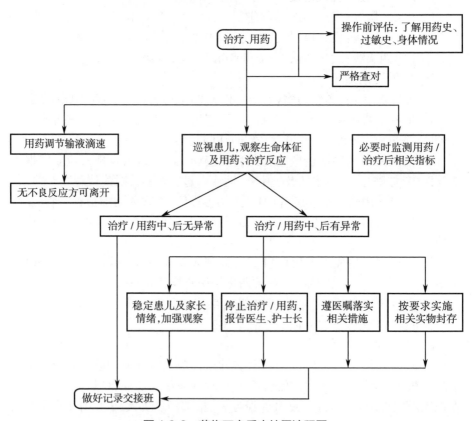

图 4-3-2   药物不良反应处置流程图

2. **分析与持续改进**　各部门的临床科室药物错误管理责任人,在登记、报告、处理药物错误事件后,根据药物错误发生频率和数量,定期对防范差错工作进行系统检验,查找缺陷流程和对缺陷流程进行质量改进,并进行干预效果分析。原则上质量改进周期以 1 个月为 1 个阶段,包含信息汇总、统计、分析等内容,1 年为 1 个质量改进周期,进行药物错误的总体分析和质量改进效果评价。

3. **督查改进**　医院药物错误监控领导小组指导并监督各科室针对药物错误事件进行内部流程优化和改进。必要时,对错误高发部门和人员进行培训及加强考核指导。

案例解析

1. 药物剂量用错的主要原因是什么?

解析:在上述案例中药物剂量用错的主要原因包括:①该院门诊药房水合氯醛合剂的最小包装为 10ml,药房药师没有根据婴幼儿特点进行小剂量药物包装及分发,医师只能按照此规格开具处方,存在安全隐患。②发药过程中,药师未按照操作流程给予书面备注药物的使用剂量,只进行了口头交代,家长理解偏差。③该院高危药物发放使用流程不妥当,针对住院患儿应该由科室护士取药后分发准确剂量给患儿家长。④责任护士疏于对家长进行用药监管及指导。

2. 如何防范这种错误的发生?

解析:在上述案例中错误防范的主要措施包括:①药房应该针对有较多婴幼儿的儿童医院将水合氯醛合剂的包装按照婴幼儿的服用剂量最小化,如进行 1ml、2ml 等相应的包装,以便为安全用药提供保障。②临床医师应按照患儿的实际水合氯醛用量开具处方,即需要多少开具多少。如果患儿需做 2 次以上检查(非同一时间进行),医师需分别开具处方,每张处方均为单次用量,并注明服用时间。③药师调配时,应按照患儿体重核准用量,审核处方无误后方可进行调剂,如果发现不合格处方,需要请处方医师修改或者再次签字确认。④调剂水合氯醛时先摇匀再进行分装,遵医嘱标明用量并有书面的药物使用标签给予提示,并告知患儿家长服用前需摇匀。⑤应由受过专业训练的医务人员给儿童用药,尤其是高危药物。

(陶秋吉　薛雅文)

第五章 儿童静脉高风险渗漏药物的安全应用

案例回放

患儿,女,5 岁 6 个月,因"手足搐搦 1d"入院。20:00 报告血钙水平为 1.53mmol/L,医嘱为"10% 葡萄糖酸钙注射液 10ml+10% 葡萄糖注射液 20ml i.v.gtt.st.(立即)"。此时,该患儿外出行造影检查未回,护士 A 与夜班护士 B 交班,夜班护士 C 未参加床旁交班。20:30 患儿返回病房,夜班护士 C 未仔细查看,直接连接右手背留置针,输注钙剂液体,输入完毕后护士 C 发现输液部位肿胀,予拔除留置针并报告护士 B。护士 B 未意识到当时该患儿输注的是葡萄糖酸钙,未查看输液部位情况。第二日晨夜班护士 B 与护士 D 床旁交班,但未提到输液肿胀和拔针的情况。护士 D 床旁护理时发现患儿右手背红肿,立即联系夜班护士 B、C,知晓了夜间葡萄糖酸钙静脉输注的经过并汇报护士长。护士长立即床旁查看发现患儿右手背留置针穿刺点前后沿血管走向肿胀及发红,约 2cm×4cm,可扪及 2cm 宽条索状硬结,局部皮温稍高,患儿诉疼痛剧烈,请示科护士长和主治医生后采用透明质酸酶局部封闭治疗、间歇硫酸镁湿敷和喜辽妥(多磺酸黏多糖)软膏外涂。经 1 周护理后,红肿完全消退,仍可扪及 2cm 宽条索状硬结。3 周后,局部仍可扪及直径约 1.5cm 的圆形硬结。

问题反思

1. 该案例中葡萄糖酸钙静脉输注时发生渗漏的原因有哪些?如何改进?

2. 该案例中葡萄糖酸钙渗漏的处理有哪些值得改进的地方?

第一节 儿童高风险渗漏药物概述

一、儿童静脉输液渗出 / 外渗定义

药物渗出(infiltration)和外渗(extravasation)均指静脉注射的药物漏出血管外进入周围组织,导致局部损伤和破坏的过程。药物渗出指输液过程中,非发疱性、非刺激性药物进入血管外的组织。药物外渗指输液过程中,发疱性、强刺激性、强血管活性药物进入血管外的组织,可导致局部皮肤及软组织

损伤,严重者导致局部组织坏死及不可逆的损伤或肢端功能的障碍。

通常小量非发疱性、非刺激性药物的渗出表现为疼痛、水肿,可以被组织自行吸收,但有些情况下可并发静脉炎,或出现发疱、组织坏死、皮肤脱落、关节损伤等症状,严重者可导致受损部位感觉、运动功能障碍。

二、药物导致外渗/渗出的高危因素及组织损伤机制

1. **外渗/渗出的高危因素**　主要有机械性因素、生理性因素或药理性因素,三种因素或其中两种因素常常同时作用。机械性因素、生理性因素或药理性因素均会使儿童静脉输液时发生药物渗出/外渗的风险增加。

(1)机械性因素:是指存在或容易导致血管机械性损伤的因素,如血管细小、导管内径大于所植入的静脉、植入导管的血管曾被反复穿刺存在损伤、导管重复使用(可疑前端破裂或导管断裂)、置管处关节活动度大、导管固定不良、患儿活动频繁、外周导管留置时间超过24h、使用输液泵或推注泵等。使用输液泵或推注泵本身不会导致血管机械性损伤,但是可导致渗出或外渗发生后未及时发现而因机械作用力继续泵入液体,使渗出液体量大、严重程度增加。

(2)生理性因素:是指导致血管异常状态或局部感觉功能减退的因素,可由疾病、用药或情绪等多种因素引起。血管的异常状态可导致置管部位近端形成血凝块、导管尖端形成血栓或纤维蛋白鞘、淋巴水肿,使渗出/外渗发生的风险增加;局部感觉功能的减退使渗出/外渗发生后不容易被发现,而可发展为严重外渗和组织损伤。例如患儿当前处于感染状态、精神状态或认知改变(如情绪激动、神志不清、镇静等)无力或难以主诉疼痛或其他不适感、存在引起血管变化或血液循环受损的疾病(如糖尿病、淋巴水肿、系统性红斑狼疮、雷诺病、周围神经病、外周血管疾病等)。

(3)药理性因素:药物的pH、渗透压、血管收缩活性、细胞毒性等药理性质常常综合作用导致渗出/外渗发生的风险增高。机械性因素和生理性因素主要通过血管通路的植入和维护进行控制和管理,药理性因素对渗出和外渗的作用取决于药物的性质,并决定了其处理对策。

2. **非发疱性药物渗出导致组织损伤的机制**　非发疱性药物的渗出一般不会引起组织坏死,但是其刺激性可引起局部炎症反应,特别是大量液体渗出对周围组织产生的压迫可导致骨筋膜室综合征(acute limb compartment syndrome, ALCS)。ALCS的发生是由于大量渗出的液体使得局部组织腔室压力升高,血流灌注减少,局部组织缺血导致细胞膜损伤,进一步加剧组织液渗漏和局部压力升高,致使静脉流出障碍与静脉压升高,继而毛细血管压力增加,导致液体渗出、组织肿胀,产生筋膜腔内压力不断升高的恶性循环。若不及时释放筋膜腔压力,会进一步导致微循环灌注停止和组织梗死。若持续数小时内压力仍未缓解,则将发生不可逆的伤害,包括肌肉的坏死、挛缩,以及

神经和血管损伤。

3. 发疱性药物外渗导致组织损伤的机制　发疱性药物外渗会产生进行性组织损伤,引起损伤发生的因素主要是该药物的 pH、渗透压、血管收缩活性、细胞毒性,具体机制见图 5-1-1。当发生血管损伤时,发疱性药物外渗到组织中,使得组织细胞线粒体功能失调,自由基的释放更加活跃,诱导细胞凋亡;同时,随着自由基和过氧化物的释放,诱发血小板聚集和炎症反应,损伤小血管,导致血栓形成和缺血性坏死;进而,细胞凋亡循环发生和炎症反应使得损伤范围不断扩大。

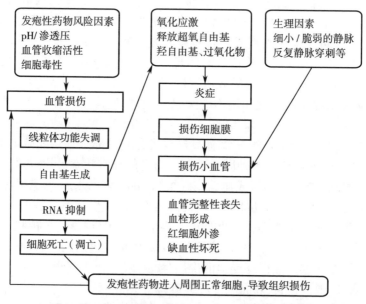

图 5-1-1　发疱性药物导致组织损伤的病理生理机制

（1）药物 pH 与血管损伤:生理情况下,人血浆 pH 为 7.35~7.45;当 pH>9 或 pH<5 时,酸碱失衡使静脉内皮细胞受到刺激,产生炎症反应或血管通透性增加,药物溢出周围组织间隙并造成周围组织损伤。极端的 pH（酸性和碱性）可破坏细胞蛋白,并最终导致细胞死亡而降低外周静脉的耐受性,使静脉内皮损伤并且易破裂。

（2）药物渗透压与血管损伤:药物溶液渗透压的大小取决于溶质粒子的数量。生理状态下,人体血浆的渗透压为 285~295mOsm/L;高渗溶液会使细胞收缩并破坏内部结构,而低渗溶液会使细胞肿胀,并导致细胞破裂。当快速输注高渗药液时,局部血流渗透压增高,血细胞及血管内皮细胞收缩、坏死,导致静脉炎;当高渗药液渗漏到血管外时,组织间隙渗透压增高,液体从细胞内部转移到组织间隙,局部压力增加、肿胀加重,细胞功能破坏,最终导致皮肤坏死和严重的组织损伤,如 ALCS。

（3）药物血管收缩活性与血管损伤:血管活性药物（如肾上腺素、去甲肾上腺素、多巴胺、多巴酚丁胺、血管升压素）的外渗,会严重收缩毛细血管周围的平滑肌而减少局部血流,造成缺血性坏死。此外,电解质浓度较高的溶液（如 5.5% 氯化钙、3% 或 5% 氯化钠）可以延长毛细血管前后括约肌的去极化和收缩,从而延长暴露于有害物质的时间,并导致缺血和组织坏死。

（4）药物细胞毒性与血管损伤:部分药物在外渗时直接产生细胞毒性,如抗生素、许多抗肿瘤药（详见第十章）等,药物浓度和暴露时间会影响最终的损伤程度。根据细胞损伤机制,这些药可分为 DNA 结合性药物（如蒽环类抗生素、抗肿瘤抗生素和某些烷基化剂）和非 DNA 结合性药物（如长春花生物碱和紫杉烷类药物）。细胞毒性药物通过拓扑异构酶抑制 DNA 和 / 或 RNA 转录、复制,最终造成细胞凋亡。DNA 结合性药物造成的外渗性损伤更大,会立即造成组织损伤,并且由于其残留在组织中,死亡细胞可释放药物导致周围正常细胞的死亡,该过程的重复性会损害愈合,导致进行性和慢性组织损伤,延长病程。相比之下,非 DNA 结合性发疱剂也会立即造成组织损伤,但由于其不与 DNA 结合,因此更容易代谢或从外部中和、清除。此外,部分非抗肿瘤药（例如抗生素）也会使细胞内 ADP 和 ATP 水平降低以及其他维持细胞功能的酶耗尽,从而导致细胞凋亡、细胞死亡。

三、儿童静脉输液常见渗出 / 外渗症状及分级

1. 儿童静脉输液渗出 / 外渗的症状

（1）疼痛:疼痛常常是最初出现的症状,表现为突然发生并很严重或随时间逐渐加重。疼痛的性质常为刺痛、锐痛或胀痛,可伴有烧灼感,疼痛的程度与损伤严重程度不成比例。值得注意的是,婴幼儿不能准确表达和描述疼痛,常表现为难以安抚的哭闹,临床护理中应注意评估。

（2）肿胀:表现为外周静脉导管穿刺部位周围的皮肤隆起、局部肢体肿胀或皮肤张力增高。中心静脉导管发生水肿可能表现为颈部、胸部或腹股沟隆起。儿童一旦发生外渗,其发展速度和程度较成年人更快;婴儿期肢体肿胀不易识别,常被误认为是皮下脂肪,应结合触诊局部组织张力和比较对侧肢体进行判断。

（3）局部皮肤变化:①发疱剂和刺激性药物常常引起局部皮肤红肿、皮温升高。②血管收缩剂可引起局部组织缺血,当严重外渗影响末端肢体血液循环时,可表现为皮肤苍白、皮温降低。③含有脂肪乳制剂的肠外营养液外渗最初可表现局部皮肤发白,局部组织坏死可出现皮肤呈紫色、黑色变化。外渗到深部组织可能不会产生明显的皮肤颜色变化。

（4）水疱:水疱的发生与外渗的液体量和药物性质有关。水疱可能在外渗被发现时已出现,或外渗后数小时内发生,对于抗肿瘤药,可能延迟几天出

现。部分水疱会继发感染或恶化形成溃疡,表现为组织缺损、分泌物渗出、感觉运动功能障碍等表现。

2. 儿童静脉输液渗出分级　可根据穿刺部位疼痛、肿胀范围、皮肤颜色温度改变、末梢循环情况、渗出药物等方面对儿童静脉输液渗出进行分级(表5-1-1)。

表5-1-1　儿科外周静脉导管渗出评估表

等级	表现
0 级	无症状 冲管通畅
1 级	穿刺点周围小范围肿胀(1%~10%) 穿刺点周围疼痛 冲管有阻力
2 级	轻度肿胀(穿刺点以上或以下肢体 1/4,或 10%~25%) 穿刺点周围疼痛 皮肤发红
3 级	中度肿胀(穿刺点以上或以下肢体 1/4 到 1/2,或 25%~50%) 穿刺点周围疼痛 皮温降低、皮肤苍白 穿刺点下脉搏减弱
4 级	重度肿胀(穿刺点以上或以下肢体 1/2 以上,或大于 50%) 血液制品、刺激性或发疱性药物外渗,不论肿胀范围大小 穿刺点周围疼痛 皮温降低、皮肤苍白 皮肤破损 / 坏死、水疱 穿刺点下脉搏减弱或消失、毛细血管再充盈时间 >4s

* 摘自:2016 版 INS 静脉输液治疗标准指南推荐使用。

四、儿科常用药物的外渗风险

值得注意的是,药物的外渗风险是由其 pH、渗透压、血管收缩活性、细胞毒性中的一种性质或多种性质共同决定的,在药物储存、配制、输注的过程中会受到温度、光线、药物相互作用等因素的影响而发生一定程度的变化。儿科常用发疱性药物的外渗风险因素见表 5-1-2,其中细胞毒性药物在本章未列出。

表 5-1-2　儿科常用发疱性药物外渗风险因素

药物类型	药物名称	pH	渗透压（mOsm/L）	血管活性
高渗透压药物	20% 甘露醇	5.0~7.0	1 098	—
	20% 中长链脂肪乳	6.0~8.5	273	—
	复方氨基酸 18AA-Ⅱ	5.6	8.5%：810 11.4%：1 130	—
	小儿复方氨基酸 18AA-I	5.5~7.0	619	—
	丙胺谷氨酰胺	5.4~6.0	921	—
	5% 碳酸氢钠	8.0~9.0	1 190	—
	10% 氯化钾	5.0	2 666	有
	多种微量元素	2.2	1 900	有
	10% 葡萄糖	3.2~6.5	500	—
	50% 葡萄糖	3.2~6.5	2 526	—
	碘海醇注射液	6.5~7.8	700~800	—
酸性药物	人免疫球蛋白	3.8~4.4	240	—
	异烟肼	3.5~5.5	/	—
	格拉司琼	4.7~7.3	290	—
	昂丹司琼	3.3~4.0	270	—
	头孢他啶	3.0~4.0	/	—
	咪达唑仑	2.9~3.7	/	—
	万古霉素	2.5~4.5	/	—
	葡萄糖酸钙	4.0~7.5	/	有
碱性药物	氨苄西林	10.0	328~372	—
	阿昔洛韦	10.5~11.6	316	—
	更昔洛韦	11	320	—
	苯妥英钠	12	312	—
	奥美拉唑	10.3~11.3	/	—
血管活性药物	多巴胺	2.5~4.5	277	强
	多巴酚丁胺	2.5	280	强
	去甲肾上腺素	2.5~4.5	/	强
	肾上腺素	2.5~5.0	257~315	强

备注："/"代表暂未知，"—"代表无。

（古　瑶　张同欣）

第二节　儿童高风险外渗药品安全应用

一、儿童高风险外渗药品输注的风险管理

（一）评估发生药物渗出／外渗的风险

目前尚无公认的评分系统对药品的外渗风险进行评定，笔者根据参考文献、药品说明书、国内外医院资料、临床经验等列出儿科常用药物静脉输液外渗风险的等级（表5-2-1），供参考和进一步完善。

表5-2-1　儿科常用药物静脉输液外渗风险等级

高风险	中风险	低风险
甘露醇（20%和25%）	静脉营养液（<950mOsm/L）	氨苄西林
静脉营养液（>950mOsm/L）	葡萄糖（10%~12.5%）	哌拉西林
葡萄糖（>12.5%）	钾（<0.23%）	头孢唑林
钠（>3%）	咪达唑仑	头孢噻肟
碳酸氢钠	地西泮	头孢曲松
钾（>0.23%）	苯巴比妥	克林霉素
人免疫球蛋白	吗啡	亚胺培南
万古霉素	头孢他啶	呋塞米
异丙嗪	红霉素	肝素钠
阿昔洛韦	环丙沙星	甲泼尼龙
更昔洛韦	昂丹司琼	芬太尼
苯妥英钠	阿米卡星	硫酸镁
多巴胺	两性霉素B	生理盐水
多巴酚丁胺	精氨酸	葡萄糖（<10%）
肾上腺素	卡那霉素	乳酸林格液
去甲肾上腺素	非离子放射造影剂	庆大霉素
含钙制剂		
胺碘酮		
化疗药物		

值得注意的是，没有任何静脉输液是绝对安全的，即使是生理盐水渗出也可以造成严重的组织损害，例如大量液体渗出导致骨筋膜室综合征（ALCS），可引起局部缺血、组织坏死甚至肢体功能永久性丧失，因此需要做好静脉输液的安全管理。

（二）根据药物渗出及外渗的风险采取三级预防

输液外渗引起局部肿胀疼痛，甚至组织坏死，增加患儿及其家庭的痛苦，

外渗部位可出现皮肤脱落、发疱、组织坏死、肌腱关节损坏,严重者影响运动功能甚至截肢,感染严重者甚至威胁生命。药物渗出及外渗风险管理的关键在于预防其发生和阻止其发展恶化。在药物渗出及外渗发展的不同阶段,结合药物外渗风险等级应采取不同的预防措施阻止渗出和外渗的发生、发展或恶化。

1. **一级预防**　是指在渗出/外渗尚未发生时针对其高危因素采取预防措施。静脉输液前应全面评估可导致渗出/外渗发生风险增加的机械性因素、生理性因素及药理性因素,尽可能采取措施回避或降低风险。具体措施包括但不限于:①穿刺前充分评估患儿年龄、病情、血管条件、所使用的药物等,制订适宜的静疗方案,选择适宜的静脉输液通路类型、材质和型号,高外渗风险药物建议尽量使用中心静脉导管输注。②穿刺时尽量选择粗、直、弹性好的血管,尽可能一次穿刺成功,避免重复穿刺同一血管和重复使用导管,避开关节等活动频繁的部位,避开水肿、血液循环差、存在血栓等血管异常状态或感知觉异常的部位。③静脉通路安置后根据导管维护要求和所使用的药物要求严格冲管封管和使用导管,告知患儿及家长避免局部频繁活动,保持局部清洁干燥、预防感染。

2. **二级预防**　是指渗出/外渗发生时能早发现、早诊断、早治疗,防止或减缓渗出/外渗发展而采取的措施。二级预防的关键在于所有参与静脉输液治疗的人员均能意识到药物渗出/外渗的风险,并能够及早地识别渗出/外渗的症状。应采取的措施:①定期进行药物渗出/外渗培训,培训应覆盖所有护士,培训内容应包括药物渗出/外渗的危害、风险因素、症状评估和处理流程,强调高年资护士加强对低年资护士、规培护士、进修护士的检查和指导。②指导护士充分评估输液治疗的风险因素,根据风险级别决定输液巡视的频率,如经外周静脉通路输注高外渗风险药物时巡视间隔时间不超过 30min,早产儿不超过 15min;同时做好交接班评估。③告知患儿及家长药物渗出/外渗的风险,强调在治疗期间应及时报告感觉、症状或体征的任何变化,并提醒医护人员注意外渗的早期迹象。④输液巡视的过程中不要依赖电子输注泵的警报来确定是否发生渗出/外渗,电子输注泵不会直接导致渗出/外渗,但是会持续加剧渗出/外渗直到输注停止。⑤制订标准化的常用药物渗出/外渗处理流程,准备“药物渗出/外渗紧急处理箱”并定期检查和补充物资,确保渗出/外渗被发现后能尽早得到有效处理。

3. **三级预防**　是指密切监测药物渗出/外渗的转归,及时发现严重并发症并处理,防止因观察不到位或处理不当使后果进一步加重,防止致残和医患纠纷,总结经验教训,预防类似事件再次发生。应采取的措施:①通过视诊、触诊、测量、标记和拍照多种形式尽可能准确评估渗出/外渗部位,尤其是渗出/外渗早期应密切监测并班班交接记录。②部分发疱性药物外渗即使局部症状不明显也应高度警惕、尽早处理,例如钙剂外渗导致的静脉炎、组织坏死和钙盐沉积硬结可能延迟数小时后出现,抗肿瘤药物导致的水疱、溃疡可能延迟数日后出现,肠外营养液进入深部组织则可能外渗早期肿胀、皮肤颜色变化表现不明显。③意识到每种处理同时也可能造成损伤,加强预防和观察,例如长时间湿敷可能造成皮肤浸渍、表皮脱落(应注意透气和控制时间),热敷温度过高可能造成烫伤,封闭治疗未严格消毒可能造成局部感染、加重损伤。④接纳和倾听患儿、家长和当事护士的感受,与医生沟通尽可能采取措施减缓患儿的疼痛,介绍当前的治疗方案和可能出现的后果,鼓励各方参与渗出/外渗的治疗和康复当中,对出现并发症者继续追踪随访。⑤记录渗出/外渗事件的发生经过,运用质量管理工具分析事件发生的根本原因,持续质量改进。

(三)高风险外渗药物输注的操作流程

高风险外渗药物输注时必须严格按照操作流程执行,重点把控输注前导管评估、输注中有效巡视、输注后处理评价三个重点环节。输注流程图见图5-2-1。

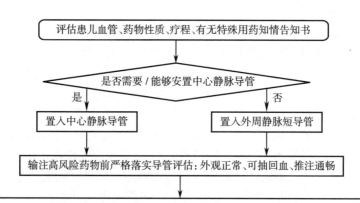

图5-2-1　高风险外渗药物输注流程图

二、儿科常用高风险外渗药品及使用注意事项

(一)高渗透压药物

部分药物渗透压过高,直接静脉注射可迅速导致血管内皮细胞和血细胞

坏死,严禁直接静脉注射,需稀释后静脉滴注,如50%葡萄糖注射液、10%氯化钾溶液、多种微量元素等。

有研究认为,渗透压≥400mOsm/L可造成静脉损伤,≥600mOsm/L可引起静脉炎,≥900mOsm/L可在24h内出现静脉炎症反应,因此,输注高渗透压药液应尽量选择中心静脉导管或粗大血管内安置的外周静脉短导管。

全合一营养液(成分包括脂肪乳、氨基酸、浓氯化钠、50%葡萄糖液、10%氯化钾溶液、多种微量元素、脂溶性维生素、水溶性维生素等),制订营养液配方的时候应考虑调节渗透压,如营养液渗透压≥900mOsm/L或输注时间≥10d,建议尽量选择中心静脉导管输注,营养液渗透压<900mOsm/L且短期输注,可考虑使用安置在粗大血管的外周静脉短导管,但需加强输液巡视。头皮静脉输注营养液发生渗漏可导致瘢痕和毛囊损伤(局部可不长毛发),建议不使用头皮静脉输注营养液。

20%甘露醇渗透压高且需要快速输注,有条件的情况下尽量选择中心静脉导管,输注后应充分冲管,以免结晶析出堵塞导管;使用外周静脉短导管时需选择血液循环状态良好、粗直弹性好的血管进行穿刺,并注意加强输液巡视。20%甘露醇在低温情况下容易析出结晶微粒,微粒进入血管可引起血栓,致局部堵塞和供血不足,产生水肿和炎症。因此,输注前应检查溶液完全澄清、无结晶,保持室内温度并使用精密输液器输注。

(二)酸性/碱性药物

酸性和碱性药物对血管内皮细胞和局部组织产生强烈刺激,常导致静脉和周围组织炎症反应,发生渗漏时常表现为输液局部红肿疼痛。另外,酸性或碱性药物容易与其他药物发生化学反应,需单独输注,必要时冲管或更换输液器。

10%葡萄糖酸钙是一种外渗风险极高的药物,一旦外渗可导致周围血管静脉炎、局部组织炎症及坏死,表现为注射部位皮肤发红、疼痛,甚至出现脱皮和组织坏死,后期即使炎症消退,也容易生成局部钙化灶硬结。最好选择中心静脉通路给药,必须外周静脉输注时需严密观察输液部位。一旦渗漏,应立即更换输液部位,尽早用透明质酸酶封闭治疗。该药与大多数药品有配伍禁忌,只能使用生理盐水、葡萄糖注射液稀释或按照特定的顺序加入全静脉营养液混合输注。该药物推注过快可以导致心动过缓、低血压,甚至心搏骤停致死,静脉滴注时须监测心率,当心率<100次/min时需停止输注。

人免疫球蛋白静脉滴注时需要加强巡视、密切观察输液部位,出现局部皮肤红肿、疼痛时应及时拔除和更换外周静脉短导管,严重渗漏时可导致局部组织坏死、溃疡。应单独输注,不得与其他药物混用,不可肌内注射,输注前后用生理盐水充分冲管。因药液黏稠、输注速度慢,不能使用1.9F的PICC导管输注,以免引起导管堵塞。需2~8℃避光保存及运输,严禁冻结。

万古霉素对局部血管及皮肤刺激性大,发生渗漏时疼痛剧烈,可引起组织坏死和血栓性静脉炎。静脉滴注时需充分稀释,每组输注时间大于1h,密切观察输液部位,防止渗漏发生。其与较多药物有配伍禁忌,可形成白色沉淀,如头孢唑林、头孢吡肟、苯巴比妥、地塞米松、肝素等,与其他抗生素同时使用时,绝不能混合配制,并建议更换输液器。该药只能静脉滴注,不能推注和肌内注射,否则会导致局部疼痛及坏死。

(三)血管活性药物

血管活性药物的外渗,会严重收缩毛细血管周围的平滑肌而减少局部血流,造成缺血性坏死,应尽量选择中心静脉导管输注,如果选择外周静脉短导管,需确保在血管内且无渗漏,并定时更换输液部位。

肾上腺素临床主要用于心搏骤停、过敏性休克等急救,静脉推注致外周血管收缩,甚至可引发严重的高血压和颅内出血,最好使用生理盐水稀释10倍后使用,用药时持续监测心率及血压。配伍禁忌的药物有氨茶碱、氨苄西林、碳酸氢钠和透明质酸酶。该药物静脉注射部位外渗可导致局部缺血坏死,注意观察注射部位的渗漏情况,出现渗漏可用酚妥拉明溶液湿敷或封闭治疗。

多巴胺临床多用于补充血容量后休克仍不能纠正者,常用的方案为持续静脉泵入,通过速度控制剂量变化。持续使用外周血管泵入可使血管平滑肌长时间收缩,导致局部坏死或坏疽,建议使用中心静脉通路。使用外周静脉短导管时,应尽量选择粗大静脉并建立静脉双通道,每2h更换输液部位并密切评估输注部位有无皮肤发白及渗漏。输药完毕时再继续输注生理盐水10ml。一旦有皮肤发白及渗漏,可用酚妥拉明稀释液做局部浸润封闭及湿敷。静脉输注期间持续监测呼吸、心率、心律、血压、氧饱和度,必要时(休克时)监测中心静脉压,如心率过快、血压过高或出现心律失常须减慢输注速度或停药。

三、儿科药品外渗后应急预案和常用治疗方案

(一)儿科药品外渗后应急预案

当患儿主诉疼痛、灼热、刺痛等症状(正在静脉输液的婴幼儿发生不明原因的哭吵时)或输液部位出现肿胀、发白、水疱等情况时,应立即停止输液,并采取以下措施(图5-2-2)。

1. 评估血管通路装置穿刺侧肢体的远端末梢血管再充盈时间、感觉和运动功能。

2. 尽可能回抽药液,勿冲洗血管通路装置,以免将更多的药物注入组织。

3. 移除外周静脉短导管或植入式输液港无损伤针。

4. 标记明显外渗区域并进行测量,拍照记录组织损伤的进展或恶化。

5. 判断输注的药液性质,并启动事先设定好的相应治疗方案。

6. 继续评估并记录,根据情况决定是否需要请外科会诊治疗。

7. 及时汇报静脉治疗护士、护理组长、护士长,做好交接班。

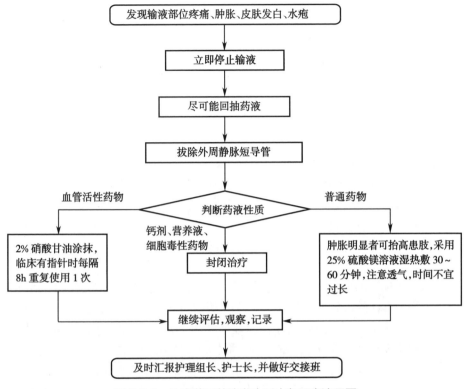

图 5-2-2　儿童药品外渗发生后应急预案流程图

（二）儿科药品渗出／外渗常用治疗方案

1. 根据药物性质和损伤机制选择早期治疗方案（表 5-2-2）

表 5-2-2　高风险外渗药品主要损伤机制、表现和早期治疗方案

药物类型	主要损伤机制	主要表现	治疗方案
非发疱性药物	液体进入组织间隙	局部肿胀、疼痛；皮肤发红	25% 硫酸镁间断湿敷，每次 30min；局部肢体抬高、制动
高渗透压药物	高渗透压液体导致细胞液渗出	严重肿胀、疼痛	25% 硫酸镁间断湿敷，每次 30min；局部肢体抬高、制动
强酸强碱药物	强酸性或强碱性药物破坏细胞蛋白，造成损伤	肿胀；静脉炎或皮肤发红；剧烈疼痛	生理盐水间断湿敷，每次 30min；多磺酸黏多糖软膏外涂

续表

药物类型	主要损伤机制	主要表现	治疗方案
钙制剂	强刺激性损伤血管内皮和组织细胞;与组织中无机盐结合形成不溶于水的钙盐颗粒	早期表现为肿胀、静脉炎或皮肤发红;后期表现为皮下硬结,位于关节处可影响关节活动	尽早行透明质酸酶封闭治疗;生理盐水间断湿敷,每次30min;间断冷敷镇痛;多磺酸黏多糖软膏外涂
血管收缩活性药物	收缩外周血管使血流减少导致缺血性坏死	早期皮肤苍白、皮温降低;后期皮肤紫黑,缺血性坏死	酚妥拉明封闭治疗或湿敷;硝酸甘油软膏外涂
细胞毒性药物	诱导细胞死亡;引发炎症反应	早期肿胀、发红;后期水疱、溃疡	解毒剂封闭治疗或软膏外涂(详见第十章)

(1)透明质酸酶封闭治疗:透明质酸酶能增加药物在组织中吸收和分散,可用于无细胞毒性的抗肿瘤药物、高渗溶液(例如肠外营养液和钙盐)和X线造影剂。外渗事件发生1h内进行皮下注射效果最好。操作方法为使用生理盐水或灭菌注射用水将透明质酸酶(1 500U/支)稀释成150U/ml,围绕渗出部位做环形点状皮下注射,每次注射0.1~0.2ml,进针角度为15°~20°,注意避开血管。

(2)酚妥拉明封闭治疗:多巴胺及肾上腺素等血管收缩剂外渗时首选使用。操作方法为酚妥拉明稀释为0.5mg/ml,局部做点状皮下注射,每次注射0.1~0.2ml,进针角度为15°~20°。在10min内可看到正常部位的血流灌注。如果仍然存在灌注不足或者血管收缩延伸到更大的区域,可能有必要重复注射。

2. **根据药物性质及外渗发生时间选择冷敷或热敷** 适应证和注意事项见表5-2-3。

表5-2-3 冷敷及热敷的适应证和注意事项

方法	适应证	注意事项
冷敷	局限组织中的药物和减轻炎症外渗发生24h内	长春花生物碱和血管收缩剂外渗、存在血管闭塞性事件时不要使用冷敷;使用无刺激性和高渗性药物
热敷	增加局部血流,促进药物吸收外渗发生24h后	间断热敷,每次≤30min,温度≤42℃

3. **水疱处理建议** 多发性小水疱注意保持完整性及清洁,避免摩擦和热敷;直径大于2cm的大水疱,应在严格消毒后用1ml空针在水疱的底缘穿刺

抽吸使皮肤贴附,避免去除表皮,并用无菌纱布覆盖;分泌物多者可用生理盐水进行局部冲洗,再予碘伏消毒后待干。表皮破损者可以使用生长因子外涂。

4. 外科手术治疗　常用的手术治疗方案有 ACLS 紧急减张引流、严重坏死组织清创、植皮、瘢痕及皮下硬结清除等。

案例解析

1. 该案例中葡萄糖酸钙静脉输注时发生渗漏的原因有哪些?如何改进?

解析:原因分析:①护士外渗风险意识不足。②静脉通路的选择不正确、评估不到位。③高风险外渗药物输液巡视无效、频次不足,如"夜班护士 C 输注液体时,观察了输入通畅,局部皮肤颜色及组织张力未评估";"护士 C 发现输液部位肿胀,予拔除留置针",未判断药物性质并进一步查看输液部位;"22:00 开始输注,至 00:20 葡萄糖酸钙输完",中途未进行巡视检查输液部位。④交接班不到位,如"夜班护士 C 未参加床旁交班""夜班护士 B 与护士 D 床旁交班,未提到输液肿胀和拔针的情况"。

改进建议:①加强用药安全文化建设。管理者一定要让所有员工都意识到输液外渗的风险和危害,并主动参与安全管理中。使用高风险渗漏药物标识、定期用药安全培训、案例分享和经验总结等均是建立用药安全文化的有效措施。②该案例中输注的药物葡萄糖酸钙属于高风险外渗药物,应优先选择中心静脉通路。即使没有中心静脉通路而选择外周静脉通路时,也应该提前做好导管评估,确保导管在血管内,且选择粗、直的血管。③注意输液时评估方法正确,输液巡视时应采用"一看二摸三比较"的方法,不能只看输入通畅,更重要的是检查输液部位有无渗出 / 外渗的表现。④高风险外渗药品使用外周静脉通路输注时应加强巡视,建议开始输注后 10min 和输注中每间隔 30min 进行一次巡视;并教会患儿或其家长识别渗漏的重要意义以及正确识别有无渗漏发生的方法。⑤发生输液外渗拔除留置针时,一定要确认当时输注的药物,判断药物的性质并进行回抽药液,立即对肿胀部位进行正确处理,并持续观察输液部位皮肤变化。⑥做好交接班并及时上报处理。

2. 该案例中葡萄糖酸钙渗漏的处理有哪些值得改进的地方?

解析:本案例中葡萄糖酸钙外渗的处理滞后了 11h,局部发生了严重的炎症反应,红肿、疼痛感明显,且封闭治疗后起效缓慢。及时发现和治疗外渗是最重要的,最好在外渗发生后的 1h 内进行有效处理。

改进建议:①管理层面需拟定或完善高风险渗漏药物静脉输注SOP、高风险药物外渗后处理SOP、护士交接班内容和流程。②加强安全用药培训,特别是静脉输注高风险渗漏药物的安全用药培训,提升员工的安全用药意识、安全用药行为和发生渗漏后评估处理能力。③准备方便查阅的"常用药品外渗风险等级"或"常用高外渗风险药品清单",提高科室员工对不同药品的风险认识。④准备"药物渗出/外渗紧急处理箱",包含常用渗出/外渗处理流程、评估表格和所需药品耗材。⑤加强检查督促,促进高风险药物渗漏静脉输注SOP严格执行和规范交接班。

（古　瑶　张同欣）

第六章 药品冷链管理及使用规范

案例回放

患儿,男,3d,因"皮肤黄染1d"由急诊入院,诊断:新生儿高胆红素血症。医嘱:人血白蛋白3g(5g/瓶/25ml),i.v.gtt.,7.5ml/h,责任护士打印输液单及瓶贴标签后,从药物冰箱取出2瓶人免疫球蛋白(2.5g/瓶/50ml)(白蛋白实际是存放于治疗室特殊使用药柜)。22:53与进修护士核对输液单,22:55一边给进修护士讲解血液制品输注的注意事项,一边操作,23:00抽取60ml人免疫球蛋白药液,双人查对患儿身份但未查对药名,即输入液体。23:20病室组长巡视病房时,发现该患儿用药错误,立即停止输入人免疫球蛋白,告知医生,查看患儿一般情况可,重新更换白蛋白3g(15ml),以7.5ml/h静脉输入,持续监测患儿生命体征及皮肤黄染、血总胆红素情况。患儿病情稳定,血总胆红素持续下降。

问题反思

1. 用药错误的根本原因是什么?
2. 药物的系统管理是否存在问题?
3. 护士知晓患儿病情与用药目的吗?
4. 该案例值得汲取的经验教训以及改进建议有哪些?

第一节 药品冷链管理现状

药品稳定性易受温度、光照、pH、电解质、空气、湿度、放置时间等因素的影响,冷藏药品和冷冻药品稳定性受温度影响严重,贮藏温度过高或过低都会影响这些药品的质量。如果贮藏不当,极有可能会导致药物不良事件的发生,给患儿用药安全带来威胁。

一、冷链管理定义

1. **药品的冷链管理** 是指冷藏药品在生产、运输、储存和使用的整个流程各个环节,始终处于2~8℃或规定的其他符合药品生物特性要求的存储温度中,以最大限度保持冷藏药品质量的管理系统。

2. **冷藏药品** 是指低温、冷藏储存药品的简称,在流通过程中对这类药品储运温度的要求非常严格,通常要求温度控制在2~8℃或规定的其他符合药品生物特性要求的存储温度。

3. 断链现象　是指因冷藏药品配送环节多,人员素质不一,而出现的温度超过以上温度要求的现象。"断链"后的药品不仅影响药效,而且极易发生药物不良反应,因此,必须加强药品的冷链管理。

二、冷链管理规范要求

1. 冷链管理法律法规　当前冷链管理相关的制度及程序,大多针对药品经营企业设定,但是医院作为占据药品终端市场80%用药渠道却无法可依,缺乏监管。目前尚无统一的冷藏药品冷链管理的操作规范和流程的国家或行业标准。冷链管理依靠的主要法规是2006年4月卫生部和国家食品药品监督管理局印发的《疫苗储存和运输管理规范》、2007年5月国家食品药品监督管理局公布的《药品流通监督管理办法》、2012年11月国家质量监督检验检疫总局、国家标准委发布的《药品冷链物流运作规范》和2016年6月国家食品药品监督管理总局公布的《药品经营质量管理规范》(修订版),可见,医院冷藏药品的管理目前仍是冷链管理中的短板。

2. 冷链温度管理　目前常用的温度管理主要参考《中华人民共和国药典》(以下简称《中国药典》)第四部凡例中对药品储存温度的规定,主要包括4种类型(表6-1-1)。

表6-1-1 《中国药典》第四部凡例药品储存温度规定

名称	温度范围	名称	温度范围
阴凉处	≤20℃	冷处	2~10℃
凉暗处	避光并且≤20℃	常温	10~30℃

三、"断链"后冷藏药品处理的循证学研究

医院是整个冷链管理系统中的用药终端,冷藏药品常见的流通过程是医药公司/医院药库→药房→病区→患儿。由于冷藏药品品种多,整体药物流通环节繁杂,参与人员较多,使得冷链药品的管理较为复杂,"断链"现象时有发生,"断链"后冷藏药品是否能继续使用通常是医药工作者的一大疑问。

一般来说,温度过高,冷藏药品效价会降低或失效,甚至出现严重药物不良反应。温度过低(低于0℃),则会出现药品冻融过程,从而使冷藏药品出现药物性状改变不能再使用。根据Van't Hoff经验规则,当温度增高10℃时,一般化学反应速度增加2~4倍,效期减少1/4~1/2。

为快速判断"断链"后冷藏药品能否再用,笔者收集了部分相关文献供读者参考。如尹雅姝以药物稳定性为指标,考察温度偏移对冷藏药品质量的影响,研究表明,冷藏药品在8~25℃可保存6d,在25~40℃可保存2d,高

于 40℃ 则不可再用。Parraga 等研究发现,冷藏药品在 8~12℃ 保存 8h 以内时,不需要采取任何措施,仍可正常使用,研究者将 254 种不耐热药物分成 6 类,并列出了"断链"药物是否可用的快速判断建议。因此,在明确了"断链"时间和偏移温度的情况下,按以上文献报道的相关方法,可以初步判断冷藏药品能否再用。但对质量可疑的药品,应在检验合格后方可使用,如未实施药品检测应报损不用。另外,王笑琴用回顾性分析法探讨了常温保存的药物存放于冷藏处对药效的影响,将常温保存药物存放于冷藏处,容易造成药品干裂、冻结、结晶及异常沉淀等质量事故,还会降低药物作用强度,缩短药物作用时间,减缓药物起效速度,对临床治疗效果安全性均造成严重的影响。

　　启用冷链监控系统,采用设置提前报警区间可有效监测及控制"断链"药品出现。需 2~8℃ 内储藏的,建议设置报警下限为 2.5℃、上限为 7.5℃;需 15~25℃ 内储藏的,设置报警下限为 14.5℃、上限为 24.5℃。当冷链监控系统报警时,应立即查看报警原因,如冰箱门是否关紧、温度监测探头是否正常工作、冰箱是否出现故障等。建议科室设定专人管理药品,并班班交接药品管理现状,实施全年时时监测,并记录异常情况。定期将记录温度变化过程及超温事件、时间、时长、可疑原因等报告给研究者和申办方,在得到申办方评估之前,按要求隔离保存药物,暂停使用,并用醒目的标签标记,直至项目监查员反馈评估意见。

知识点归纳

　　1. 目前我国冷藏药品温度通常设置为 2~8℃ 范围内储藏,具体可参考本节中《中国药典》第四部凡例药品储存温度规定(表 6-1-1)。

　　2. 冷藏药品的规范管理至关重要,若温度过高,冷藏药品效价会降低或失效,甚至出现严重不良反应;温度过低(低于 0℃),则会出现药品冻融过程,从而使冷藏药品出现变性不能再使用。

　　3. 启用冷链监控系统,采用设置提前报警线可有效监测及控制"断链"药品出现。建议需 2~8℃ 内储藏的,设置报警下限为 2.5℃、上限为 7.5℃;需 15~25℃ 内储藏的,设置报警下限为 14.5℃、上限为 24.5℃。

（胡艳玲　张秀娟）

第二节　冷链药品管理重点环节

一、冷藏药品储存基本管理措施

1. **冷藏药品保存**　药物冰箱仅供存放说明书要求冷藏（≤10℃）或低温保存的药品，其他物品均不得存放，严禁存放私人物品。需要说明的是，《中国药典》针对药品贮藏和保管具有详细说明及基本要求（表6-1-1），除明确指出冷处（≤10℃）、冷藏、低温保存药品外，其他药品的环境温度管理可通过控制室内环境温度进行调节。

2. **专人负责**

（1）应由专人负责监测温度：每天检查并记录冰箱温度至少2次；根据冰箱温度监测结果制作温度控制标签，以防药物"断链"情况发生。

（2）应由专人专物进行清洁消毒：每周清洁消毒冰箱1次，使用浓度为500~1 000mg/L含氯消毒剂擦拭冰箱内外壁。

（3）应由专人负责检查除霜：冰箱每月除霜1次，除霜时应做好药品暂存管理。

3. **检查记录**

（1）温度/湿度监测表/本：内容至少应包括监测日期、时间、温度、运行状态、检查人、消毒时间、除霜时间。

（2）药品质量检查表/本：内容至少应包括检查日期、时间、药品的种类、数量、效期、检查人。

4. **温度管理**

（1）药品冰箱正常温度应控制在2~8℃。

（2）冰箱温度>8℃或<2℃，应立即采取措施调整至正常温度，并做记录。

（3）冰箱出现异常时，应详细记录时间、状态、处理措施及处理后开机1h温度等，以判断冰箱性能是否完好。

（4）因为冰箱温度异常可能导致存放药品出现质量问题，应通知药学部药师到场确定药品能否使用，必要时抽样送检。

（5）有电子温度显示的冰箱以电子温度显示数据为准；使用普通温度计/温湿度计监测时，应将测量计放置在冰箱冷藏柜中层中间位置，避免温度观察与交接时反复开关门影响温度的恒定性。

5. **定期清理**

（1）冷藏药品应建立效期管理数据库，并设定提前3d到期提醒，每月针对冰箱药品进行效期及质量清理，必要时利用冷链监测系统通过药品个性化二维码由药房及病室双重管理。

（2）药品要按效期依次摆放,近效期药品放在前面方便及时取用,远效期的放在后面,遵循"先进先出"的原则,近效期1个月以内应及时与药房调换。

（3）科室定期对药品冰箱进行细菌采样培养,确保药品冰箱清洁消毒效果。

6. **建立预警机制**　根据冰箱温湿度记录,数据异常时自动报警。报警类别包括温度/湿度超限报警、冰箱大门开启时间过长、断电报警等。报警方式分为现场报警和远程报警。

（1）现场报警:声音报警、灯光报警,引起工作人员的关注。

（2）远程报警:短信报警,当现场报警超过预定时间,仍未恢复正常,为确保不影响药品质量,系统自动向药品质量监测相关管理人员发送报警短信,提示存在的问题。恢复正常后,自动向相关人员发送短信告知。系统记录报警产生后的处理全过程。

二、冷藏药品院内/科内运输管理

1. 院内运输管理

（1）医用移动冷藏箱:医院药品流通包含分药、送药和病区摆药,在对药品进行分药和送药时,对于药房直至病区转运时产生的断链情况,需要使用适合医疗设备应用的移动冷藏箱,有实时温度显示的更佳,以保障对温度的控制。

（2）运送路径合理化:进行分药和送药时,需要将工作流程进行合理规划,可采用专用电梯进行药品运送,从而减少冷藏药品在常温中的暴露时间,确保冷藏药品运送全程符合相应温度管理要求。

（3）管理规范化:可借鉴"精神类、毒麻类、放化疗类"药品的管理模式,实行冷链药品专营管理,专用药品标识,在运输过程中有专人负责押运,建立冷链药品温度变化持续记录档案。

（4）退药问题:分为门诊和住院病区进行管理。①住院病区管理中,由于患儿病情变化等原因,需要退回冷藏药品的,必须携带冷藏箱将药品送回药房,否则不予退药或只退处方,不退药品。②门诊管理中,医院冷藏药品一经发放,除质量问题,不予退换。

2. 验收入库

（1）优先验收:冷藏药品要优先于其他药品验收。

（2）快速处理:要有保温措施且温度在规定的范围内,要求冷藏药品的验收要在30min内完成。

（3）严格交接:药房均应配备保温箱运输冷藏药品,同时核对到货瞬时温度及在途温度。

3. 科内运输管理　护士通常在配液操作时,对药品暴露时间关注较少,

一旦药品的暴露时间延长（超过说明书要求暴露时间），将会影响药品使用的效价。因此，对药品进行调剂时，应对药品的取用进行相应规范，确保冷藏药品能够符合说明书要求使用，尽可能保证冷藏药品使用效价。

三、冷链药品的文化管理

1. **加强安全意识培训**   提升药师及库房管理人员对冷藏药品知识了解程度，每月组织药师、护士学习讨论冷链管理方法以及冷链管理的重要性。强化医务工作者及药品运送人员药品储存条件相关知识的培训，提升医务工作者及药品运送人员对冷藏药品的重视性，减少人为因素产生的药品损失现象。

2. **落实制度培训及执行**   根据医院及科室制订的相关管理制度实施培训及考核，并根据考核结果反馈保证人人掌握药物冰箱实际运营管理细节，做到互相监督，保障执行力。

3. **强化药物理论培训**

（1）建立科室药品说明书手册，完善护士药物学习途径及方法。

（2）针对特殊药品进行查房及线下培训，确保药品效价管理及用药安全。

4. **持续质量改进**   每个科室设定药师联络员，每月进行随访调查，针对实际工作中遇到问题随时组织员工进行讨论解决，例如冰箱门打开频繁问题、医用冰箱内存不足问题等。

四、冷链药品运营质量控制

1. **设备科常态化检查**   根据科室药物冰箱品牌、种类、使用年限、有无温度计显示、故障报修次数等环节，制订不同频率检查表，将月检年检常态化进行，以保障设备安全。

2. **护理部督导**   根据医院《医用冰箱管理制度》，护理部不定期实施抽查科室执行和管理现状，并根据实际问题提出指导意见。

3. **管理人员日常督查**   管理人员针对药物冰箱温度及使用情况应至少每周督查一次。设置药物冰箱管理负责人，每月督查除霜及药品管理，根据冰箱实际运营状况实施预警及上报。

4. **专人固定检查**   每日至少两次，指定护士实施设备巡查及药品质量监督，积极制订查检表完善工作流程。

5. **取用监测**   冰箱药物取用时监测冰箱运转状况以及冰箱温度，发现异常及时报告处理。

五、住院病房药物冰箱的储存管理

分区分类管理

（1）药物分区：根据科室冰箱内备用药品名称、备用基数，药品类别、存储要求、是否生物制剂及是否高危，进行核查统一整理归类，同类型药品统一放置。①分层建立药品汇总目录表，分层张贴冰箱外层左侧。②高警示药品参考医院药剂科提供的高警示药品目录,必要时实施上锁管理。③生物制品、贵重药品、自备药品等应注明姓名、登记号、床号、专人专用。④备用贵重及生物制品等基数药品应班班交接数量、质量、效期。

（2）药物分类:①"3+6分类管理"。科室应对冰箱区域进行整体划分,设立高警示药品、非高警示药品及特殊物品三大专区,根据专科用药特点及不同给药途径,对高危、非高危药品再细化6个分区,如胰岛素专区、静脉注射药物区、肌内注射药物区、口服药专区、雾化药专区、外用药专区,避免混放。②"标识管理"各分区药品分类放置,统一提示标识贴至冰箱分隔层中间,使用醒目的颜色标识各分区。每类药品设置独立的储存箱(框、篮)隔离分区保存,各药品箱/筐/篮应统一张贴标识。

知识点归纳

1. 冷藏药品储存基本管理措施　包括药物专用、专人负责、检查记录、温度管理、定期清理、建立预警机制。

2. 冷藏药品院内/科内运输管理

（1）院内运输管理应使用医用移动冷藏箱;合理规划运送路径,尽可能减少冷藏药品暴露时间;实行冷链药品专营管理;完善退药问题。

（2）要求冷藏药品的入库验收应当"优先、快速、严格手续"。

（3）科内运输管理制订相应规范,遵循药品说明书,尽可能保证冷藏药品使用效价。

3. 加大工作人员培训力度,减少人为因素产生的药品损失　注重加强意识培训、落实制度培训及执行、强化药物理论培训、实施管理讨论。

4. 冰箱运营状况检查常态化,实施多科联合、护理三级管理措施。

5. 病室药物冰箱分类分区管理

（1）分区分类管理。

（2）药物分类,如"3+6分类管理"法及"标识管理"法。

（胡艳玲　张秀娟）

第三节　儿科冷链药品安全应用

一、儿科药物冰箱常见储存药品

儿科药物冰箱常见储存药品明细见表 6-3-1。

表6-3-1　儿科药物冰箱常见储存药品明细

种类	常用药物名称	单位及剂量	溶媒	稀释后总量	储存注意事项
静脉抗生素类	注射用头孢硫脒	0.5g/瓶；1g/瓶	灭菌注射用水；0.9%氯化钠溶液	①0.5g/瓶，加入液体稀释量4.8ml，稀释后总量5ml。②1g/瓶，加入液体稀释量9.5ml，稀释后总量10ml	遮光，密闭，在阴凉干燥处保存
	注射用头孢哌酮钠他唑巴坦钠	1.125g/瓶	灭菌注射用水；0.9%氯化钠溶液	1.125g/瓶，加入液体稀释量10.75ml，稀释后总量11.25ml	密闭，在冷处（2~10℃）保存
	注射用拉氧头孢（噻吗灵）	0.25g/瓶；0.5g/瓶；1.0g/瓶	灭菌注射用水；0.9%氯化钠溶液；5%葡萄糖溶液	①0.25g/瓶，加入液体稀释量4.9ml，稀释后总量5ml。②0.5g/瓶，加入液体稀释量4.85ml，稀释后总量5ml。③1.0g/瓶，加入液体稀释量4.8ml，稀释后总量5ml	密封，在凉暗干燥处保存

续表

种类	常用药物名称	单位及剂量	溶媒	稀释后总量	储存注意事项
静脉用其他药物	前列地尔注射液（凯时）	$10\mu g/2ml$	—	—	0~5℃遮光保存，避免冻结
	注射用矛头蝮蛇血凝酶（巴曲亭）	1U/瓶	灭菌注射用水；0.9%氯化钠溶液	1U/瓶，加入液体稀释量1.9ml，稀释后总量2ml	避光、冷暗处（2~10℃）保存
	尿激酶	10万U/瓶	0.9%氯化钠溶液；5%葡萄糖溶液	10万U/瓶，加入液体稀释量9.8ml，稀释后总量10ml	冻干粉制剂在4~10℃保存。已配制的注射液在室温下（25℃）8h内使用；冰箱内（2~5℃）可保存48h
胰岛素专区	胰岛素	400U/10ml	—	—	密闭，在冷处保存，避免冰冻
	胰岛素笔		—	—	开封前冷藏保存，开封后详见说明书
肌内/皮下、皮内注射类	注射用重组人白细胞介素11（巨和粒）	8.0×10^6AU/1.0mg/支；1.2×10^7AU/1.5mg/支；2.4×10^7AU/3.0mg/支	灭菌注射用水	①$8.0\times10^6$AU/1.0mg/支，加入液体稀释量0.7ml，稀释后总量0.7ml。②$1.2\times10^7$AU/1.5mg/支，加入液体稀释量1ml，稀释后总量1ml。③$2.4\times10^7$AU/3.0mg/支，加入液体稀释量2ml，稀释后总量2ml	2~8℃保存

续表

种类	常用药物名称	单位及剂量	溶媒	稀释后总量	储存注意事项
肌内/皮下、皮内注射类	重组人粒细胞刺激因子注射液（惠尔血）	0.3ml：75μg； 0.6ml：150μg； 1.2ml：300μg；	—	—	2~8℃避光保存
	重组人粒细胞刺激因子注射液（吉赛欣）	0.3ml：75μg； 0.6ml：150μg； 1.2ml：300μg	—	—	2~8℃避光保存,严禁冰冻
	重组人促红素注射液（CHO细胞）	2 000IU/1.0ml/支； 3 000IU/1.0ml/支； 4 000IU/1.0ml/支	—	—	储存于2~8℃,避免冰冻
	卡介苗纯蛋白衍生物（PPD）	5IU/1ml	—	—	2~8℃避光保存及运输
生物制品类	乙肝疫苗	10μg/0.5ml	—	—	2~8℃避光保存
	乙肝免疫球蛋白	100IU/1ml	—	—	2~8℃避光保存
	人免疫球蛋白（丙球）	20ml，1g/瓶； 50ml，2.5g/瓶；	—	—	2~8℃避光保存和运输
	人血白蛋白	20ml，1g/瓶； 50ml，2.5g/瓶；	—	—	2~8℃避光保存和运输
	固尔苏	3ml/240mg	—	—	2~8℃避光保存。首次抽吸后残余药液不要再次使用。复温后的药瓶不要重新放回冰箱

续表

种类	常用药物名称	单位及剂量	溶媒	稀释后总量	储存注意事项
生物制品类	柯立苏	70mg/瓶	灭菌注射用水	2ml	密封,-10℃以下保存
	人纤维蛋白原（法布莱士）	0.5g/瓶	灭菌注射用水	25ml	8℃以下避光保存和运输,不得冰冻
	人凝血酶原复合物（康舒宁）	200IU/瓶	自带溶媒	20ml	8℃以下避光保存
雾化药专区	注射用重组人干扰素α1b（赛若金）	20μg/支	灭菌注射用水	2ml	2~8℃避光保存
	注射用重组人干扰素α1b（安达芬）	20μg/支	—	—	2~8℃避光保存
口服药专区	双歧杆菌乳杆菌三联活菌片（金双歧）	0.5g/片	—	—	密封,置阴凉处,冷藏
	水合氯醛口服溶液	瓶	—	—	2~8℃避光保存
外用药专区	退热贴	片	—	—	常温保存,冷藏保存后使用更佳

二、儿科常见冷链药品的安全应用

1. 注射用头孢硫脒

【性状】本品为白色至微黄色结晶性粉末；几乎无臭,有引湿性。

【规格型号】0.5g/瓶；1g/瓶。

【贮藏】密闭,在冷暗（遮光并≤20℃）干燥处保存。

【适应证】本品对革兰氏阳性菌及部分阴性菌有抗菌活性,用于敏感菌引起呼吸系统、肝胆系统、五官、尿路感染及以内膜炎、败血症。

【禁忌证】对头孢菌素类抗生素过敏者。

【用法用量】①肌内注射：小儿每日 50~100mg/kg，分 3~4 次给药。②静脉给药：小儿每日 50~100mg/kg，分 2~4 次给药。③临用前加灭菌注射用水或 0.9% 氯化钠溶液适量溶解。

【不良反应】主要不良反应包括荨麻疹、哮喘、皮肤瘙痒、寒战高热、血管神经性水肿等。偶见治疗后血尿素氮、丙氨酸转氨酶（ALT）、碱性磷酸酶水平升高。少数患儿用药后可能出现中性粒细胞减少，念珠菌、葡萄球菌等二重感染。

【注意事项】①用药前应使用本品进行皮内注射试验，对头孢菌素类抗生素过敏者禁用。②本品可肌内注射及静脉注射，溶媒为灭菌注射用水及 0.9% 氯化钠注射液，肌内注射合用丙磺舒后，12h 尿排泄量降为给药量的 65.7%。③注意剂量准确，本品 0.5g/ 瓶，加入液体稀释量 4.8ml，稀释后总量 5ml；1g/ 瓶，加入液体稀释量 9.5ml，稀释后总量 10ml。④该药从肾脏代谢，肾功能减退患儿须适当减量；有胃肠道疾病史者，特别是溃疡性结肠炎、局限性肠炎或抗生素相关性结肠炎（头孢菌素类很少产生假膜性结肠炎）者应慎用。

2. 注射用头孢哌酮钠他唑巴坦钠

【性状】本品为白色或类白色粉末；无臭，有引湿性。

【规格型号】1.125g/ 瓶。

【贮藏】密闭，在冷处（2~10℃）保存。

【适应证】仅用于治疗由对头孢哌酮单药耐药、对本品敏感的产 β- 内酰胺酶细菌引起的中、重度感染。在治疗由对头孢哌酮单药敏感菌与对头孢哌酮单药耐药、对本品敏感的产 β- 内酰胺酶菌引起的混合感染时，不需要加用其他抗生素。

【禁忌证】对本品任何成分或其他 β- 内酰胺类抗生素过敏者。

【用法用量】静脉滴注，先用 0.9% 氯化钠注射液或灭菌注射用水适量（5~10ml）溶解，然后再加 5% 葡萄糖注射液或 0.9% 氯化钠溶液 150~250ml 稀释供静脉滴注，滴注时间为 30~60min，每次滴注时间不得少于 30min。疗程一般 7~10d（重症感染可以适当延长）。

【不良反应】通常对本品的耐受性良好，大多数不良反应为轻度，停药后不良反应会消失。常见不良反应包括消化道反应、变态反应、血小板减少等。

【注意事项】①注意剂量准确，本品 1.125g/ 瓶，加入液体稀释量 11ml，稀释后总量 11.25ml。②与氨基糖苷类抗生素、抗凝药、溶栓药、非甾体抗炎药、盐酸利多卡因、氨茶碱等药物存在配伍禁忌。③本品仅能静脉使用，溶媒为灭菌注射用水及 0.9% 氯化钠溶液。每次滴注时间不得少于 30min，严重肾功能不全的患儿（肌酐消除率 <30ml/min），每 12h 他唑巴坦的剂量应不超过 0.5g。④本品为钠盐，使用较长时间时可引起维生素 K 缺乏和低凝血酶原血症，应定

期检查血清电解质水平及凝血功能。

3. 注射用拉氧头孢

【性状】本品为白色或类白色的粉块或粉末,无臭。

【规格型号】0.25g/瓶;0.5g/瓶;1.0g/瓶。

【贮藏】密封,在凉暗干燥处保存。

【适应证】对革兰氏阴性菌和厌氧菌具有强大的抗菌作用,用于敏感菌引起的各种感染症,如败血症,脑膜炎,各系统感染症,皮肤及软组织感染,骨、关节感染及创伤感染。

【禁忌证】对本品及头孢菌素类有变态反应史者。

【用法用量】静脉滴注、静脉注射或肌内注射。①小儿每日 40~80mg/kg,分 2~4 次,并依年龄、体重、症状适当增减。难治性或严重感染时,小儿每日 150mg/kg,分 2~4 次给药。②静脉注射时,取本品,以适量的灭菌注射用水、5% 葡萄糖注射液或 0.9% 氯化钠注射液充分摇匀,使之完全溶解。③肌内注射时,以 0.5% 利多卡因注射液 2~3ml 充分摇匀,使完全溶解。④溶解后,尽快使用。需保存时,冰箱内保存于 72h 以内,室温保存于 24h 以内使用。

【不良反应】不良反应轻微,很少发生过敏性休克,主要有发疹、荨麻疹、瘙痒、恶心、呕吐、腹泻、腹痛等,偶有转氨酶(ALT、AST)水平升高,停药后均可自行消失。

【注意事项】①注意用量准确,本品 0.25g/瓶,加入液体稀释量 4.9ml,稀释后总量 5ml;0.5g/瓶,加入液体稀释量 4.85ml,稀释后总量 5ml;1.0g/瓶,加入液体稀释量 4.8ml,稀释后总量 5ml。②与抗凝血药物及影响血小板聚集药物合用可增加出血倾向;不宜与强效利尿剂同时应用,以免增加肾毒性。③静脉内大量注射,应选择合适部位,缓慢注射,以减轻对管壁的刺激及减少静脉炎的发生。

4. 前列地尔注射液

【性状】本品为白色乳状液体。

【规格型号】10μg/2ml。

【贮藏】遮光,0~5℃保存,避免冻结。

【适应证】①治疗慢性动脉闭塞症(血栓闭塞性脉管炎、闭塞性动脉硬化症等)引起的四肢溃疡及微小血管循环障碍引起的四肢静息疼痛,改善心脑血管微循环障碍。②脏器移植术后抗栓治疗,用以抑制移植后血管内的血栓形成。③动脉导管依赖性先天性心脏病,用以缓解低氧血症,保持导管血流以等待时机手术治疗。④用于慢性肝炎的辅助治疗。

【禁忌证】严重心力衰竭患儿及既往对本制剂有过敏史的患儿。

【用法用量】暂无儿童使用标准剂量,遵医嘱使用。

【不良反应】①用药时偶见休克,如发现异常现象,立刻停药,采取适当的措施。②注射部位出现血管疼痛、血管炎、发红,偶见发硬、瘙痒等。③偶有加重心力衰竭、肺水肿,胸部发紧感,血压下降等症状。④其他:偶有消化系统、精神和神经系统病例症状。

【注意事项】①缓慢静脉滴注、静脉注射。配制后 2h 内使用,残液不能再使用。不能使用冻结的药品。②心力衰竭、青光眼或眼压亢进、胃溃疡合并症、间质性肺炎等患儿应慎用,有报道可加重疾病严重程度。③先天性心脏病患儿,推荐静脉输注速度为 5μg/(kg·min)。④避免用药剂量过量,目前尚无剂量超过 120μg/d 的报道。

5. 注射用矛头蝮蛇血凝酶

【性状】本品为冻干粉针,白色或类白色冻干块状物或粉末。

【规格型号】1U/ 瓶。

【贮藏】避光、冷暗处(2~10℃)保存。

【适应证】可用于需减少流血或止血的各种医疗情况,也可用于预防出血。

【禁忌证】①有血栓病史者。②对本品或同类药品过敏者。

【用法用量】静脉注射、肌内注射或皮下注射,也可局部用药。①一般出血:儿童 0.3~0.5U 约 3/5~1 支。②紧急出血:立即静脉注射 0.25~0.5U(1/2~1 支),同时肌内注射 1U(2 支)。③各类外科手术:术前 1d 晚肌内注射 1U(2 支),术前 1h 肌内注射 1U(2 支),术前 15min 静脉注射 1U(2 支),术后 3d,每日肌内注射 1U(2 支)。④咯血:每 12h 皮下注射 1U(2 支),必要时,开始时再加静脉注射 1U(2 支),最好是加入 10ml 的 0.9%NaCl 液中,混合注射。⑤异常出血:剂量加倍,间隔 6h 肌内注射 1U(2 支),至出血完全停止。

【不良反应】发生率较低,偶见过敏样反应。

【注意事项】①本品溶媒为灭菌注射用水、0.9% 氯化钠注射液。②可用于静脉注射、肌内注射或皮下注射,也可局部用药;注射用血凝酶仅有止血功能,并不影响血液的凝血酶原数量,因此,使用本品无血栓形成危险。③用药过量可能导致止血作用降低,使用期间应注意观察出、凝血功能变化。④注意剂量准确,1U/ 瓶,加入液体稀释量 1.9ml,稀释后总量 2ml。

6. 注射用尿激酶

【性状】本品为白色或类白色无定形粉末。

【规格型号】10 万 U/ 瓶。

【贮藏】冻干粉制剂在 4~10℃ 保存。已配制的注射液在室温下(25℃) 8h 内使用;冰箱内(2~5℃)可保存 48h。

【适应证】主要用于血栓栓塞性疾病的溶栓治疗,也用于术后预防血栓形成,保持血管置管和胸腔及心包腔引流管的通畅等。

【禁忌证】绝对禁忌证包括急性出血、陈旧性脑梗死、近 2 个月内进行过颅内或脊髓内外科手术、颅内肿瘤、动静脉畸形或动脉瘤、严重难控制的高血压患儿。相对禁忌证包括延长的心肺复苏术、严重高血压、近 4 周内的外伤、3 周内手术或组织穿刺、活动性溃疡病。

【用法用量】临用前应用 0.9% 氯化钠溶液或 5% 葡萄糖溶液配制。①外周动脉血栓：以 0.9% 氯化钠溶液配制本品（浓度 2 500U/ml）4 000U/min 速度经导管注入血凝块。每 2h 夹闭导管 1 次；可调整滴度为 1 000U/min，直至血块溶解。②防治心脏瓣膜替换术后的血栓形成：血栓形成是心脏瓣膜术后较常见的并发症之一。可用本品按体重 4 400U/kg，0.9% 氯化钠溶液配制后 10min 到 15min 滴完。然后以每小时按 4 400U/kg 的速度静脉滴注维持。当瓣膜功能正常后即停止用药；如用药 24h 仍无效或发生严重出血倾向应停药。

【不良反应】①出血：可为表浅部位的出血（主要在皮肤、黏膜和血管穿刺部位），也可为内脏出血（消化道出血、咯血、尿血、腹膜后出血、脑出血等）。②轻度变态反应，如皮疹、支气管痉挛、发热等。③消化道反应：恶心、呕吐、食欲减退。

【注意事项】①溶栓的疗效均需小剂量肝素抗凝加以维持，与影响血小板功能的药物如阿司匹林（乙酰水杨酸）、吲哚美辛、保太松等不宜合用。②使用前应监测患儿生命体征、血常规及凝血功能，测定的凝血酶时间（TT）和部分凝血激活酶时间（APTT）应小于 2 倍延长的范围内。③静脉给药时，要求穿刺一次成功，避免局部出血或血肿；动脉穿刺给药后，应在穿刺局部加压至少 30min，并用无菌绷带和敷料加压包扎，以免出血。④开始输注本品后禁止肌内注射给药。⑤注意配制剂量准确，10 万 U/ 瓶，加入液体稀释量 9.8ml，稀释后总量 10ml。

7. 胰岛素注射液

【性状】本品为无色或几乎无色的澄明液体。

【规格型号】10ml/400U。

【贮藏】密闭，在冷处保存，避免冰冻。

【适应证】①各种类型糖尿病患儿及糖尿病应激反应。②严重营养不良、消瘦、顽固性呕吐、肝硬化初期使用，以促进组织利用葡萄糖。

【禁忌证】对胰岛素过敏者。

【用法用量】①皮下注射：一般每日 3 次，餐前 15~30min 注射，必要时睡前加注一次小量。剂量根据病情、血糖、尿糖由小剂量（视体重等因素每次 2~4U）开始，逐步调整。②静脉注射：主要用于糖尿病酮症酸中毒，高血糖高渗性昏迷的治疗。可静脉持续滴入每小时 0.1U/kg，根据血糖变化调整剂量；也可首次静脉注射 10U 加肌内注射 4~6U，根据血糖变化调整。病情较重者，可先静脉注射 10U，继之以静脉滴注，在血糖降至 13.9mmol/L（250mg/ml）以下时,胰岛素剂量及注射频率随之减少。

【不良反应】①变态反应:注射部位红肿、瘙痒、荨麻疹、血管神经性水肿。②低血糖反应,出汗、心悸、乏力,重者出现意识障碍、共济失调、心动过速,甚至昏迷。③胰岛素抵抗,日剂量需超过 200U 以上。④注射部位脂肪萎缩、脂肪增生。⑤眼屈光失调。

【注意事项】①与糖皮质激素药物、口服降糖药、抗凝血药、水杨酸盐、磺胺类药及抗肿瘤药、非甾体抗炎药、β 受体阻滞剂合用时具有协同降糖作用。②可用于皮下注射及静脉注射使用,使用时应严格监测血糖水平,加减均应缓慢进行。③使用胰岛素时,还应补液纠正电解质紊乱及酸中毒,并注意机体对热量的需要。不能进食的糖尿病患儿,在滴注胰岛素的同时应静脉补充含葡萄糖的液体。④用药期间应定期检查血糖、尿常规、肝肾功能、视力、眼底视网膜血管、血压及心电图等,以了解病情及糖尿病并发症情况。

8. 注射用重组人白细胞介素 -11

【性状】本品为无菌冻干制剂,白色疏松体。

【规格型号】8.0×10^6AU/1.0mg/ 支; 1.2×10^7AU/1.5mg/ 支; 2.4×10^7AU/3.0mg/ 支。

【贮藏】2~8℃低温环境。

【适应证】用于实体瘤、非髓性白血病化疗后Ⅲ、Ⅳ度血小板减少症的治疗;合并白细胞减少症患者必要时可合并使用重组人粒细胞刺激因子(重组人 G-CSF)。

【禁忌证】对重组人白细胞介素 -11 及本品中其他成分过敏者禁用,对血液制品、大肠埃希菌表达的其他生物制剂有过敏史者慎用。

【用法用量】①用法:取本品,加入 0.7ml[8.0×10^6AU/1.0mg/ 支]、1.0ml[1.2×10^7AU/1.5mg/ 支] 或 2.0ml[2.4×10^7AU/3.0mg/ 支] 灭菌注射用水溶解后,皮下注射。②用量:根据本品临床研究结果,推荐本品应用剂量为25~50μg/kg,于化疗结束后 24~48h 开始或发生血小板减少症后皮下注射,每日 1 次,疗程一般 7~14d。血小板计数恢复后应及时停药。

【不良反应】①变态反应,已报道的包括面部、舌或喉部水肿,呼吸急促,喘息,胸痛,低血压(包括休克)等。②除化疗反应外,少见乏力、疼痛、寒战、腹痛、感染、恶心、便秘、消化不良、瘀斑、肌痛、骨痛、神经紧张及脱发等。③此外,弱视、感觉异常、脱水、皮肤褪色、表皮剥脱性皮炎及眼出血等不良反应也有报道。

【注意事项】①应在化疗后 24~48h 开始使用,不宜在化疗前或化疗过程中使用,血小板计数恢复后应及时停药。②使用本品过程中应定期检查血象(一般隔日 1 次),注意血小板计数的变化。

9. 重组人粒细胞刺激因子注射液

【性状】本品为无色透明液体。

【规格型号】0.3ml : 75μg ; 0.6ml : 150μg ; 1.2ml : 300μg。

【贮藏】2~8℃避光保存,严禁冰冻。

【适应证】预防中性粒细胞减少症的发生,减轻中性粒细胞减少的程度,缩短粒细胞缺乏症的持续时间,加速粒细胞数的恢复,从而减少合并感染发热的危险性。

【禁忌证】①对粒细胞集落刺激因子过敏者及对大肠埃希菌表达的其他制剂过敏者。②严重肝、肾、心、肺功能障碍者。③骨髓中幼稚粒细胞未显著减少的骨髓性白血病患儿或外周血中检出幼稚粒细胞的骨髓性白血病患儿。

【用法用量】①肿瘤:用于化疗所致的中性粒细胞减少症等。在开始化疗后 2~5μg/kg,每日一次皮下或静脉注射给药。当中性粒细胞数回升至 $5 \times 10^9/L$(白细胞计数 $10 \times 10^9/L$)以上时,停止给药。②急性白血病化疗所致的中性粒细胞减少症,2μg/kg 每日一次皮下或静脉注射给药。当中性粒细胞数回升至 $5 \times 10^9/L$(白细胞计数 $10 \times 10^9/L$)以上时,停止给药。③周期性中性粒细胞减少症、自身免疫性中性粒细胞减少症和慢性中性粒细胞减少症,中性粒细胞数低于 $1 \times 10^9/L$ 时,1μg/kg 每日一次皮下或静脉注射给药。中性粒细胞数回升至 $5 \times 10^9/L$ 以上时,酌情减量或停止给药。④用于促进骨髓移植患儿中性粒细胞增加,儿童在骨髓移植的第 2~5 日开始用药,2μg/kg 每日一次皮下或静脉注射给药。中性粒细胞数回升至 $5 \times 10^9/L$(白细胞计数 $10 \times 10^9/L$)以上时,停止给药。

【不良反应】①肌肉骨骼系统:有时有肌肉酸痛、骨痛、腰痛、胸痛等。②消化系统:有时会出现食欲减退的现象,或肝脏 ALT、天冬氨酸转氨酶(AST)升高。③其他:发热、头痛、乏力及皮疹等。④极少数人会出现休克、间质性肺炎、急性呼吸窘迫综合征、幼稚细胞增加。

【注意事项】①对粒细胞集落刺激因子过敏者及对大肠埃希菌表达的其他制剂过敏者禁用。②化疗药物给药结束后 24~48h 起皮下或静脉注射,用量和用药时间应根据患儿化疗的强度和中性粒细胞数下降程度决定。③用药期间应定期每周监测血象 2 次,特别是中性粒细胞数变化的情况。

10. 重组人促红素注射液(CHO 细胞)

【性状】本品为无色透明液体。

【规格型号】2 000IU/1.0ml/ 支 ; 3 000IU/1.0ml/ 支 ; 4 000IU/1.0ml/ 支。

【贮藏】2~8℃,避免冰冻。

【适应证】①肾功能不全所致的贫血,包括慢性肾衰竭行血液透析治疗和非透析治疗者。②治疗非骨髓恶性肿瘤应用化疗引起的贫血,不用于治疗肿瘤患儿由其他因素(如铁或叶酸盐缺乏、溶血或消化道出血)引起的贫血。

【禁忌证】①未控制的重度高血压患儿。②对本制剂或对其他红细胞生成素制剂过敏者。③合并感染者,宜控制感染后再使用本品。

【用法用量】①肾性贫血,可皮下注射或静脉注射。治疗期:开始推荐剂量血液透析患儿每周 100~150IU/kg,非透析患儿每周 75~100IU/kg。维持期:推荐将剂量调整至治疗期剂量的 2/3,然后每 2~4 周检查血细胞比容以调整剂量。②肿瘤化疗引起的贫血:当患儿总体血清红细胞生成素水平 >200mu/ml 时,不推荐使用本品治疗。起始剂量每次 150IU/kg,皮下注射,每周 3 次。如果经过 8 周治疗,不能有效地减少输血需求或增加血细胞比容,可增加剂量至每次 200IU/kg,皮下注射,每周 3 次。

【不良反应】本品耐受性良好,不良反应一般较轻微。①一般反应:头痛、低热、乏力等,个别患者可出现肌痛、关节痛等。②变态反应:极少数患儿用药后可能出现皮疹或荨麻疹等变态反应,包括过敏性休克。③心脑血管系统:血压升高、原有的高血压恶化和因高血压脑病而有头痛、意识障碍、痉挛发生,甚至可引起脑出血。④血液系统:血液黏度可明显增高,因此应注意防止血栓形成。⑤肝脏:偶有 ALT 及 AST 升高。⑥胃肠:有时会有恶心、呕吐、食欲减退、腹泻。

【注意事项】①未控制的重度高血压患儿、合并感染者、对本制剂或其他红细胞生成素制剂过敏者禁用。②可皮下注射或静脉注射,给药剂量需依据患儿贫血程度、年龄及其他相关因素调整。③用药期间应定期检查血细胞比容(用药初期每周 1 次,维持期每 2 周 1 次),注意避免红细胞过度生成。④有时会引起血压升高,因此治疗开始前患儿血压应得到充分的控制。

11. 卡介菌纯蛋白衍生物(purified protein derivative of BCG,BCG-PPD)

【性状】本品为无色澄明液体,含苯酚防腐剂,不得含有不溶物或异物。

【规格型号】50IU/ml,每次人用剂量为 0.1ml,含 5IU BCG-PPD。

【贮藏】2~8℃避光保存及运输。

【适应证】结核病的临床诊断、卡介苗接种对象的选择及卡介苗接种后机体免疫反应的监测。

【禁忌证】急性传染病(如麻疹、百日咳、流行性感冒、肺炎等)、急性眼结膜炎、急性中耳炎、广泛皮肤病患儿及过敏体质者暂不宜使用。

【用法用量】①吸取本品 0.1ml(5IU),注射于前臂掌侧皮内。②结果判定:注射后 48~72h 检查注射部位反应。测量应以硬结的横径及纵径的毫米(mm)数记录。反应平均直径应不低于 5mm 为阳性反应,凡有水疱、坏死、淋巴管炎者均属强阳性反应,应详细注明。

【不良反应】一般无不良反应。曾患过结核病者或过敏体质者,局部可出现水疱、浸润或溃疡,有的出现不同程度的发热,一般能自行消退或自愈。偶有严重者可做局部消炎或退热处理。

【注意事项】①注射器及针头应专用。②安瓿有裂纹、制品内有异物不可使用。③安瓿开启后在 30min 内使用。

12. 重组乙型肝炎疫苗

【性状】本品为白色混悬液体,可因沉淀而分层,易摇散。

【规格型号】10μg/0.5ml。

【贮藏】2~8℃避光保存。

【适应证】接种本疫苗后,可刺激机体产生抗乙型肝炎病毒的免疫力,用于预防乙型肝炎。

【禁忌证】①已知对该疫苗所含任何成分,包括辅料、甲醛以及抗生素过敏者。②急性疾病、严重慢性疾病、慢性疾病的急性发作期和发热患儿。③未控制的癫痫和其他进行性神经系统疾病患儿。

【用法用量】①每次人用剂量为 0.5ml,含乙型肝炎表面抗原(HbsAg)10μg;每次人用剂量为 1.0ml,含 HBsAg 10μg 或 20μg。②一般易感者使用 10μg/瓶,母婴阻断的新生儿每剂注射 20μg/瓶。

【不良反应】①常见不良反应:注射局部疼痛,红肿或中、低度发热,一般不需要特殊处理。②罕见不良反应:过敏性休克、脱髓鞘、过敏性皮疹、血小板减少性紫癜、神经系统疾病、急性肾小球肾炎和肝肾疾病。

【注意事项】①发热、急性或慢性严重疾病患儿、以往接种重组乙型肝炎疫苗后出现过敏者禁用。②严禁静脉注射,应于上臂三角肌肌内注射。新生儿在出生后 24h 内注射第 1 针,1 个月及 6 个月后注射第 2、3 针;其他人群免疫程序为 0、1、6 个月。③免疫时可能已有未被识别的乙型肝炎病毒感染存在时,不能预防乙型肝炎病毒感染,需要联合使用乙型肝炎免疫球蛋白。④注射前应用肉眼观察疫苗是否有特异和/或物理性状改变。如性状发生改变应予以废弃。疫苗开启后应立即使用。

13. 乙型肝炎人免疫球蛋白

【性状】本品为无色或淡黄色澄清液体,可带乳光。

【规格型号】200IU/瓶(100IU/ml,2ml)。

【贮藏】2~8℃避光保存。

【适应证】主要用于乙型肝炎预防。①HbsAg 阳性的母亲及所生的婴儿。②意外感染的人群。③与乙型肝炎患儿和乙型肝炎病毒携带者密切接触者。

【禁忌证】①对人免疫球蛋白过敏或有其他严重过敏史者。②有 IgA 抗体的选择性 IgA 缺乏者。

【用法用量】①本品只限肌内注射,不得用于静脉输注。②母婴阻断:HBsAg 阳性母亲所生婴儿出生 24h 内注射 100IU。③乙型肝炎预防:一次注射量儿童为 100IU,必要时可间隔 3~4 周再注射一次。④意外感染者,立即(≤7d)按体重注射每次 8~10IU/kg,隔月再注射 1 次。

【不良反应】一般不会出现不良反应,少数有红肿、疼痛感,无须特殊处理,可自行恢复。

【注意事项】①久存可能出现微量沉淀,但一经摇动应立即消散,如有摇不散的沉淀或异物不得使用。②安瓿破裂、过期失效者不得使用。③本品开启后,应一次使用完毕,不得分次使用或给他人使用。

14. 静注人免疫球蛋白

【性状】本品为无色或淡黄色的澄清液体,可带轻微乳光。

【规格型号】20ml,1g/瓶;50ml,2.5g/瓶。

【贮藏】2~8℃避光保存和运输。

【适应证】①原发性免疫球蛋白G缺乏症,如X连锁低免疫球蛋白G血症、常见变异性免疫缺陷病、免疫球蛋白G亚类缺陷病等。②继发性免疫球蛋白G缺陷病,如重症感染、新生儿败血症、婴幼儿毛细支管炎等。③自身免疫性疾病,如原发性血小板减少性紫癜、川崎病等。

【禁忌证】①对人免疫球蛋白过敏或有其他严重过敏史者。②有IgA抗体的选择性IgA缺乏者。

【用法用量】①静脉滴注或以5%葡萄糖溶液稀释1~2倍静脉滴注。②开始滴注速度为1.0ml/min(约20滴/min),持续15min后若无不良反应,可逐渐加快速度,最快滴注速度不得超过3.0ml/min(约60滴/min)儿童滴速酌情减慢。③原发性免疫球蛋白缺乏或低下症:首次剂量400mg/kg,维持剂量200~400mg/kg,给药间隔时间视患者血清IgG水平和病情而定,一般每月一次。④原发性血小板减少性紫癜:每日400mg/kg,连续5d;维持剂量每次400mg/kg,间隔时间视血小板计数和病情而定,一般每周一次。⑤重症感染:每日200~300mg/kg,连续2~3d。⑥川崎病:发病10d内应用,儿童治疗剂量2.0g/kg,一次输注。

【不良反应】①一般无不良反应。②极个别患儿出现一过性头痛、心悸、恶心等不适,常与输注速度过快或个体差异有关。

【注意事项】①严格单独输注,不得与其他任何药物混合使用。用药3个月后才能接种某些减毒活疫苗,如脊髓灰质炎、麻疹、风疹、腮腺炎及水痘病毒疫苗等。紧急情况下,已经接种这类疫苗的患儿至少在接种后3~4周才能使用本品,如果在接种后3~4周内使用本品,应在最后一次输注本品后3个月重新接种。②静脉滴注持续15min后若无不良反应,可逐渐加快速度,但滴注速度最快不得超过0.08ml/(kg·min)。③本品瓶子有裂纹、瓶盖松动或超过有效期时不得使用。④本品复溶后呈现混浊、异物、絮状物或沉淀时不得使用。⑤本品一旦开启应立即一次性用完,未用完部分应废弃,不得留作下次使用或分给他人使用。⑥运输及贮存过程中严禁冻结。

15. 人血白蛋白

【性状】本品为略黏稠、黄色或绿色至棕色澄明液体。

【规格型号】20ml，1g/瓶；50ml，2.5g/瓶。

【贮藏】2~8℃避光保存和运输。

【适应证】①预防和治疗循环血容量减少。②抢救休克，如失血性休克、感染中毒性休克等。③烧伤的早期和后期治疗。④治疗低蛋白血症和水肿：如肝硬化、乙型肝炎、肾病综合征等引起的低蛋白血症，因食管、胃、肠道疾病引起的慢性营养缺乏，术后营养治疗，以及脑水肿等。

【禁忌证】①对白蛋白有严重过敏者。②高血压患儿，急性心脏病者，正常血容量及高血容量的心力衰竭患儿。③严重贫血患儿。④肾功能不全者。

【用法用量】①采用静脉滴注或静脉推注。为防止大量注射时机体组织脱水，可采用 5% 葡萄糖注射液或 0.9% 氯化钠溶液适当稀释后静脉滴注（宜用备有滤网装置的输血器）；滴注速度应以不超过 2ml/min 为宜，但在开始 15min 内，应特别注意速度缓慢，逐渐加速至上述速度。②一般因严重烧伤或失血等所致休克，可直接注射 5~10g，隔 4~6h 重复注射一次；在治疗肾病及肝硬化等慢性白蛋白缺乏症时，可每日注射 5~10g，直至水肿消失，血清白蛋白含量恢复正常为止。

【不良反应】偶尔可出现变态反应，症状包括发热、寒战、恶心、呕吐、皮疹、弥漫性红斑、心动过速、血压下降等。快速输注时，可引起循环超负荷致肺水肿。

【注意事项】①本品不宜与血管收缩药，蛋白水解酶或含酒精溶剂的注射液混合使用。②静脉滴注或缓慢静脉推注，总剂量因人而异。③静脉滴注速度不宜超过 1~2ml/min。④须仔细观察病情，防止患儿的中心静脉压升高。⑤如出现混浊或已开瓶暴露超过 4h，则不能再用，用剩的药液不能再用。

16. 猪肺磷脂注射液

【性状】本品为白色或乳白色混悬液。

【规格型号】3ml：240mg。

【贮藏】避光，保存于 2~8℃。首次抽吸后残余药液不要再次使用。复温后的药瓶不要重新放回冰箱。

【适应证】治疗和预防早产婴儿的呼吸窘迫综合征（respiratory distress syndrome，RDS）。

【禁忌证】至今尚未发现任何特殊禁忌。

【用法用量】①抢救治疗：推荐剂量为每次 100~200mg/kg（1.25~2.5ml/kg）。如果婴儿还需要辅助通气和补充氧气，则可以每隔 12h 再追加 100mg/kg（最大总剂量：300~400mg/kg）。建议一经诊断为 RDS，尽快开始治疗。②预防：出生后（15min 内）尽早一次给药 100~200mg/kg。第一次给药后 6~12h 可以再给 100mg/kg，然后如果发生了 RDS 需要机械通气，间隔 12h 给药（最大总剂量：300~400mg/kg）。③本品开瓶即用，贮藏在 2~8℃冰箱里。使用前将药瓶升温到 37℃。轻轻上下转动,勿振摇,使药液均匀,用无菌针头和注射器吸取药液,直接通过气管内插管将药液滴注到下部气管,或分成 2 份分别滴注到左右主支气管,为有利于均匀分布,手工通气约 1min,氧气浓度和给药前相同。然后将婴儿与呼吸机重新连上,根据临床反应和血气的变化适当调整呼吸机参数。以后给药也按同样的方法。

【不良反应】肺出血罕见,但有时是早产儿致命的并发症,发育越不成熟的早产儿发病率越高。

【注意事项】①气管内滴注,可以根据临床情况,再次给予 1~2 次重复剂量,一旦诊断 RDS,应尽早应用此药。②只能在医院内,由对早产婴儿的护理和复苏训练有素、经验丰富的医生使用。院内应该有适当的通气和 RDS 婴儿的监护设备。

17. 注射用牛肺表面活性剂

【性状】本品为白色至类白色的疏松块状物。

【规格型号】70mg/ 支;

【贮藏】密封,-10℃以下保存。

【适应证】经临床和胸部放射线检查诊断明确的新生儿 RDS(又称肺透明膜病)。

【禁忌证】本品无特殊禁忌。

【用法用量】①70mg/kg(出生体重),给药剂量应根据患儿具体情况灵活掌握,首次给药可为 40~100mg/kg(出生体重)。②应用前检查药品外观有无变色,每支加 2ml 灭菌注射用水,将药品复温到室温(可在室温放置 20min 或用手复温),轻轻振荡,勿用力摇动,使成均匀的混悬液,若有少量泡沫属正常现象。按剂量抽吸于 5ml 注射器内,经气管插管注入肺内。总剂量分 4 次,按平卧、右侧卧、左侧卧、半卧位顺序注入。每次注入时间为 10~15s,注入速度不要太快,以免药液呛出或堵塞气道,每次给药间隔加压给氧(频率 40~60 次 /min)1~2min(注意勿气量过大以免发生气胸),注药全过程约 15min。给药操作应由 2 名医务人员合作完成,注药过程中应密切监测患儿呼吸循环情况,肺部听诊可有一过性少量水泡音,不必做特殊处理。给药后 4h 内尽可能不要吸痰。

【不良反应】临床上给药过程中由于一过性气道阻塞可有短暂血氧下降和心率、血压波动。

【注意事项】①气胸患儿应先进行处理,然后再给药,以免影响呼吸机的应用。②要在出现 RDS 早期征象后尽早给药,通常在患儿出生后 12h 内,不宜超过 48h,给药越早效果越好。③应用前检查药品外观有无变色,每支加 2ml 灭菌注射用水,将药品复温到室温(可在室温放置 20min 或用手复温),轻轻振荡,勿用力摇。④仅可用于气管内给药,用药前患儿需进行气管插管。⑤本品开启后应在 24h 内应用。

18. 人纤维蛋白原

【性状】本品为灰白色或淡黄色疏松体；复溶后应为澄明溶液，可带轻微乳光。

【规格型号】0.5g/瓶。

【贮藏】8℃以下避光保存和运输，不得冰冻。

【适应证】①先天性纤维蛋白原减少或缺乏症。②获得性纤维蛋白原减少症：严重肝脏损伤，肝硬化，弥散性血管内凝血，因大手术、外伤或内出血等引起的纤维蛋白原缺乏而造成的凝血障碍。

【禁忌证】对本品过敏者。

【用法用量】①使用前先将本品及灭菌注射用水预温至30~37℃，然后按瓶签标示量注入预温的灭菌注射用水，置30~37℃水浴中，轻轻摇动使制品全部溶解（切忌剧烈振摇以免蛋白变性）。用带有滤网装置的输液器进行静脉滴注。滴注速度一般以每分钟60滴左右为宜。②应根据病情及临床检验结果包括凝血试验指标和纤维蛋白原水平等来决定给药量。一般首次给药1~2g，如需要可遵照医嘱继续给药。

【不良反应】少数患儿会出现变态反应和发热，大剂量使用时可能存在代谢性酸中毒等风险。

【注意事项】①对本品过敏者禁用，不可与其他药物同时合用。②使用25ml灭菌注射用水预温至30~37℃，将灭菌注射用水加入纤维蛋白原瓶，并轻轻转动产品瓶直至产品完全溶解。切忌剧烈、振摇、以免蛋白变性。③需用带有滤网装置的输液器进行静脉滴注。滴注速度一般以每分钟60滴为宜。④仅供静脉输注，本品一旦溶解应尽快使用。

19. 人凝血酶原复合物

【性状】本品为灰白色或淡黄色疏松体。复溶后应为澄明溶液，可带轻微乳光。

【规格型号】200IU/20ml/瓶，每瓶含IX因子200IU、II因子200IU、VII因子50IU、X因子200IU。

【贮藏】8℃以下避光保存。

【适应证】主要用于治疗先天性和获得性凝血因子II、VII、IX、X缺乏症。①凝血因子II、VII、IX、X缺乏症，如血友病B。②抗凝剂过量、维生素K缺乏症。③因肝病导致的凝血机制紊乱。④各种原因所致的凝血酶原时间延长而拟外科手术治疗患儿。⑤已产生因子VIII抑制物的血友病A患儿的出血症状。⑥逆转香豆素类抗凝剂诱导的出血。

【禁忌证】对本品过敏者。

【用法用量】①专供静脉输注，用前应先将本品及其溶解液预温至20~25℃，如瓶签标示量注入预温的溶解液，轻轻转动直至本品完全溶解（注意勿使产生很多泡沫）。②溶解后用带有滤网装置的输血器进行静脉滴注。

滴速开始要缓慢,约 15 滴 /min,15min 后稍加快滴速(40~60 滴 /min),一般在 30~60min 滴完。③使用剂量随因子缺乏程度而异,一般 10~20IU/kg 输注,以后凝血因子Ⅸ缺乏者每隔 24h,凝血因子Ⅱ和凝血因子Ⅹ缺乏者,每隔 24~48h,凝血因子Ⅶ缺乏者每隔 6~8h,可减少或酌情减少剂量输用,一般历时 2~3d。④出血量较大或大手术时可根据病情适当增加剂量。凝血酶原时间延长患儿如需脾切除者要于手术前用药,术中和术后则根据病情决定。

【不良反应】一般无不良反应,快速滴注时可引起发热、潮红、头痛等不良反应,减缓或停止滴注,上述症状可消失。

【注意事项】①仅供静脉输注,用前应先将本品及溶剂预温至 20~25℃,混合后轻轻转动直至本品完全溶解(注意勿使产生很多泡沫)。②使用带有滤网装置的输血器进行静脉滴注。③滴注速度开始要缓慢,15min 后稍加快滴注速度,一般每瓶 200 血浆当量单位(PE)在 30~60min 滴完。④除肝病出血患儿外,一般在用药前应确诊患儿是缺乏凝血因子Ⅱ、Ⅶ、Ⅸ、Ⅹ,方能对症下药。⑤瓶子破裂、过有效期、溶解后出现摇不散沉淀等不可使用。

知识点归纳

1. 儿科冰箱储藏药物可分为抗生素类、抗凝药品、胰岛素类、生物制品类、皮下 / 皮内注射类、其他类。

2. 需要遮光冷藏保存药品包括注射用头孢硫脒、前列地尔注射液。

3. 大多冰箱药品储存温度为 2~8℃,仅当存放前列地尔注射液(凯时)时,需控制冰箱温度在 2~10℃。

4. 尿激酶为冻干粉制剂,已配制的注射液在室温下(25℃)8h 内使用;冰箱内(2~5℃)可保存 48h。

5. 退热贴不属于药物,但如有需要,可放入药物冰箱冷藏保存使用。

案例解析

1. 药物的系统管理是否存在问题?

解析:冰箱药物系统管理作为药品管理中的重要组成部分,具有重要意义。①药物冰箱箱门标识提示卡不明显,未明确常用商品名及简称等内容。②培训及考核不足,未针对同种不同厂家药品进行及时的培训及抽查。③科室针对易混淆特殊药品(看似、听似、一品多规格等)未制定查检提示卡,针对理论知识欠缺人员未及时进行抽查及考核。

2. 用药错误的根本原因是什么?

解析:①查对不到位,未严格实施三查八对及双人查对,导致药品信息核对不完善。输血液制品双人查对时,找的是进修学习人员,而不是高年级组长,进修学习人员本身存在知识不足情况。②特殊药品学习不足,通用名和商品名未明确区别,同时针对有疑问部分未及时与当班护理组长沟通。③科室常用药物使用剂量及规格不详,主动学习积极性不足。

3. 护士知晓患儿病情与用药目的吗?

解析:护士对患儿的病情不够了解,不清楚用药目的,将两种药物混为一种。针对新生儿高胆红素血症患儿,如果是 ABO 血型不合导致的溶血,使用人免疫球蛋白的目的是抑制患儿机体的免疫反应导致的溶血。而该患儿的高胆红素血症并非 ABO 血型不合导致的,用药的目的是补充白蛋白,防治新生儿胆红素脑病的发生。

4. 该案例值得汲取的经验教训以及改进建议有哪些?

解析:该例用药错误有三个方面是可以避免的。第一,如果护士知晓两种药物的储存方式不同,在取药环节就可以避免错误。第二,如果护士熟悉患儿病情及用药目的,在用药环节可以避免错误。第三,如果管床护士在实施双人查对时,找的对象是高年级的护理组长而不是来院进修学习的进修护士,也可以避免错误的发生。

建议:系统管理改进措施,加强护士用药安全培训尤其是低年资护士用药的安全培训(包括药物名、商品名、药物的储存方式、患儿病情评估与用药目的评估、双人查对时原则上与高年资护理组长一起查对等),完善用药安全流程。

(胡艳玲　张秀娟)

第七章　儿童口服药品安全应用

患儿，男，7岁6个月，因"甲状腺功能减退1个月"入院，诊断：甲状腺功能减退原因待诊。责任护士李某遵医嘱计划给患儿发口服药左甲状腺素钠片，误将甲巯咪唑片（为同一厂家产品，外观较相似）取回，与家长核对床号，姓名及登记号后即对药物进行分发，分发时根据医嘱与家长双人核对药物剂量、再次核对姓名、登记号等后将甲巯咪唑片发给该患儿服用。第二日责任护士王某发现口服药盒内前1d的左甲状腺素钠片未给患儿服用，追查后发现李护士用错了口服药，立即报告护士长及管床医生，重新补服左甲状腺素钠片。患儿病情稳定，未出现异常情况，继续观察后也无异常发生。

问题反思

1. 该案例出错的根本原因是什么？

2. 如何避免儿童口服药用药错误？

第一节　儿童口服给药概述

一、口服给药的目的

口服给药是临床常用的给药方法，药物口服后经消化道黏膜吸收进入血液循环，从而发挥局部或全身的治疗作用。通过口服给药，达到减轻症状、治疗疾病、维持正常生理功能、协助诊断、预防疾病的目的。

二、口服给药法的利弊

口服给药具有方便、经济、安全、适用范围广的特点，同时也具有吸收较慢且不规则，易受胃内容物的影响，药物吸收率低、生效时间长等特点。对急救、意识不清、呕吐不止、禁食等患儿不宜口服给药。

三、口服给药法的基本原则

1. **遵医嘱给药**　首先需要审核医嘱的正确性，儿科护士需要熟悉常用药物用法、作用、不良反应，对有疑问的医嘱，应及时向医生提出，切不可盲目执行医嘱。

2. **严格执行查对制度及患儿身份识别制度**　在执行给药时，应首先认真检查药物的质量,对怀疑有变质或超过有效期的药物,应立即停止使用;要将准确的药物,按准确的剂量,用准确的途径,在准确的时间内给予准确的患儿,即给药的"五个正确"(正确的患者、正确的药名、正确的剂量、正确的给药途径、正确的时间);严格做到三查八对(三查:操作前、操作中、操作后查;八对:核对患儿登记号、姓名、药名、浓度、剂量、用法、时间及药物有效期)。

3. **给药前评估**　评估患儿的病情、治疗方案、过敏史和所用药物,向患儿及家长解释,以取得合作,并给予相应的用药指导,提高患儿及其家长合理用药的能力。

4. **密切观察用药反应**　给药后监测患儿病情变化,动态评价药物疗效和不良反应,并做好记录。

5. **暂不能服药的处理**　患儿及家长不在或因故暂不能服药,应将药物带回保管,并交班,不宜放在床旁。

6. **更换或停用药物**　应及时告诉患儿及家长,如患儿及家长提出疑问,应重新核对无误后再给药。

四、口服给药法的标准规范

口服给药法标准规范见图 7-1-1。

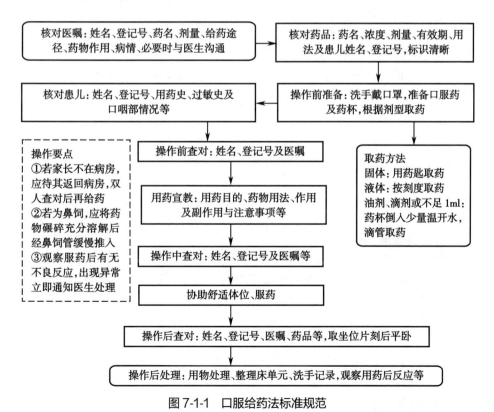

图 7-1-1　口服给药法标准规范

五、口服给药法的注意事项

1. 严格执行查对制度、身份识别制度以及无菌操作原则。

2. 需吞服的药物通常用 40℃左右温开水送服,禁用茶水服药。

3. 按药物性能,掌握服药注意事项,注意药物之间的配伍禁忌。

（1）对牙齿有腐蚀作用或使牙齿染色的药物,如酸类、铁剂,服用时可用饮水管吸入,服药后漱口。

（2）禁忌饮茶的药物类,服用铁剂禁忌饮茶,以免铁盐形成妨碍药物吸收。

（3）对呼吸道黏膜起安抚作用的药物服后不宜饮水,以免降低疗效,如止咳糖浆,同时服用多种药物时应最后服用止咳糖浆。

（4）磺胺类药服后多饮水,防止尿少时引起肾小管阻塞;退热药服用后多饮水可增强药物疗效。

（5）刺激食欲健胃药应餐前服,以增进食欲;助消化药及对胃黏膜有刺激性的药物应餐后服,有利于食物消化或减少对胃壁的刺激;催眠药在睡前服用;驱虫药宜在空腹或半空腹服用。

（6）缓释片、肠溶片、胶囊吞服时不可嚼碎;舌下含片应放舌下或两颊黏膜与牙齿之间待其溶化。

（7）服强心苷类药物时需加强对心率及脉率的监测,脉率低于 60 次 /min 或节律不齐时应暂停服用,并告知医生。

（8）有拮抗作用的药物应分时服用。益生菌类药物与抗生素类药物间隔至少 2h,并使用不宜超过 40℃的温开水服用,避免引起活性降低或失活。

（曾　琴）

第二节　儿童神经系统常用口服药物

一、抗癫痫药物

抗癫痫药物是通过影响中枢神经元,提高正常脑组织的兴奋阈,抑制病灶的过度放电,阻止异常放电向周围正常组织扩散,主要用于控制癫痫的发作。代表药包括托吡酯胶囊、左乙拉西坦片 / 口服溶液、奥卡西平片 / 口服混悬液、卡马西平片、丙戊酸钠片 / 口服溶液、拉莫三嗪片、加巴喷丁胶囊。

1. 托吡酯胶囊

【性状】本品为硬质明胶胶囊,明胶胶囊为白色和透明色,内装有白色或类白色托吡酯包衣小球。

【规格型号】25mg/ 粒;100mg/ 粒。

【贮藏】干燥处,密闭容器中保存。

【适应证】用于 2~16 岁儿童部分性癫痫发作的加用治疗。

【禁忌证】已知对本品过敏者。

【用法用量】①用法:可餐后或与食物同服。②用量:儿童使用剂量为 0.5~1mg/(kg·d),分早晚 2 次服用,每周加量 1 次,每次增加 0.5~1mg/(kg·d),直至达到 4~8mg/(kg·d)。

【不良反应】①最常见的有疲劳、注意力不集中、找词困难、情绪不稳、厌食、体重下降。②偶可见出汗减少、麻木、语言不利、共济失调等。

【注意事项】①儿童用药时,应在 2~8 周内逐渐停药,忌突然停药,以免诱发癫痫发作加重。②儿童必须在成人监护下使用。③需服用整颗剂量时,年龄偏小不易吞服整颗胶囊的患儿,可拆开胶囊,将胶囊内小球与食物充分混合后再服用,确保剂量准确。④服用非整颗剂量的患儿,应对胶囊内包衣小球严格清点,将其分装成单次口服剂量。

2. 左乙拉西坦片 / 口服溶液

【性状】本品为左乙拉西坦片为黄色椭圆形薄膜包衣片,片剂的单面有刻痕,除去包衣后显白色。左乙拉西坦口服溶液为无色或几乎无色的澄清溶液。

【规格型号】左乙拉西坦片:0.25g, 0.5g, 1.0g;左乙拉西坦口服溶液:150ml:15g。

【贮藏】25℃及以下保存。

【适应证】左乙拉西坦口服溶液适用于 1 个月以上婴幼儿,左乙拉西坦片适用于 4 岁以上儿童癫痫患儿,作为部分性癫痫发作的加用治疗。

【禁忌证】对左乙拉西坦过敏或对吡咯烷酮衍生物及其他任何成分过敏者。

【用法用量】①用法:在餐间或餐后服用。②用量:儿童起始剂量为 10mg/(kg·d),早晚各一次,每周增加 10mg/(kg·d),直至 40~60mg/(kg·d)。

【不良反应】最常见的有嗜睡、敌意、神经质、情绪不稳、易激动、食欲减退、乏力和头痛。

【注意事项】①如需停止服用,建议逐渐停药,儿童应每隔 2 周减少 10mg/kg。②肾功能损伤患儿的服用剂量需要调整;严重肝功能损害患儿,选择服用剂量前,需进行肝功能检测。③曾有关于服用抗癫痫药物包括左乙拉西坦治疗的癫痫患儿出现自杀、自杀未遂、自杀意念和行为的报道。④必须在成人监护下使用。⑤准确查对药物剂量。⑥严格分取药品,确保剂量准确。

3. 奥卡西平片 / 口服混悬液

【性状】奥卡西平片为固体片剂。奥卡西平口服混悬液为白色至淡棕色或淡红色均匀的乳状混悬液,有水果香味。

【规格型号】奥卡西平片:0.3g;奥卡西平口服混悬液:100ml:60mg。

【贮藏】奥卡西平片:30℃以下密封保存。奥卡西平口服混悬液:避光,30℃以下保存。

【适应证】原发性全面性强直-阵挛发作和部分性发作,伴有或不伴有继发性全面性发作的患儿。奥卡西平片适用于5岁及5岁以上儿童,奥卡西平口服混悬液适用于1个月以上儿童或无法吞咽片剂的幼儿。

【禁忌证】①已知对本品任何成分过敏者。②房室传导阻滞者。

【用法用量】①用法:本品可以空腹或与食物一起服用。②用量:儿童初始剂量为8~10mg/(kg·d),早晚各一次,每周加一次量,每次增加的剂量不超过10mg/(kg·d),直至30~40mg/(kg·d),最大可达46mg/(kg·d)。

【不良反应】超过10%的患儿会出现嗜睡、头痛、头晕、复视、恶心、呕吐和疲劳等反应。

【注意事项】①使用时应注意有无发生药物超敏反应,这是一种少见且可危及生命的药物不良反应,其特征是潜伏期较长,伴皮疹、血液系统异常和内脏损害。②过敏体质者慎用。③必须在成人监护下使用。④口服混悬液服用前,应先摇匀,随后立即倒出处方剂量的药液,小剂量可直接经取药器口服,亦可与少量水混合后立即服用。⑤每次服用后,紧闭瓶盖,并用清洁干燥的纸巾将取药器外部擦拭干净。

4. 卡马西平片

【性状】本品为白色片剂。

【规格型号】200mg。

【贮藏】密封,置阴凉干燥处。

【适应证】癫痫部分性发作、原发或继发性全身强直痉挛发作、混合型发作。

【禁忌证】①已知对卡马西平和相关结构药物(如三环类抗抑郁药)或制剂的其他成分过敏者。②房室传导阻滞。③血清铁严重异常。④有骨髓抑制史。⑤有肝卟啉病史。⑥有严重肝功能不全病史。

【用法用量】初始剂量为5~10mg/(kg·d),每日分1~3次口服,每周增加5~10mg/(kg·d),1~4周内加至维持量10~30mg/(kg·d),极量为1.2g/d。

【不良反应】①最常见的是嗜睡、共济失调、粒细胞下降、视力障碍、肝功异常、皮疹。②偶可出现恶心、呕吐、胃肠不适、腹痛、眩晕、多动、复视、眼震、头痛、抽搐、粒细胞减少、血小板减少、肌张力不全。③最严重的不良反应为过敏、皮疹、Stevens-Johnson综合征,但较少见。④长期服用往往伴有低血钠和水中毒,还可发生低血钙、碱性磷酸酶水平上升。

【注意事项】①准确查对药物剂量。②严格分取药品,确保剂量准确。③与三环类抗抑郁药有交叉过敏。④用药期间注意全血细胞、尿常规、肝功能、眼科检查。⑤癫痫患儿不能突然撤药。⑥已用其他抗癫痫药物的患儿,本品用量应逐渐递增；漏服时应尽快补服,不可一次服用双倍量。⑦儿童必须在成人监护下使用。

5. 丙戊酸钠片/口服溶液

【性状】丙戊酸钠片为白色椭圆形薄膜衣,两面各有一刻痕,除去薄膜衣后显白色。丙戊酸钠口服溶液为红色、澄清、黏稠液体。

【规格型号】丙戊酸钠片:500mg;丙戊酸钠口服溶液:300ml:12g。

【贮藏】丙戊酸钠片:密封,干燥处保存。丙戊酸钠口服溶液:密闭阴凉处保存(≤20℃)。

【适应证】全面性、部分性或其他类型的癫痫。丙戊酸钠片适合年龄大于6岁的患儿,丙戊酸钠口服溶液适合年龄较小无法吞咽片剂的患儿。

【禁忌证】①急性肝炎。②慢性肝炎。③个人或家族有严重肝炎史,特别是药物所致肝炎。④对丙戊酸钠过敏者。

【用法用量】①用法:进餐后立即服用,以减少药物对胃部的刺激。②用量:20~40mg/(kg·d),每日两次,个别患儿可达60~100mg/(kg·d),极量为1.5g/d。

【不良反应】①消化系统:厌食、恶心、食欲减退、呕吐、腹泻等。②神经系统:嗜睡、眩晕、震颤、共济失调、复视等。③血液系统:白细胞减少、血小板减少、低纤维蛋白血症等。④还可出现脱发、肥胖、遗尿、中毒性肝炎、血清碱性磷酸酶水平升高,转氨酶水平升高、高血氨等不良反应。

【注意事项】①合并血液病、肝病史、肾功能损害、器质性脑病时慎用。②用药前和用药期间应做血常规包括血小板计数,肝、肾功能检查,肝功能在最初半年内最好每1~2个月复查一次,半年后复查间隔酌情延长。③停药时,应逐渐减量。④当取代其他抗惊厥药物时,丙戊酸钠用量应逐渐增加,而被取代的药物应逐渐减少,以维持对发作的控制。⑤儿童必须在成人监护下使用。

6. 拉莫三嗪片

【性状】本品为淡黄色方圆形片剂。

【规格型号】50mg。

【贮藏】遮光,密闭保存。

【适应证】多用于顽固性癫痫的添加治疗,尤其对儿童失神、非典型失神和失张力发作效果好。

【禁忌证】已知对拉莫三嗪和本品中任何成分过敏者。

【用法用量】儿童单药治疗初始剂量为2mg/(kg·d),每日2次,缓慢加量,2周后加至5mg/(kg·d),维持量5~15mg/(kg·d)。

【不良反应】①最常见有困倦、皮疹、呕吐和发作频率增加。②可出现复视、共济失调、头痛、情绪障碍和攻击行为等。

【注意事项】①有皮肤不良反应的报道,一般发生在开始治疗的前8周,大多数皮疹是轻微的和自限性的。②注意变态反应的早期表现（如发热、淋巴结病），如不能确定另有健康史，应停用本品。③儿童必须在成人监护下使用。

7. 加巴喷丁胶囊

【性状】本品内容物为白色或类白色粉末或颗粒。

【规格型号】0.1g/粒。

【贮藏】密闭，在阴凉处（≤20℃）保存。

【适应证】12岁以上儿童伴或不伴继发性全身发作的部分性发作的辅助治疗，也可用于3~12岁儿童的部分性发作的辅助治疗。

【禁忌证】①已知对本品中任一成分过敏者。②急性胰腺炎。

【用法用量】①用法：第一日用药可在睡前服用，两次服药间隔最长不能超过12h。②用量：每日3次，3~12岁儿童初始剂量为10~15mg/（kg·d），约3d达到有效剂量。5岁以上患儿有效剂量为25~35mg/（kg·d），3~4岁的患儿有效剂量为40mg/（kg·d）。

【不良反应】①最常见的有嗜睡、疲劳、眩晕、头痛、恶心、呕吐、体重增加、紧张、失眠、共济失调、眼球震颤、感觉异常及厌食。②偶可出现衰弱、视觉障碍、震颤、关节脱臼、异常思维、健忘、口干、抑郁及情绪化倾向。

【注意事项】①癫痫患儿突然停药可诱发癫痫发作及癫痫持续状态。②有潜在的致癌风险。③儿童必须在成人监护下使用。

二、镇静催眠类药物

镇静催眠类药物是指可减少某些器官或组织活性，抑制中枢神经系统以起到镇静作用的药物。主要用于烦躁、焦虑、抽搐等的对症治疗。代表药包括地西泮片（安定）、苯巴比妥片、氯硝西泮片、水合氯醛溶液。

1. 地西泮片（安定）

【性状】本品为白色片剂。

【规格型号】高密度聚乙烯瓶包装，2.5mg；铝塑包装，2.5mg。

【贮藏】密封保存。

【适应证】主要用于焦虑、镇静催眠，还可用于抗癫痫和抗惊厥。

【禁忌证】新生儿。

【用法用量】6个月以上儿童方可使用，每次1~2.5mg，每日2~4次口服，用量根据情况酌量增减，最大剂量不超过每次10mg。

【不良反应】①常见的有嗜睡、头晕、乏力等，大剂量可出现共济失调、震颤。②罕见皮疹、白细胞减少。③长期连续用药可产生依赖性和成瘾性，停药可能发生撤药症状，表现为激动或忧郁。

【注意事项】①对苯二氮䓬类药物过敏者，可能对本药过敏。②肝肾功能损害者能延长本药清除半衰期。③癫痫患儿突然停药可引起癫痫持续状态。④严重的精神抑郁可使病情加重,甚至产生自杀倾向,应采取预防措施。⑤对本药耐受量小,对儿童初始用量宜小。⑥儿童必须在成人监护下使用。

　　2. 氯硝西泮片

　　【性状】本品为白色或类白色片剂。

　　【规格型号】2mg。

　　【贮藏】遮光,密封保存。

　　【适应证】各型癫痫,尤其适用于失神发作、婴儿痉挛症、肌阵挛、运动不能性发作及 Lennox-Gastaut 综合征。

　　【禁忌证】新生儿。

　　【用法用量】10 岁以下或体重 30kg 以下的儿童初始剂量为 0.01~0.03mg/(kg·d),每日 2~3 次,逐渐加量,每 3d 增加(0.25~0.5)mg,直至达到 0.1~0.2mg/(kg·d)或出现不良反应为止。

　　【不良反应】①常见有嗜睡、头晕、共济失调、行为紊乱异常兴奋、神经过敏易激惹、肌力减退。②较少发生的有行为障碍、思维不能集中、易怒、精神错乱、幻觉、精神抑郁、皮疹或过敏、咽痛、发热或出血异常、瘀斑、极度疲乏、乏力等。

　　【注意事项】①癫痫患儿突然停药可加重癫痫发作,甚至诱发癫痫持续状态。②对苯二氮䓬类药物过敏者,可能对本药过敏。③避免长期大量使用而成瘾,总疗程不宜超过 3~6 个月。④儿童必须在成人监护下使用。

　　3. 苯巴比妥片

　　【性状】本品为白色片剂。

　　【规格型号】30mg。

　　【贮藏】密封保存。

　　【适应证】主要用于治疗焦虑、失眠、癫痫及运动障碍,是治疗癫痫发作的重要药物。

　　【禁忌证】①严重肺功能不全、肝硬化、血卟啉病史、贫血、哮喘史、未控制的糖尿病患儿。②对本药过敏者。

　　【用法用量】3~5mg/(kg·d),每日 1~2 次,需 2~3 周达稳态血药浓度。

　　【不良反应】①最常见的是嗜睡,用药 1~2 周后可耐受。②大剂量时可产生眼球震颤、共济失调和严重的呼吸抑制。③应用此药的 1%~3% 患儿中会出现皮疹、肝功能受损。

　　【注意事项】①不可骤然停药。②对一种巴比妥过敏者,可能对本药过敏。③肝功能不全者,用量应从小剂量开始。④与其他中枢抑制药合用,可对神经中枢产生协同抑制作用。⑤儿童用药可能会引起反常的兴奋,这种现象与剂量和血药物浓度无关,多见于 1~6 岁儿童,且多伴有基础疾病。⑥儿童必须在成人监护下使用。

4. 水合氯醛溶液

【性状】本品为无色透明液体。其中水合氯醛为白色或无色透明的结晶，有刺激性臭味。

【规格型号】10% 水合氯醛溶液，使用蒸馏水将水合氯醛结晶稀释溶解为 10% 的浓度，即可使用。50ml/ 瓶；100ml/ 瓶。

【贮藏】2~8℃冷藏保存。

【适应证】①治疗失眠：入睡困难者。②手术前、检查前用药：可镇静和解除焦虑。③抗惊厥：癫痫持续状态，小儿高热、破伤风引起的惊厥。

【禁忌证】①肝、肾、心功能严重障碍者。②间歇性血卟啉病。

【用法用量】催眠镇静，按照每次 0.3~0.5ml/kg 口服，儿童最大限量为 10ml。

【不良反应】①对胃黏膜有刺激，易引起恶心、呕吐。②大剂量能抑制心肌收缩力，缩短心肌不应期，并抑制延髓的呼吸及血管运动中枢。③对肝、肾有损害作用。④偶有过敏性皮疹、荨麻疹。

【注意事项】①长期服用可产生依赖性及耐受性，突然停药可引起神经质、幻觉、烦躁、异常兴奋、谵妄、震颤等严重撤药综合征。②儿童必须在成人监护下使用。

三、其他神经系统类药物

神经系统常用药物还包括一些可促进脑功能代谢、修复脑损伤、营养神经、改善肌力、控制精神运动障碍的各类药物。代表药物有盐酸苯海索片、脑蛋白水解物口服液、甲钴胺片、胞磷胆碱钠片、艾地苯醌片、盐酸硫必利片、氟哌啶醇片、盐酸氟桂利嗪胶囊、溴吡斯的明片。

1. 盐酸苯海索片

【性状】本品片剂为白色片剂。

【规格型号】2mg。

【贮藏】密封保存。

【适应证】①帕金森病、帕金森综合征。②药物引起的锥体外系疾病。

【禁忌证】青光眼、尿潴留、前列腺肥大。

【用法用量】儿童起始剂量为 0.5mg/d，每日 2 次，可根据个体病情严重程度酌情调整用量。

【不良反应】①常见口干、视物模糊。②偶可见心动过速、恶心、呕吐、尿潴留、便秘等。③长期应用可出现嗜睡、抑郁、记忆力下降、幻觉、意识混浊。

【注意事项】①儿童慎用。②可同时口服氟哌啶醇以预防肌力过低。③儿童必须在成人监护下使用。

2. 脑蛋白水解物口服液

【性状】本品为无色或浅黄色澄明液体。

【规格型号】10ml：50mg。

【贮藏】密封，置于阴凉处。

【适应证】先天性脑发育不全、中枢神经系统感染、老年性痴呆、颅脑外伤后遗症、脑血管损伤后遗症等疾病。

【禁忌证】①对本品过敏者。②癫痫持续状态。③严重肾功能不全。

【用法用量】每次 50~100mg，每日 3 次。

【不良反应】可出现皮肤瘙痒、皮疹等变态反应。

【注意事项】①尚不明确，严格遵医嘱服用。②儿童需在成人监护下服用。

3. 甲钴胺片

【性状】本品为红褐色薄膜衣片，除去包衣后显粉红色。

【规格型号】0.5mg。

【贮藏】避光，密封保存。

【适应证】周围神经病。

【禁忌证】对甲钴胺或本品中任何辅料有过敏史的患儿。

【用法用量】①用法：早晚餐后口服。②用量：儿童每次口服 0.5mg，每日 2~3 次，根据年龄、症状酌情增减。

【不良反应】①偶有皮疹发生，发生率 <0.1%。②偶有食欲减退、恶心、呕吐、腹泻，发生率 0.1%~5%。

【注意事项】①如果服用 1 个月以上无效，则无须继续服用。②儿童必须在成人监护下使用。

4. 胞磷胆碱钠片

【性状】本品为白色片剂。

【规格型号】0.2g。

【贮藏】遮光，密封保存。

【适应证】用于治疗颅脑损伤或脑血管意外所引起的神经系统的后遗症。

【禁忌证】使用甲氯芬酯（氯酯醒）的患儿。

【用法用量】每次 0.1~0.2g，每日 3 次。

【不良反应】偶见轻微消化道反应，持续时间短。

【注意事项】儿童必须在成人监护下使用。

5. 艾地苯醌片

【性状】本品为糖衣片，除去糖衣后显橙黄色。

【规格型号】30mg。

【贮藏】密闭，阴凉处保存。

【适应证】慢性脑血管病及脑外伤等所引起的脑功能损害，能改善主观症状、语言、焦虑、抑郁、记忆减退、智力下降等精神行为障碍。

【禁忌证】妊娠期妇女禁用,儿童尚不明确。

【用法用量】①用法:餐后服用。②用量:儿童每次口服 15mg,每日 1~3 次。

【不良反应】①不良反应主要有变态反应、皮疹、恶心、食欲减退、腹泻、兴奋、失眠、头晕等,发生率在 3% 左右。②偶可见白细胞减少、肝功能损害。

【注意事项】①长期服用要注意检查 ALT、AST 等肝功能。②儿童必须在成人监护下使用。

6. 盐酸硫必利片

【性状】本品为白色片剂。

【规格型号】0.1g。

【贮藏】密封保存。

【适应证】主要用于治疗舞蹈症、抽动秽语综合征及精神运动障碍。

【禁忌证】尚不明确。

【用法用量】儿童每次口服 0.05g,每日 1~2 次。

【不良反应】①较常见的为嗜睡(发生率约为 2.5%)、消化道反应及头晕、乏力等。②偶可出现木僵、肌强直、心率增快、血压波动、出汗等综合征。

【注意事项】①严重循环系统障碍、肝肾功能障碍、脱水营养不良的患儿慎用。②儿童必须在成人监护下使用。

7. 氟哌啶醇片

【性状】本品为糖衣片,除去包衣后显白色。

【规格型号】2mg。

【贮藏】避光,密封保存。

【适应证】用于急、慢性各型精神分裂症、躁狂症、抽动秽语综合征,也可用于控制兴奋躁动、敌对情绪和攻击行为。

【禁忌证】①基底神经节病变、帕金森病、帕金森综合征、严重中枢神经抑制状态者、骨髓抑制、青光眼、重症肌无力。②对本品过敏者。

【用法用量】①精神分裂症,口服起始剂量每次 2~4mg,每日 2~3 次,逐渐增加至常用量 10~40mg/d。②抽动秽语综合征:每次 1~2mg,每日 2~3 次。

【不良反应】①长期大量使用可出现迟发性运动障碍。②可出现口干、视物模糊、乏力、便秘、出汗等。③少数患儿可能引起抑郁反应。④偶见过敏性皮疹、粒细胞减少。

【注意事项】①长期使用应定期检查肝功能与白细胞计数。②常规需加用盐酸苯海索片口服,以拮抗药物不良反应。③儿童必须在成人监护下使用。

8. 盐酸氟桂利嗪胶囊

【性状】本品内容物为白色至微黄色粉末。

【规格型号】5mg/粒。

【贮藏】密封保存。

【适应证】典型或非典型性偏头痛的预防性治疗以及由前庭功能紊乱引起的眩晕的对症治疗。

【禁忌证】①有本药物过敏史。②有抑郁症病史。③急性脑出血性疾病。

【用法用量】由于本药能透过血脑屏障,有明确的中枢神经系统不良反应且儿童中枢神经系统对药物的反应敏感,原则上儿童慎用此药。目前临床上儿童常用剂量为5mg/d,每日1次。

【不良反应】①最常见的有嗜睡和疲怠感。②长期服用可以出现抑郁症,女患儿较常见。③可出现不自主运动、下颌运动障碍、强直等,多数用药3周后出现,停药后消失。④少数患儿可出现失眠、焦虑等症状。⑤可出现胃烧灼感,进食量增加,体重增加。⑥少数患儿可出现皮疹、口干、溢乳、肌肉酸痛等症状,但多为短暂性,停药可以缓解。

【注意事项】①用药后疲怠症状逐步加重者应当减量或停药。②严格控制药物剂量,当维持剂量达不到治疗效果或长期应用出现锥体外系症状时,应当减量或停止服药。③患有锥体外系疾病时,应当慎用本制剂。④儿童必须在成人监护下使用。

9. 溴吡斯的明片

【性状】本品为糖衣片,除去包衣后,显白色。

【规格型号】60mg。

【贮藏】遮光,密封保存。

【适应证】用于重症肌无力,手术后功能性肠胀气及尿潴留等。

【禁忌证】心绞痛、支气管哮喘、机械性肠梗阻及尿路梗阻。

【用法用量】儿童起始剂量为30~60mg/d,每日3~4次,起效后维持2~4个月,必要时加量。

【不良反应】①常见腹泻、恶心、呕吐、胃痉挛、汗及唾液增多等。②偶可有尿频、缩瞳等。③接受大剂量治疗的重症肌无力患儿,常出现精神异常。

【注意事项】①心律失常、房室传导阻滞、术后肺不张或肺炎患儿慎用。②儿童必须在成人监护下使用。

（陶秋吉　薛雅文）

第三节   儿童呼吸系统常用口服药物

一、平喘药

平喘药是指具有解除支气管平滑肌痉挛、扩张支气管,达到缓解喘息作用的药物。可用于预防和缓解支气管哮喘发作,治疗哮喘型支气管炎、喘息性支气管炎等,包括支气管扩张类药物、抗过敏平喘类药物。

1. 支气管扩张类代表药

（1）盐酸丙卡特罗口服溶液

【性状】本品为无色澄清、略带黏稠的液体,具有橘子的芳香,味甜。

【规格型号】30ml∶0.15mg;60ml∶0.3mg。

【贮藏】遮光,密闭,10~30℃保存。

【适应证】缓解下述疾病呼吸道阻塞性障碍引起的呼吸困难等症状:支气管哮喘、慢性支气管炎、急性支气管炎、喘息性支气管炎。

【禁忌证】正在使用儿茶酚胺制剂（肾上腺素、异丙肾上腺素）治疗的患儿;对本品成分有过敏史的患儿。

【用法用量】6岁以上患儿:每日1次,睡前口服或每日2次,早、晚睡前口服,每次25μg（相当于口服溶液5ml）;不满6岁的幼儿:每日2次,早、晚睡前口服或每日3次,早、中、晚睡前口服,每次1.25μg/kg（相当于口服液0.25ml/kg）。可根据年龄、症状适当增减。通常不满6岁患儿的每次给药量标准如下:不满1岁:10~15μg/d（相当于口服液2~3ml）;1~3岁:15~20μg/d（相当于口服液3~4ml）;3~6岁:20~25μg/d（相当于口服液4~5ml）。

【不良反应】①低血钾。②偶有休克、过敏样症状,发现异常时,减量或中止给药,采取对症处理。③其他不良反应:心悸、频脉、发热,肌肉震颤、头痛、偶有眩晕、失眠等,时有恶心、呕吐或偶有口渴、胃部不适感。

【注意事项】①以下患儿慎用:甲状腺功能亢进症、高血压、心脏病、糖尿病等。②按用法用量正确使用未见疗效时,可认为本剂不适用,可反馈医生终止给药。③由于本剂可抑制变应原引起的皮肤反应,所以皮肤试验前12h最好终止给药。④放置于儿童接触不到的地方。

（2）盐酸丙卡特罗片

【性状】本品为带有割线的白色片剂。

【规格型号】25μg。

【贮藏】遮光,密封保存。

【适应证】本品为支气管扩张剂,适用于支气管哮喘、喘息性支气管炎、伴有支气管反应性增高的急性支气管炎、慢性阻塞性肺部疾病。

【禁忌证】对本品及肾上腺素受体激动药过敏者。

【用法用量】口服，6 岁以上儿童：每次 25μg（1 片）。儿童可依据年龄、症状和体重适当增减。

【不良反应】偶有口干、鼻塞、倦怠、恶心、胃部不适、肌颤、头痛、眩晕或耳鸣，亦可发生皮疹、心律失常、心悸、面部潮红等。

【注意事项】①可能引起心律失常，服用时应予注意。②以下患儿慎服：甲状腺功能亢进、高血压、心脏病、糖尿病。③本品有抑制过敏引起的皮肤反应作用，故皮肤试验时应提前 12h 终止给药。

（3）氨溴特罗口服液

【性状】本品为无色澄清液体，带有调味剂的芳香，味香甜。

【规格型号】100ml/ 瓶。

【贮藏】常温（10~30℃），密封保存。

【适应证】用于治疗急、慢性呼吸道疾病（如急、慢性支气管炎，支气管哮喘，肺气肿等）引起的咳嗽、痰液黏稠、排痰困难、喘息等。

【禁忌证】肥厚型心肌病患儿；对本品过敏者。

【用法用量】①12 岁以下儿童：口服，每次 2.5~15ml，每日 2 次。②12 岁以上儿童：口服，每次 20ml，每日 2 次，症状明显好转后可减至每次 10ml，每日 2~3 次；对严重呼吸困难患儿，最初 2~3d，口服每次 20ml，每日 3 次。

【不良反应】①精神神经系统：偶见头痛、手颤、嗜睡、不安、头晕、失眠、兴奋、四肢发麻等。②循环系统：偶见心悸、心动过速、血压升高、心律不齐等。③过敏：偶见过敏性皮疹，且在部分特异体质患儿中，可发生全身性过敏，表现为瘙痒、支气管痉挛、低血压、虚脱等，此时应停药。④其他：偶见倦怠、胃肠不适等。

【注意事项】①甲状腺功能亢进症，高血压、心脏疾病（心功能不全、心律不齐等）、糖尿病、重度肾功能不全患儿慎用。②曾有服用 β_2 受体激动剂导致血清钾水平降低的报道，而黄嘌呤类药物、甾体类药物及利尿剂可能加剧 β_2 受体激动剂降低血清钾的作用，合用时应特别注意。

（4）氨茶碱

【性状】本品为白色至微黄色片剂。

【规格型号】按 $C_2H_8N_2(C_7H_8N_4O_2)_2 \cdot 2H_2O$ 计 100mg，0.1g/ 片。

【贮藏】遮光，密封保存。

【适应证】支气管哮喘、喘息型支气管炎、阻塞性肺气肿等缓解喘息症状；心源性肺水肿引起的哮喘。

【禁忌证】对本品过敏的患儿，活动性消化溃疡和未经控制的惊厥性疾病患儿。

【用法用量】口服，小儿每次按 3~5mg/kg，每日 3 次。

【不良反应】茶碱的毒性常出现在血清浓度为 15~20μg/ml,特别是在治疗开始,早期多见恶心、呕吐、易激动、失眠等;当血清浓度超过 20μg/ml,可出现心动过速、心律失常;血清中茶碱超过 40μg/ml,可发生发热、失水、惊厥等症状,严重的甚至呼吸、心搏停止致死。

【注意事项】①不适用于哮喘持续状态或急性支气管痉挛发作的患儿。②应定期监测血清茶碱浓度,以保证最大的疗效而不发生血药浓度过高的危险。③茶碱制剂可致心律失常或使原有的心律失常恶化;患儿心率或心律的任何改变均应进行监测和研究。④低氧血症、高血压或者消化道溃疡病史的患儿慎用。⑤新生儿血浆清除率可降低,血清浓度增加,应慎用。

2. 抗过敏平喘类代表药

（1）孟鲁司特钠咀嚼片

【性状】不同厂家性状有所不同,白色片剂,或为粉红色圆形片剂,或为粉红色椭圆形片剂。

【规格型号】以孟鲁司特计:5mg/ 片;4mg/ 片。

【贮藏】避光、密封,在阴凉(≤20℃)干燥处保存。

【适应证】2~14 岁儿童哮喘的预防和长期治疗,包括预防白天和夜间的哮喘症状,治疗对阿司匹林(乙酰水杨酸)敏感的哮喘患儿以及预防运动诱发的支气管收缩;减轻过敏性鼻炎引起的症状(2~14 岁儿童的季节性过敏性鼻炎和常年性过敏性鼻炎)。

【禁忌证】对本品中的任何成分过敏者。

【用法用量】每日 1 次。哮喘患儿应在睡前服用。过敏性鼻炎患儿可根据自身情况在需要时服药。同时患有哮喘和过敏性鼻炎的患儿应每晚用药一次。6~14 岁哮喘和 / 或过敏性鼻炎患儿每日 1 次,每次 5mg。2~5 岁哮喘和 /或过敏性鼻炎患儿每日 1 次,每次 4mg。

【不良反应】一般耐受性良好,不良反应轻微,通常不需要终止治疗;总的不良反应发生率与安慰剂相似。罕见上呼吸道感染、出血倾向增加、免疫系统紊乱、精神系统紊乱等。

【注意事项】①口服本品治疗急性哮喘发作的疗效尚未确定,因此不应用于治疗急性哮喘发作,应告知患儿应准备急性哮喘发作的抢救用药。②虽然在医师的指导下可逐渐减少合并使用的吸入糖皮质激素剂量,但不应用本品突然取代吸入或口服糖皮质激素。

（2）富马酸酮替芬片

【性状】本品为白色或类白色片剂。

【规格型号】1mg(按酮替芬计)。

【贮藏】遮光,密封保存。

【适应证】过敏性鼻炎,过敏性支气管哮喘。

【禁忌证】尚不明确。

【用法用量】口服,每次 1 片,每日 2 次,早晚服用。6 岁以下儿童禁用,6 岁以上儿童酌情减量。

【不良反应】①常见嗜睡、倦怠、口干、恶心等消化道反应。②偶见头痛、头晕、迟钝及体重增加。

【注意事项】①儿童用量咨询医师或药师。②对本品过敏者禁用,过敏体质者慎用。③本品性状改变时禁用。④放在儿童不能接触的地方。⑤儿童必须在成人监护下使用。⑥如果正在使用其他药品,使用本品前咨询医师或药师。

二、镇咳药

对于剧烈无痰的咳嗽,例如上呼吸道病毒感染所致的慢性咳嗽或者经对因治疗后咳嗽未见减轻者,为了减轻患者的痛苦,防止原发疾病的发展,避免剧烈咳嗽引发的并发症,可采用镇咳药物治疗。若咳嗽伴有咳痰困难,则应使用祛痰药,慎用镇咳药,否则积痰排不出,易继发感染,并且阻塞呼吸道,引起窒息。本类代表药物包括复方福尔可定口服液、右美沙芬缓释混悬液。

1. 复方福尔可定口服液

【性状】不同厂家略有不同。或为深红色的澄清液体,有香气,味甜;或为绿褐色澄清的浓厚液体,有芳香气,味酸甜而后苦。

【规格型号】不同复方制剂略有不同,每毫升含福尔可定 1mg。

【贮藏】遮光,密闭,在阴凉处保存。

【适应证】急性支气管炎、慢性支气管炎急性发作、呼吸道感染等引起的咳嗽、咳痰。

【禁忌证】①对本品成分过敏者。②严重高血压、冠心病、甲状腺功能亢进症、肝脏疾病、服用单胺氧化酶抑制剂及对盐酸麻黄碱敏感或不能耐受的患儿。

【用法用量】口服。每日服 3~4 次。2 岁半(30 个月)以下婴幼儿:每次服 2.5ml;2 岁半(30 个月)至 6 岁儿童:每次服 5ml;6 岁以上儿童:每次服 10ml。

【不良反应】一般无不良反应,个别敏感者可出现思睡、头晕、胃肠不适、腹痛、恶心、呕吐、口干等。需注意过敏症状,若有此情况,立即停止服药,并咨询医生。

【注意事项】有严重肝肾功能损害者,需调整剂量。

2. 右美沙芬缓释混悬液

【性状】本品为黄色混悬液;味甜,带稠味剂有芳香气味。

【规格型号】100ml:0.6g(以氢溴酸右美沙芬计)。

【贮藏】遮光,密闭保存。

【适应证】伴有干咳的感冒、咽喉炎以及其他上呼吸道对症治疗。

【禁忌证】①有精神病史者。②服用单胺氧化酶抑制剂停药不满两周的患儿。

【用法用量】口服。服用以前充分振摇。12周岁以上儿童,常用量每日2次,每次10ml;6~12岁儿童,常用量每日2次,每次5ml;2~6岁儿童,常用量每日2次,每次2.5ml。

【不良反应】可见头晕、头痛、嗜睡、易激动、嗳气、食欲缺乏、便秘、恶心、皮肤过敏等,但不影响疗效。停药后上述反应可自行消失。过量可引起神志不清、支气管痉挛、呼吸抑制。

【注意事项】①2岁以下儿童使用本品时请咨询医师。②用药7d,症状未缓解,请咨询医师或药师。③哮喘、痰多、肝肾功能不全患儿慎用。④对本品过敏者禁用,过敏体质者慎用。⑤本品性状改变时禁用。⑥将本品放在儿童不能接触的地方。⑦儿童必须在成人监护下使用。⑧如果正在使用其他药品,使用本品前请咨询医师或药师。

三、祛痰药

适用于有痰不易咳出的情况。祛痰药能改变痰中黏性成分,降低痰的黏滞度,使痰易于咳出。代表药物包括盐酸溴己新片、乙酰半胱氨酸颗粒、羧甲司坦口服溶液、盐酸氨溴索口服液。

1. 盐酸溴己新片

【性状】本品为白色片剂。

【规格型号】8mg。

【贮藏】密封保存。

【适应证】主要用于急,慢性支气管炎,支气管扩张等有多量黏痰而不易咯出的患儿。

【禁忌证】对本品过敏者。

【用法用量】口服,儿童剂量请咨询医师或药师。

【不良反应】偶有恶心、胃部不适。可能使血清转氨酶水平暂时升高。

【注意事项】①对本品过敏者禁用。②本品对消化道黏膜有刺激性,胃溃疡患儿慎用。③本品性状改变时禁用。④儿童必须在成人的监护下使用。⑤将本品放在儿童不能接触的地方。

2. 乙酰半胱氨酸颗粒

【性状】本品为可溶性细颗粒;气芳香,味酸甜。

【规格型号】0.2g/袋。

【贮藏】遮光,密封。

【适应证】慢性支气管炎等咳嗽有黏痰而不易咳出的患儿。

【禁忌证】哮喘患儿。

【用法用量】口服。临用前加少量温水溶解,混匀服用,或直接口服。每次半包,每日 2~4 次。

【不良反应】①对呼吸道黏膜有刺激作用,故有时引起呛咳或支气管痉挛。②水溶液中有硫化氢的臭味,部分患儿可引起恶心、呕吐、流涕、胃炎等。③偶可引起咯血。

【注意事项】①消化道溃疡患儿应在医师指导下使用。②对本品过敏者禁用,过敏体质者慎用。③本品性状改变时禁用。④将本品放在儿童不能接触的地方。⑤儿童必须在成人监护下使用。⑥如果正在使用其他药品,使用本品前请咨询医师或药师。

3. 羧甲司坦口服溶液

【性状】本品为棕黄色至浅棕色的液体;味甜,气香。

【规格型号】10ml:500mg。

【贮藏】遮光,密封,在凉处(≤20℃)保存。

【适应证】慢性支气管炎、支气管哮喘等疾病引起的痰液黏稠、咳痰困难患儿。

【禁忌证】消化道溃疡活动期患儿。

【用法用量】口服。儿童用量请咨询医师或药师。

【操作要点】①准确查对药物剂量。②严格分取药品,确保剂量准确。

【不良反应】可见恶心、胃部不适、腹泻、轻度头痛以及皮疹等。

【注意事项】①用药 7d 后,如症状未缓解,应立即就医。②有消化道溃疡史者慎用。③儿童用量请咨询医师或药师。④对本品过敏者禁用,过敏体质者慎用。⑤本品性状改变时禁用。⑥将本品放在儿童不能接触的地方。⑦儿童必须在成人监护下使用。⑧如果正在使用其他药品,使用本品前请咨询医师或药师。

4. 盐酸氨溴索口服液

【性状】本品为无色澄清液体,味甜。

【规格型号】120ml/瓶。

【贮藏】密封。

【适应证】痰液黏稠不易咳出患儿。

【禁忌证】盐酸氨溴索过敏者。

【用法用量】最好在进餐时服用,12 岁以上儿童:每次 10ml,每日 3 次;5~12 岁儿童:每次 5ml,每日 3 次;2~5 岁儿童:每次 2.5ml,每日 3 次;2 岁以下儿童:每次 2.5ml,每日 2 次。长期服用者可减为每日 2 次。

【不良反应】偶见皮疹、恶心、胃部不适、食欲缺乏、腹痛、腹泻。

【注意事项】①应避免与中枢性镇咳药(如右美沙芬等)同时使用,以免稀化的痰液堵塞气道。②本品为一种黏液调节剂,仅对咳痰症状有一定作用,在使用时应注意咳嗽、咳痰的原因,如使用 7d 后未见好转,应及时就医。③服用过量或发生严重不良反应时应立即就医。④对本品过敏者禁用,过敏体质者慎用。⑤本品性状改变时禁用。⑥将本品放在儿童不能接触的地方。⑦儿童必须在成人监护下使用。⑧如果正在使用其他药品,使用本品前请咨询医师或药师。

(刘腊梅   高舒静)

第四节   儿童消化系统常用口服药物

一、助消化药

助消化药是指能促进胃肠消化的一类药物,它能促进消化液的分泌,可用于消化道分泌功能不足、消化不良、病后恢复期的消化功能减退,以及食欲减退与慢性萎缩性胃炎等。代表药物包括胃蛋白酶合剂、健胃消食口服液、复方消化酶胶囊、多酶片等。

1. **胃蛋白酶合剂**

【性状】本品为棕色或淡黄色透明液体,可见絮状物沉淀;味甜,有果汁香。

【规格型号】100ml/ 瓶;200ml/ 瓶。

【贮藏】密闭,在凉暗处保存。

【适应证】缺乏胃蛋白酶或病后消化功能减退而引起的消化不良症。

【禁忌证】对本品过敏者。

【用法用量】餐前 30min 服用,服时摇匀。每次 3~5ml,每日 3 次。

【不良反应】未见。

【注意事项】①忌与抗酸药物(碱性药物)同服。②本品在贮藏期间会产生少量沉淀,摇匀后服用。③儿童必须在成人监护下使用。

2. **健胃消食口服液**

【性状】本品为黄棕色的澄清液体,久置可有少量轻摇易散的沉淀;气香,味酸甜。

【规格型号】10ml/ 支。

【贮藏】密封,防震保存。

【适应证】健胃消食。用于脾胃虚弱所致的食积,症见不思饮食、嗳腐酸臭、脘腹胀满;消化不良见上述证候者。

【禁忌证】对本品过敏者。

【用法用量】在餐间或餐后服用。每次 10ml,每日 2 次,2 周为一疗程。

【不良反应】未见。

【注意事项】尚不明确。

3. 复方消化酶胶囊

【性状】本品为无色透明硬胶囊,内含橙、白、绿三种颜色的柱形膜衣片。

【规格型号】10 粒 / 盒, 每粒含胃蛋白酶 25mg、木瓜酶 50mg、淀粉酶 15mg、熊去氧胆酸 25mg、纤维素酶 15mg、胰酶 50mg、胰脂酶 13mg。

【贮藏】密封,室温保存。

【适应证】食欲缺乏、消化不良,包括腹部不适、嗳气、餐后腹胀、恶心、排气过多、脂肪便,也可用于胆囊炎和胆结石以及胆囊切除患儿的消化不良。

【禁忌证】急性肝炎患儿及胆道完全闭锁患儿。

【用法用量】餐后口服。每次 1~2 粒,每日 3 次。

【不良反应】①呕吐、泄泻、软便。②可能发生口内不快感。

【注意事项】①服用时可将胶囊打开,但不可嚼碎药片。②对本品过敏者禁用,过敏体质者慎用。③本品性状改变时禁用。④儿童必须在成人监护下使用。

4. 多酶片

【性状】本品为肠溶衣与糖衣的双层包衣片,内层为胰酶,外层为胃蛋白酶。

【规格型号】每片含胰酶 300mg、胃蛋白酶 13mg。

【贮藏】遮光,密闭,在干燥处保存。

【适应证】消化不良、食欲缺乏。

【禁忌证】尚不明确。

【用法用量】每次 2~3 片,每日 3 次。

【不良反应】尚不明确。

【注意事项】①本品在酸性条件下易破坏,故服用时切勿嚼碎。②如服用过量或出现严重不良反应,请立即就医。③对本品过敏者禁用,过敏体质者慎用。④本品性状改变时禁用。

二、抗消化性溃疡药

消化性溃疡的发病与黏膜局部损伤和保护机制之间的平衡失调有关,抗消化性溃疡药主要用于减少胃酸分泌和增强胃黏膜的保护。代表药物包括抗酸类药物、抑制胃酸分泌类药物、胃黏膜保护类代表药、抗幽门螺杆菌类药物等。

1. 抗酸类代表药

（1）复方氢氧化铝片

【性状】本品为白色片剂。

【规格型号】每片含氢氧化铝 0.245g、三硅酸镁 0.105g、颠茄流浸膏

0.002 6ml。

【贮藏】密封干燥。

【适应证】用于缓解胃酸过多引起的胃痛、胃灼热感（烧心）、反酸，也可用于慢性胃炎。

【禁忌证】阑尾炎、急腹症患儿。

【用法用量】餐前 30min 或胃痛发作时嚼碎后服。每次 1~2 片，每日 3 次。

【不良反应】①长期大剂量服用，可致严重便秘，粪结块引起肠梗阻。②肾功能不全者服用后，可能引起血铝水平升高。

【注意事项】①本品连续使用不得超过 7d。②肾功能不全者、长期便秘者慎用。③因本品能妨碍磷的吸收，故不宜长期大剂量使用，低磷血症（如吸收不良综合征）患儿慎用。④高血压、心脏病、消化道阻塞性疾病、甲状腺功能亢进、溃疡性结肠炎等患儿慎用。⑤对本品过敏者禁用，过敏体质者慎用。⑥本品性状改变时禁用。

（2）铝碳酸镁片

【性状】本品为白色片剂。

【规格型号】0.5g。

【贮藏】密封保存。

【适应证】慢性胃炎与胃酸有关的胃部不适，如胃痛、胃灼热感（烧心）、酸性嗳气、饱胀。

【禁忌证】肾功能损伤患儿（肌酐清除率 <30mg/min）不能长期、大剂量服用。

【用法用量】口服（咀嚼后服用）。每次 1~2 片，每日 3 次。餐后 1~2h、睡前或胃部不适时服用。

【不良反应】①偶见便秘，稀便，口干和食欲缺乏。②大剂量服用可导致软糊状便，排便次数增多 / 腹泻和呕吐。③变态反应。

【注意事项】①本品连续使用不得超过 7d。②本品性状改变时禁用。③对本品过敏者禁用，过敏体质者慎用。④严重心肾功能不全，高镁、高钙血症者慎用。

（3）磷酸铝磷胶

【性状】本品为白色具有黏性的混悬液，静置时上层有少许澄清液。

【规格型号】130mg/ 袋；16g/ 袋。

【贮藏】室温或阴凉处保存。

【适应证】胃及十二指肠溃疡、胃酸过多、胃炎。

【禁忌证】对本品过敏者。

【用法用量】①用法：本品为口服用药，确诊为胃溃疡时，于餐前 30min

服用 1 袋,确诊为十二指肠溃疡时,于餐前 2h 服用 1 袋,急性疼痛时,立即服用 1 袋。②用量:推荐剂量为每次 1/3~1 袋,每日 3 次。

【不良反应】本品含铝制酸成分,可导致轻微的便秘,偶有恶心、呕吐。

【注意事项】①本品可致轻微便秘,长期卧床者应慎服。②牛奶或乳制品耐受度低者、肾衰竭患儿慎用。③未满 3 个月婴儿禁用。

（4）碳酸钙片

【性状】本品为类白色片剂。

【规格型号】0.3g。

【贮藏】密封保存。

【适应证】中和或缓解胃酸,作用缓和而持久。

【禁忌证】高钙血症、高钙尿症、含钙肾结石或有肾结石病史患儿。

【用法用量】每日 1~4 片,餐后服用。

【不良反应】①嗳气、便秘。②偶可发生奶 - 碱综合征,因服用牛奶及碳酸钙,或单用碳酸钙,表现为高血钙、碱中毒及肾功能不全。③过量长期服用可引起胃酸分泌反跳性增高,并可发生高钙血症。

【注意事项】①心肾功能不全者慎用。②对本品过敏者禁用,过敏体质者慎用。③本品性状改变时禁用。④儿童必须在成人监护下使用。

2. 抑制胃酸分泌类代表药

（1）西咪替丁片

【性状】本品为白色片剂。

【规格型号】0.2g。

【贮藏】密封保存。

【适应证】缓解胃酸过多引起的胃痛、胃灼热感(烧心)、反酸。

【禁忌证】对本品过敏者禁用,过敏体质者慎用。

【用法用量】每次 0.5~1 片,每日 2 次,24h 内不超过 4 次。

【不良反应】较常见的有腹泻、眩晕、乏力、头痛和皮疹等。

【注意事项】①连续使用不得超过 7d。②严重心脏及呼吸系统疾病、系统性红斑狼疮、器质性脑病、肝肾功能不全慎用。③用药期间应注意检查肾功能及血象。④避免与中枢抗胆碱药同时使用,以防加重中枢神经毒性反应。⑤本品性状改变时禁用。

（2）盐酸雷尼替丁片

【性状】本品为糖衣片或薄膜衣片,除去包衣后显类白色或微黄色。

【规格型号】0.15g。

【贮藏】遮光,密封,在干燥处保存。

【适应证】用于缓解胃酸过多所致的胃痛、胃灼热感(烧心)、反酸。

【禁忌证】8 岁以下儿童;对本品过敏者。

【用法用量】清晨和睡前服用。8~12岁儿童每次1片，12岁以上儿童每次2片，每日2次。

【不良反应】①常见的有恶心、皮疹、便秘、乏力、头痛、头晕等。②对肾功能、性腺功能和中枢神经的不良反应较轻。③少数患儿服药后引起轻度肝功能损伤，停药后症状即消失，肝功能也恢复正常。

【注意事项】①连续使用不得超过7d。②肝肾功能不全者慎用。③对本品过敏者禁用，过敏体质者慎用。④本品性状改变时禁用。⑤儿童必须在成人监护下使用。

（3）奥美拉唑镁肠溶片

【性状】本品为双面凸的椭圆形肠溶片，一面刻有"10mg"或"20mg"字样，10mg片为淡粉红色，20mg片为粉红色。

【规格型号】20mg。

【贮藏】密封，25℃以下保存。

【适应证】①治疗十二指肠溃疡、胃溃疡和反流性食管炎。②治疗幽门螺杆菌引起的十二指肠溃疡，与抗生素联合用药。③治疗或预防非甾体抗炎药引起的消化性溃疡、胃十二指肠糜烂及消化不良症状。④慢性复发性消化性溃疡和反流性食管炎的长期治疗。⑤溃疡样症状的对症治疗及相关性消化不良。⑥佐林格-埃利森综合征（胃泌素瘤）的治疗。

【禁忌证】①对本品过敏者。②不应与阿扎那韦合用。

【用法用量】①药片不可咀嚼或压碎，可将其分散于水或微酸液体中（如果汁），分散液必须在30min内服用。②十二指肠溃疡：常用剂量20mg，每日1次，通常溃疡可在2周内治愈。如效果不佳，应再治疗2周。③对用其他药物治疗无效的十二指肠溃疡：常用剂量40mg，每日1次，通常4周内可治愈。复发者，可重复治疗。

【不良反应】①头痛和消化道症状最常见。②本品与克拉霉素联合用药可增加中枢神经系统（主要是头痛）及消化道不良反应的发生率。

【注意事项】①治疗胃溃疡时，必须排除恶性肿瘤，因用本品治疗可掩盖其症状，从而延误诊断。②本品对消化道的运动紊乱无效。③必要时定期进行内镜检测。

3. **胃黏膜保护类代表药**

（1）硫糖铝口服混悬液

【性状】本品为白色或类白色的乳状混悬液。

【规格型号】5m：1g；10ml：1g；120ml：24g；200ml：20g。

【贮藏】遮光，密封，在干燥处保存（10~30℃）。

【适应证】胃溃疡和十二指肠溃疡。

【禁忌证】对本品过敏者。

【用法用量】服用前摇匀。每次 5~10ml（0.5~1g），每日 2~4 次，疗程 4~6 周。

【不良反应】①可有便秘或腹泻现象。②偶有恶心、口干等。

【注意事项】①出现便秘时可加服少量镁乳等轻泻剂。②胃痛较剧烈的患儿，可加适量抗胆碱药物，待疼痛减轻后，再单独服用本品。③消化性溃疡者在取得疗效后应继续服本品数月，在治疗期间也应注意饮食和保暖。④长期大剂量服用本品，可能会造成体液中的磷的缺乏。⑤肝、肾功能不全者或透析患儿慎用或不用。⑥甲状腺功能亢进或营养不良性佝偻病等血磷酸盐过少的患儿，不宜长期服用本品。

（2）枸橼酸铋钾颗粒

【性状】本品为白色至淡黄色颗粒；味微甜。

【规格型号】1.0g/ 袋：含铋 110mg。

【贮藏】遮光，密封，在干燥处保存（10~30℃）。

【适应证】慢性胃炎及缓解胃酸过多引起的胃痛、胃灼热感（烧心）和反酸。

【禁忌证】严重肾病患儿及对本品过敏者。

【用法用量】温水服用，儿童用量请咨询医师或药师。

【不良反应】服药期间口内可能带有氨味，并可使舌苔及粪便呈灰黑色，停药后即自行消失；偶见恶心、便秘。

【注意事项】①连续使用不得超过 7d。②服用本品期间不得服用其他铋制剂，且不宜大剂量长期服用。③对本品过敏者禁用，过敏体质者慎用。④抗酸药及牛奶可干扰本品的作用，不宜同时服用。⑤本品性状改变时禁用。⑥儿童必须在成人监护下使用。

（3）L 谷氨酰胺呱仑酸钠颗粒

【性状】本品为浅蓝色颗粒。

【规格型号】0.67g/ 袋。

【贮藏】避光，密闭容器保存。

【适应证】胃炎、胃溃疡、十二指肠溃疡。

【禁忌证】对本品及其成分过敏者。

【用法用量】每日 3 次，每次 0.67g；可根据年龄、症状在医生指导下酌情增减。

【不良反应】可引起轻微便秘、腹泻、恶心等。

【注意事项】建议直接吞服，避免用水冲服。

4. 抗幽门螺杆菌类代表药

（1）阿莫西林克拉维酸钾干混悬剂

【性状】本品为白色至淡黄色粉末或细颗粒；气芳香。

【规格型号】0.228 5g/ 包。

【贮藏】密封。

【适应证】用于幽门螺杆菌感染患儿首选药,与铋剂、质子泵抑制药、硫糖铝等抗消化性溃疡药联合用药,临床常选用不同类别 2~3 种药物联合用药。

【禁忌证】对本品及其他青霉素类药物过敏者及传染性单核细胞增多症患儿。

【用法用量】①新生儿及 3 个月以内婴儿,按阿莫西林计算,每次 15mg/kg,每 12h 给药 1 次。②体重≤40kg 的小儿,按阿莫西林计算,一般感染:每次 25mg/kg,每 12h 给药 1 次;或每次 20mg/kg,每 8h 给药 1 次。较重感染:每次 45mg/kg,每 12h 给药 1 次;或每次 40mg/kg,每 8h 给药 1 次。疗程 7~10d;其他感染剂量减半。③40kg 以上的儿童:每次 625mg(2 袋),每 8h 给药 1 次,疗程 7~10d。

【不良反应】①腹泻、恶心和呕吐等消化道反应常见。②皮疹,尤其易发生于传染性单核细胞增多症者。③可见过敏性休克、药物热和哮喘等。④偶见血清转氨酶水平升高、嗜酸性粒细胞增多、白细胞计数降低及念珠菌或耐药菌引起的二重感染。

【注意事项】①用药前必须做青霉素皮肤试验。②对头孢菌素类药物过敏及有哮喘、湿疹、花粉症(枯草热)、荨麻疹等过敏性疾病史和严重肝功能障碍者慎用。③本品与其他青霉素类和头孢菌素类药物之间有交叉过敏,若发生变态反应,应立即停用本品,并采取相应措施。④肾功能受损者应慎用阿莫西林克拉维酸钾,并且应定期检查肝功能。

(2)甲硝唑片

【性状】本品为白色或类白色片剂。

【规格型号】0.2g。

【贮藏】遮光,密闭保存。

【适应证】①与铋剂、质子泵抑制药、硫糖铝等抗消化性溃疡药联合用药,临床常选用不同类别 2~3 种药物联合用药。②治疗肠道和肠外阿米巴病(如阿米巴肝脓肿、胸膜阿米巴病等)。

【禁忌证】有活动性中枢神经系统疾病和血液病者。

【用法用量】①阿米巴病,每日 35~50mg/kg,分 3 次口服,10d 为一疗程。②贾第虫病,每日 15~25mg/kg,分 3 次口服,连服 10d。③治疗麦地那龙线虫病、小袋虫病、滴虫病的剂量同贾第虫病;厌氧菌感染,每日 20~50mg/kg。

【不良反应】①消化系统:恶心、呕吐、食欲减退、腹部绞痛,一般不影响治疗。②神经系统症状:头痛、眩晕,偶有感觉异常、肢体麻木、共济失调、多发性神经炎等,大剂量可致抽搐。③其他:荨麻疹、潮红、瘙痒、膀胱炎、排尿困难、口中金属味及白细胞减少等,均属可逆性,停药后自行恢复。

【注意事项】①对诊断的干扰：本品的代谢产物可使尿液呈深红色。②原有肝脏疾病者剂量应减少。③出现运动失调或其他中枢神经系统症状时应停药。④重复一个疗程之前，应检查白细胞计数。⑤厌氧菌感染合并肾衰竭者，给药间隔时间应由 8h 延长至 12h。

三、胃肠运动功能调节药

胃肠运动功能调节药主要用于生理和有关动力障碍的症状或疾病，如吞咽困难、反流、消化不良、腹胀、腹痛、腹泻等。代表药物包括西沙必利、枸橼酸莫沙必利、阿托品、消旋山莨菪碱片、西甲硅油乳剂等。

1. 西沙必利片

【性状】本品为白色片剂。

【规格型号】10mg。

【贮藏】密封，阴凉干燥处。

【适应证】主要用于功能性消化不良，上消化道不适（X 线、内镜检查为阴性，但症状为早饱，餐后饱胀、食量减退、胃胀、嗳气过多、食欲缺乏、恶心、呕吐或类似溃疡的主诉上腹部灼痛)；也用于轻度反流性食管炎。

【禁忌证】①本品过敏者禁用。②禁止同时口服或非肠道使用强效抑制剂 CYP3A4 酶的药物，包括三唑类抗真菌药、大环内酯类抗生素、人类免疫缺陷病毒（human immunodeficiency virus, HIV）蛋白酶抑制剂、萘法唑酮。③胃肠梗阻、心动过缓、心脏病、心律失常、QT 间期延长者禁用，禁止与引起 QT 间期延长的药物一起用。④水、电解质紊乱禁用。⑤肺、肝、肾功能不全禁用。⑥早产新生儿不建议使用。

【用法用量】用法：①服用前加水至 100ml，摇匀后服用，本品应于餐前 15min 或睡前（如需第 4 次给药）服用。②本品加水后应在 4~8℃保存，7d 内用完，本品不可与西柚汁同服。用量：①体重为 25~50kg 的儿童，最大剂量为 5mg，每日 4 次，日剂量不应超过 0.8mg/kg。②体重在 25kg 以下的儿童，每次 0.2mg/kg，每日 3~4 次，日剂量不应超过 0.8mg/kg。

【不良反应】①消化系统：瞬时性腹部痉挛、肠鸣和腹泻，可减半剂量。②神经系统：过敏、轻度短暂的头痛或头晕。③肝功能异常、胆汁淤积。④中枢神经系统：惊厥性癫痫、锥体外系反应和尿频等。

【注意事项】①<34 周的早产儿应慎用。②肝、肾功能不全，建议减半开始日用量。③正在服用中枢神经系统抑制剂，如巴比妥类药物时应慎重。

2. 枸橼酸莫沙必利片

【性状】本品为白色或类白色片剂。

【规格型号】5mg。

【贮藏】密封保存。

【适应证】主要用于功能性消化不良伴胃灼热、嗳气、恶心、呕吐、早饱、上腹胀等消化道症状；也可用于胃食管反流性疾病、糖尿病性胃轻瘫及部分胃切除患儿的胃功能障碍。

【禁忌证】对本品过敏者。

【用法用量】每次 1 片，每日 3 次，餐前服用。

【不良反应】主要表现为腹泻、腹痛、口干、皮疹及倦怠、头晕等。

【注意事项】服用 2 周，消化道症状没有改变，应停止服用。

3. 硫酸阿托品片

【性状】本品为白色片剂。

【规格型号】0.3mg。

【贮藏】密封保存。

【适应证】①各种内脏绞痛，如胃肠绞痛及膀胱刺激症状。②迷走神经过度兴奋所致的窦房传导阻滞等缓慢性心律失常。③解救有机磷酸酯类中毒。

【禁忌证】青光眼、高热患儿。

【用法用量】每次 0.01~0.02mg/kg，每日 3 次。

【不良反应】①轻度：心率减慢或加速、口干及少汗、心悸、瞳孔扩大、视物模糊、语言不清、烦躁不安、皮肤干燥发热、排尿困难、肠蠕动减少。②重度：严重中毒时可由中枢兴奋转入抑制，出现昏迷和呼吸麻痹等。③儿童最低致死剂量为 10mg。④发热、脉速、腹泻者慎用。

【注意事项】①对其他颠茄生物碱不耐受者，对本品也不耐受。②婴幼儿对本品的毒性反应极敏感，特别是痉挛性麻痹与脑损伤的患儿，反应更强，环境温度较高时有体温急骤升高的危险。③脑损害、心脏病（特别是心律失常、充血性心力衰竭、冠心病、二尖瓣狭窄等）、反流性食管炎、食管与胃的运动减弱、下食管括约肌松弛患儿应慎用。④溃疡性结肠炎用量大时可致麻痹性肠梗阻，诱发加重中毒性巨结肠症。

4. 消旋山莨菪碱片

【性状】本品为白色至类白色片剂。

【规格型号】5mg。

【贮藏】密封保存。

【适应证】抗胆碱药，临床主要用于解除平滑肌痉挛、胃肠绞痛、胆道痉挛及有机磷中毒等。

【禁忌证】颅内压增高、脑出血急性期、青光眼、幽门梗阻、肠梗阻患儿。

【用法用量】每次服用 0.1~0.2mg/kg，每日 3 次。

【不良反应】口干、面红、视物模糊等常见，心率增快、排尿困难等少见，上述症状多在 1~3h 内消失。用量过大时可出现阿托品样中毒症状。

【注意事项】①反流性食管炎、重症溃疡性结肠炎慎用。②急腹症诊断未明确时,不宜轻易使用。③夏季用药时,因其闭汗作用可使体温升高。

5. 西甲硅油乳剂

【性状】本品为乳白色均匀的乳剂。

【规格型号】30ml/瓶,其中40mg/ml。

【贮藏】25℃以下,防冻保存。

【适应证】①由于胃肠道中聚集了过多气体而引起的不适症状,如腹胀等,术后也可使用。②可作为腹部影像学检查的辅助用药(例如X线、超声、胃镜检查)以及作为双重对比显示的造影剂悬液的添加剂。

【禁忌证】对西甲硅油过敏或西甲硅油乳剂中辅料过敏的患儿。

【用法用量】①因气体在腹部聚集而引起的胃肠道不适的婴儿:1ml,将西甲硅油混合到瓶装食物中,哺乳前或哺乳后喂服。②1~6岁儿童:每日3~5次,每次1ml。③6~14岁儿童:每日3~5次,每次1~2ml。④青少年:每日3~5次,每次2ml,可在就餐时、餐后或睡前服用。⑤显像检查准备:检查前1d服用3次,每次2ml,检查当日早晨服用2ml。⑥用作造影剂混悬液的添加剂:1L造影剂内加入4~8ml西甲硅油,用于双重对比X线造影术。⑦使用前应摇匀,将药瓶倒置,药液即可滴出。

【不良反应】未见。

【注意事项】尚不明确。

四、导泻药

导泻药是能增加肠内水分,促进肠蠕动,软化粪便或润滑肠道促进排便的药物。临床主要用于功能性便秘。分为容积性、刺激性和润滑性、渗透性、膨胀性泻药等。代表药包括乳果糖口服溶液、聚乙二醇、复方聚乙二醇电解质散等。

1. 乳果糖口服溶液

【性状】本品为无色至淡棕黄色、澄清、黏稠液体,微显乳光。

【规格型号】15ml/袋;60ml/瓶。

【贮藏】避光,10~25℃储存。

【适应证】①慢性或习惯性便秘:调节结肠的生理节律。②肝性脑病:用于治疗和预防肝昏迷或昏迷前状态。

【禁忌证】①阑尾炎、肠梗阻、不明原因的腹痛、急腹痛及同时使用其他导泻剂者。②本品含有可吸收的糖,糖尿病、半乳糖血症者。③乳果糖及其成分过敏、乳糖或半乳糖不耐受者。

【用法用量】①7~14岁儿童:起始剂量15ml/d,维持剂量10ml/d;3~6岁儿童:起始剂量5~10ml/d,维持剂量5~10ml/d;婴儿:起始剂量5ml/d,维持剂量5ml/d;治疗几日后,可根据患儿情况酌减剂量。②本品宜在早餐时一次性服用,如2d后仍无明显效果,可考虑加量。

【不良反应】①治疗起始几日可能会有腹胀,通常继续治疗即可消失,当剂量高于推荐治疗剂量时,可能会出现腹痛和腹泻,此时应减少使用剂量。②长期大剂量服用(通常仅见于肝性脑病的治疗),患儿可能会因腹泻出现电解质紊乱。

【注意事项】①剧烈腹泻、对本品过敏者禁用,过敏体质者慎用。②本品性状改变时禁用。③将本品放在儿童不能接触的地方,必须在成人监护下使用。

2. 聚乙二醇

【性状】本品为白色粉末,带有柑橘香味。

【规格型号】10g/袋。

【贮藏】30℃以下,密封保存。

【适应证】8岁以上儿童(包括8岁)便秘的症状治疗。应为短期治疗,最长疗程不应超过3个月。

【禁忌证】①小肠或结肠疾病患儿,如炎症性肠病(如溃疡性结肠炎、克罗恩病)、肠梗阻、肠穿孔、胃潴留、消化道出血、中毒性肠炎、中毒性巨结肠或肠扭转。②未诊断明确的腹痛症状者。③对聚乙二醇或本品的其他成分过敏者。④本品含有山梨糖醇,果糖不耐受者。

【用法用量】用法:溶于适量水中服用。用量:每次1袋,每日1~2次,服用本品后24~48h显效,每日剂量可根据患儿情况增减。

【不良反应】①大剂量服用可出现腹泻,停药后24~48h内即可消失,随后可减少剂量继续治疗。②肠功能紊乱患儿,可出现腹痛。③过敏性反应,如皮疹、荨麻疹和水肿。

【注意事项】对聚乙二醇敏感的患儿不宜使用该药,防止发生过敏性休克。

3. 复方聚乙二醇电解质散

【性状】本品为白色粉末状。

【规格型号】137.15g/包。

【贮藏】密封保存。

【适应证】大肠内镜检查和大肠手术前处置时的清除肠道内容物。

【禁忌证】肠道梗阻、肠穿孔、胃潴留、消化道出血、中毒性肠炎、中毒性巨结肠患儿。对本品成分过敏者。

【用法用量】用法:①大肠手术前处置。手术前日午餐后禁食(可以饮水),午餐3h后开始给药。②大肠内镜检查前的处置。检查当日早餐禁食(可以饮水),在预定检查时间约4h前给药。检查前日晚餐后禁食(可以饮水),晚餐后1h给药。前日的早餐、午餐食用残渣少的食物,晚餐食用流食。用量:单次总量不超过2L。

【不良反应】①恶心、饱胀感常见，腹痛、呕吐、肛门不适等一过性消化道反应少见。②可能出现与过敏性反应有关的荨麻疹症状，如贲门撕裂出血、食管穿孔、心搏骤停、肺水肿引起的呼吸困难、呕吐和误吸引起胸部 X 线蝴蝶样浸润等。

【注意事项】①严重溃疡性结肠炎患儿慎用。②有肠道狭窄或便秘等肠内容物潴留的患儿，应在确认给药前日或给药当日有排便后谨慎给药，以免引起肠内压升高。③陈旧性心肌梗死或肾功能障碍的患儿慎用。④当服用约 1L 后仍未排便时，在确认没有呕吐、腹痛之后才可以重新给药，并密切观察，直至排便。⑤服药时不得进食固形食物。⑥服药后约 1h 开始排便，若如厕应防止跌倒。⑦严格遵守本品配制方法，按时按量快速服完。⑧开始服药 1h 后如有严重腹胀或不适，可放慢服用速度或暂停服用，待症状消除后再继续服用，直至排出水样清便。⑨有引起肠管憩室患儿肠穿孔的报道，须慎用。

五、止泻药

止泻药为治疗腹泻的对症治疗药物，主要通过减少肠蠕动或保护肠道免受刺激而达到止泻效果。适用于剧烈腹泻或长期慢性腹泻，以防机体过度脱水、水电解质代谢失调、消化或营养障碍。代表药包括蒙脱石散、消旋卡多曲颗粒等。

1. 蒙脱石散

【性状】本品为灰白色粉末或微黄色细粉状。

【规格型号】3g/ 袋。

【贮藏】密封，在干燥处保存。

【适应证】急、慢性腹泻。也可用于食管、胃、十二指肠疾病引起的相关疼痛症状的辅助治疗，但不作为解痉剂使用。

【禁忌证】尚不明确。

【用法用量】用法：将本品 1 袋倒入 50ml 温水中，摇匀后空腹服用。用量：①1 岁以下：每日 1 袋，分 3 次服用。②1~2 岁：每日 1~2 袋，分 3 次服用。③2 岁以上：每日 2~3 袋，分 3 次服用。④急性腹泻服用本品治疗时，首次剂量加倍。

【不良反应】偶见便秘，粪便干结。

【注意事项】①治疗急性腹泻，应注意纠正脱水。②如需服用其他药物，建议与本品间隔一段时间。③过量服用，易致便秘。

2. 消旋卡多曲颗粒

【性状】本品为淡黄色混悬颗粒状。

【规格型号】10mg/ 袋。

【贮藏】密封，干燥处保存。

【适应证】1 个月以上婴儿和儿童的急性腹泻，必要时与口服补液或静脉补液联合使用。

【禁忌证】①肝肾功能不全。②不能摄入果糖,对葡萄糖或半乳糖吸收不良,缺少蔗糖酶或麦芽糖酶。③对消旋卡多曲过敏者。

【用法用量】口服,每日 3 次,每次服用 1.5mg/kg;每日总剂量不超过 6mg/kg;连续服用不得超过 7d。推荐剂量:①婴幼儿:1~9 月龄(体重≤9kg),每次 10mg,每日 3 次;9~30 月龄(体重 9~13kg),每次 20mg,每日 3 次。②年长儿:30 月龄~9 岁(13~27kg),每次 30mg,每日 3 次;9 岁以上(体重≥27kg),每次 60mg,每日 3 次。

【不良反应】偶见嗜睡、皮疹、便秘、恶心和腹痛等。

【注意事项】①连续服用本品 5d 后,腹泻症状仍持续者应进一步就诊或采用其他药物治疗方案。②本品可以和食物、水或母乳一起服用,请注意溶解混合均匀。③与细胞色素酶 P450-3A4 抑制剂如红霉素、酮康唑(可能减少消旋卡多曲的代谢)同时治疗时慎用。④与细胞色素酶 P450-3A4 诱导剂如利福平(可能降低消旋卡多曲的抗腹泻作用)同时治疗时慎用。

六、微生态制剂类药物

微生态药物是指利用正常微生物或调节微生物正常生长的物质制成的药物制剂,包括粪便菌群、活体生物药物和小分子微生态调节剂。它具有维持、重建或恢复健康的人体微生态平衡体系,进一步治疗相关的疾病的作用。如对于艰难梭菌感染,不通过传统的抗生素直接杀灭而通过利用其他微生物对其产生拮抗,抑制其增殖,达到健康的微生态平衡状态,进而避免了抗生素对整个人体微生态平衡体系的破坏。代表药物包括双歧杆菌、枯草杆菌二联活菌颗粒、布拉氏酵母菌等。

1. 双歧杆菌

【性状】本品为白色片剂。

【规格型号】200mg。

【贮藏】2~8℃保存。

【适应证】肠道菌群失调引起的腹泻、慢性腹泻、抗生素治疗无效的腹泻及便秘。

【禁忌证】尚无报道。

【用法用量】每次 1~4 片,每日 2~3 次。温开水或牛奶冲服。

【不良反应】尚无报道。

【注意事项】①冷藏保存。②本品真空封装,开袋后应尽快服用。

2. 枯草杆菌二联活菌颗粒

【性状】本品为淡黄色细颗粒状。

【规格型号】1g/ 袋。

【贮藏】密封保存。

【适应证】消化不良、食欲减退、营养不良,肠道菌群紊乱引起的腹泻、便秘、腹胀、肠道内异常发酵、肠炎,使用抗生素引起的肠黏膜损伤等。

【禁忌证】对本品过敏者。

【用法用量】本品为儿童专用药品,用40℃以下的水或牛奶冲服,也可直接服用。2岁以下:每次1袋,每日1~2次;2岁以上:每次1~2袋,每日1~2次。

【不良反应】推荐剂量未见明显不良反应,罕见腹泻次数增加,停药后可恢复。

【注意事项】①直接服用时应注意避免呛咳,不满3岁的婴幼儿不宜直接服用。②本品为活菌制剂,切勿将本品置于高温处,溶解时水温不宜超过40℃。③对本品过敏者禁用,过敏体质者慎用。④本品性状改变时禁用。⑤将本品放在儿童不能接触的地方。⑥儿童必须在成人监护下使用。⑦如果正在使用其他药品,使用本品前请咨询医师或药师。

3. 布拉氏酵母菌

【性状】本品为淡黄色或极浅棕色粉末状。

【规格型号】0.25g/袋。

【贮藏】密封,25℃以下干燥处保存。

【适应证】肠道菌群失调引起的腹泻症状。

【禁忌证】①对本品中某一成分过敏的患儿。②中心静脉导管输液的患儿。③对果糖不耐受的患儿。④先天性半乳糖血症及葡萄糖、半乳糖吸收障碍综合征或乳糖酶缺乏的患儿。

【用法用量】3岁以上儿童:每次1袋,每日2次;3岁以下儿童:每次1袋,每日1次。将小袋之内容物倒入少量温水或甜味饮料中,混合均匀后服下。也可以与食物混合或者倒入婴儿奶瓶中服用。本品可在任何时候服用,但为取得速效,最好不在进食时服用。

【不良反应】①全身变态反应、皮肤荨麻疹、顽固性便秘及口干。②全身真菌血症、血管性水肿、皮疹。③植入中央静脉导管的住院患儿、免疫功能抑制患儿、严重胃肠道疾病患儿或高剂量治疗的患儿中罕见真菌感染,其中极少数患儿血液培养布拉氏酵母菌阳性。④极度虚弱的患儿可引起败血症。

【注意事项】①本品请勿与超过50℃的热水、冰冻的或含乙醇的饮料及食物同服。②本品的治疗不能代替补液作用,对于严重腹泻患儿,可以根据其年龄、健康状况,补充足够液体。③本品不得用于高危的中央静脉导管治疗的患儿。④建议不要在中央静脉输液患儿附近打开散剂,避免任何方式,特别是经手传播将布拉氏酵母菌定植在输液管上。

七、止血药

止血药指能够制止机体内外出血的药物,主要适用于各种出血病症,如咯血、衄血、吐血、尿血、便血、崩漏、紫癜及创伤出血等。代表药物包括云南白药、康复新液等。

1. 云南白药

【性状】本品为灰黄色至浅棕黄色的粉末,内含一颗保险子,为红色的球形或类球形水丸,剖面显棕色或棕褐色。

【规格型号】4g/瓶。

【贮藏】避光密封,干燥处保存。

【适应证】用于吐血、咳血、便血、痔血、手术出血等,疮疡肿毒及软组织挫伤,闭合性骨折以及皮肤感染性疾病。

【禁忌证】过敏体质及有用药过敏史的患儿应慎用。

【用法用量】口服每次 0.25~0.5g, 每日 4 次(2~5 岁按 1/4 剂量服用; 6~12 岁按 1/2 剂量服用)。凡遇较重的跌打损伤可先服保险子一粒,轻伤及其他病症不必服。

【不良反应】极少数患儿服药后导致过敏性药疹,出现胸闷、心悸、腹痛、恶心呕吐、全身奇痒等不适,躯干及四肢等部位出现荨麻疹。

【注意事项】①服药 1d 内,忌食蚕豆、鱼类及酸冷食物。②若出现变态反应,应立即停用,视症状轻重给予抗过敏治疗。③包装所附药勺为分剂量的用具,使用时先盛满药粉,沿瓶壁压紧,用瓶口刮平,每平勺约 0.25g。

2. 康复新液

【性状】本品为淡棕色的液体。

【规格型号】100ml/瓶。

【贮藏】密封保存。

【适应证】用于瘀血阻滞,胃痛出血,胃、十二指肠溃疡;阴虚肺痨,肺结核的辅助治疗。

【禁忌证】尚不明确。

【用法用量】每次 10ml,每日 3 次。

【不良反应】尚不明确。

【注意事项】开瓶后尽快使用;使用后应将瓶盖及时盖紧,谨防污染。

（曾 琴）

第五节　儿童心血管系统常用口服药物

一、抗心律失常药

抗心律失常药通过影响心肌细胞膜的离子通道而改变离子流,从而改变细胞的电生理特征。代表药包括盐酸普萘洛尔片、盐酸普罗帕酮片、盐酸美西律、盐酸胺碘酮片等。

1. 盐酸普萘洛尔片（心得安）

【性状】本品为白色片剂。

【规格型号】10mg。

【贮藏】密封保存。

【适应证】①作为二级预防，降低心肌梗死死亡率。②高血压（单独或与其他抗高血压药合用）。③劳力型心绞痛。④控制室上性快速心律失常、室性心律失常，特别是与儿茶酚胺有关或洋地黄引起心律失常，可用于洋地黄疗效不佳的心房扑动、心房颤动心室率的控制，也可用于顽固性期前收缩，改善患儿的症状。⑤减低肥厚型心肌病流出道压差，减轻心绞痛、心悸与晕厥等症状。⑥配合 α 受体阻滞剂用于嗜铬细胞瘤患儿控制心动过速。⑦用于控制甲状腺功能亢进症的心率过快，也可用于治疗甲状腺危象。

【禁忌证】支气管哮喘、心源性休克、心脏传导阻滞（二、三度房室传导阻滞）、重度或急性心力衰竭、窦性心动过缓。

【用法用量】儿童用量尚未确定，一般按每日 0.5~1.0mg/kg，分次口服。根据体重计算儿童用量，本品血药浓度治疗范围与成人相似，但是按体表面积计算的儿童剂量，本品血药浓度治疗范围高于成人，具体口服用量遵医嘱。

【不良反应】①眩晕、意识模糊、精神抑郁、反应迟钝等中枢神经系统不良反应。②头晕（低血压所致）。③心率过慢（<50 次 /min）。④较少见的有支气管痉挛及呼吸困难、充血性心力衰竭。⑤更少见的有发热和咽痛（粒细胞缺乏）、皮疹（变态反应）、出血倾向（血小板减小）。⑥不良反应持续存在时，需格外警惕雷诺病样四肢冰冷、腹泻、倦怠、眼口或皮肤干燥、恶心、指 / 趾麻木、异常疲乏等。

【注意事项】①本品口服可空腹或与食物共进，后者可延缓肝内代谢，提高生物利用度。②β 受体阻滞剂的耐受量个体差异大，用量必须个体化，首次用本品时需从小剂量开始，逐渐增加剂量并密切观察反应以免发生意外。③注意本品血药浓度不能完全预示药理效应，故还应根据心率及血压等临床征象指导临床用药。④长期用本品者撤药须逐渐递减剂量，至少经过 3d，一般为 2 周。⑤长期应用本品可在少数患者出现心力衰竭，倘若出现，可用洋地黄苷类和 / 或利尿剂纠正，并逐渐递减剂量，最后停用。⑥本品可引起糖尿病患儿血糖降低，但非糖尿病患儿无降糖作用，故糖尿病患儿应定期检查血糖。⑦服用本品期间应定期检查血常规、血压、心功能、肝功能、肾功能等。⑧下列情况慎用本品：过敏史、充血性心力衰竭、糖尿病、肺气肿或非过敏性支气管哮喘、肝功能不全、甲状腺功能减退、雷诺综合征或其他周围血管疾病、肾功能衰退等。

2. 盐酸普罗帕酮片

【性状】本品为白色或类白色片剂。

【规格型号】50mg；100mg；150mg。

【贮藏】遮光，密封保存。

【适应证】预防或治疗室性或室上性异位搏动、室性或室上性心动过速、预激综合征、电复律后心室颤动发作等。

【禁忌证】窦房结功能障碍、二或三度房室传导阻滞、双束支传导阻滞（除非已植入起搏器）、肝或肾功能障碍、心源性休克患儿。

【用法用量】小儿口服用量遵医嘱。

【不良反应】不良反应较少，主要为口干、舌唇麻木，可能是由于其局部麻醉作用所致；此外，早期的不良反应还有头痛、头晕，其后可出现消化系统功能障碍，如恶心、呕吐、便秘等；也有出现房室传导阻滞症状，个别患儿出现房室传导阻滞、QT 间期延长、PR 间期轻度延长、QRS 波间期延长等。

【注意事项】①由于其局部麻醉作用，宜在餐后与饮料或食物同时吞服，不得嚼碎。②其他抗心律失常药，包括维拉帕米、胺碘酮及奎尼丁等，可能增加本品不良反应。③降压药可使本品的降压作用增强。④本品可使华法林血药浓度升高。

3. 盐酸美西律片

【性状】本品为白色片剂。

【规格型号】50mg。

【贮藏】密封保存。

【适应证】急、慢性室性心律失常，如室性期前收缩、室性心动过速、心室颤动及洋地黄苷中毒引起的心律失常。

【禁忌证】二或三度房室传导阻滞及双束支传导阻滞除非已植入心脏起搏器、心源性休克。

【用法用量】小儿口服用量遵医嘱。

【不良反应】①胃肠反应最常见，包括恶心、呕吐等。②神经系统反应，例如头晕、震颤（最先出现手细颤）、共济失调、眼球震颤、嗜睡、昏迷及惊厥、复视、视物模糊、精神失常、失眠。③心血管系统反应一般较少发生，包括窦性心动过缓及窦性停搏等，偶见胸痛，促心律失常作用如室性心动过速，低血压及心力衰竭加剧。④变态反应：皮疹。⑤极个别有白细胞及血小板减少。

【注意事项】①本品危及生命的心律失常患儿中有使心律失常恶化的可能。②低血压和严重充血性心力衰竭患儿慎用。③肝功能异常者慎用。④室内传导阻滞或严重窦性心动过缓者慎用。⑤本品在儿童中应用的安全性和有效性尚不明确，用药期间注意随访检查血压、心电图、血药浓度。

4. 盐酸胺碘酮片

【性状】本品为类白色片剂。

【规格型号】200mg。

【贮藏】遮光,密封保存。

【适应证】口服:①危及生命的阵发室性心动过速及心室颤动的预防。②其他药物无效的阵发性室上性心动过速、阵发性心房扑动、心房颤动包括合并预激综合征者及持续性心房颤动、心房扑动电复律后的维持治疗。③持续性心房颤动、心房扑动时心率的控制。

【禁忌证】①严重窦房结功能异常者。②二或三度房室传导阻滞者。③心动过缓引起晕厥者。④各种原因引起肺间质纤维化者。⑤对本品过敏者。

【用法用量】小儿口服用量遵医嘱。

【不良反应】①变态反应,对碘过敏者对本品可能过敏。②消化道反应,食欲减退、恶心、腹胀、便秘等。③角膜色素沉着、皮疹及皮肤色素沉着,停药后可自行消失。

【注意事项】①儿童中应用胺碘酮的安全性和有效性尚不明确。②碘过敏者对本品可能过敏。③多数不良反应与剂量有关,故需长期服药者尽可能用最小有效维持量,定期随诊,监测血压、心电图、肝功能、甲状腺功能、肺功能、肺部 X 线片等,并应定期行眼科检查。④本品半衰期长,故停药后换用其他抗心律失常药时应注意相互作用。

二、抗心力衰竭药

充血性心力衰竭是指心脏收缩或者舒张功能有所下降,导致心排血量不足(相对或绝对),无法满足身体组织代谢需求的一种状态,心力衰竭是儿童时期的危重症之一,而洋地黄是小儿时期较常用的强心药之一。代表药为地高辛口服溶液。

地高辛口服溶液

【性状】本品为微黄色澄明液体;味甜,略有醇味。

【规格型号】30ml:1.5mg;100ml:5mg。

【贮藏】遮光,密闭保存。

【适应证】婴儿及儿童充血性心力衰竭及某些室上性心律失常。

【禁忌证】与钙注射剂合用、任何强心苷制剂中毒、室性心动过速、心室颤动、梗阻性肥厚型心肌病(若伴收缩功能不全或心房颤动仍可应用)、预激综合征伴心房颤动或扑动。

【用法用量】小儿 2 岁以下 0.06~0.08mg/kg,2 岁以上 0.04~0.06mg/kg。

【不良反应】①常见的不良反应包括新出现的心律失常、胃纳不佳或恶心、呕吐、下腹痛、无力、软弱。②少见的反应包括视物模糊或"色视"(中毒症状如黄视等)、腹泻、精神抑郁或错乱。③罕见的反应包括嗜睡、头痛及皮疹、荨麻疹(变态反应)。

【注意事项】①慎用于:低钾血症、不完全性房室传导阻滞、高钙血症、甲状腺功能减退、缺血性心脏病、心肌梗死、心肌炎、肾功能损害等。②用药期间应注意监测：血压、心律、心率、心电图、心功能、电解质(尤其钾、钙、镁)、肾功能。③疑有洋地黄中毒时，应做地高辛血药浓度测定，如地高辛血药浓度在2.0~2.5ng/ml以上，应警惕洋地黄过量毒性反应。④婴幼儿要在血药浓度及心电监测下增加剂量。

三、抗高血压药

儿童与青少年时期发生的高血压，以原发性高血压为主，多数表现为血压水平轻度升高，通常无明显临床症状；儿童继发性高血压多表现为血压显著升高，但也可表现为轻、中度升高。高血压患儿在成年后发生心血管疾病及肾脏疾病的风险明显增加；儿童高血压的药物治疗原则是从小剂量、单一用药开始，同时兼顾个体化，根据疗效和血压水平变化调整治疗方案和治疗时限，必要时联合用药。代表药为卡托普利片。

卡托普利片

【性状】本品为白色片剂。

【规格型号】12.5mg；25mg；50mg；100mg。

【贮藏】密封保存。

【适应证】高血压、心力衰竭。

【禁忌证】对本品或其他血管紧张素转化酶抑制剂过敏者。

【用法用量】儿童一般每日1mg/kg，最大6mg/kg，分3次口服；具体口服用量遵医嘱。

【不良反应】①常见有皮疹、瘙痒、味觉障碍。②个别有蛋白尿、粒细胞缺乏症、中性粒细胞减少，但减量或停药后可消失或避免。③少数患儿发生持续性干咳。

【注意事项】肾功能不全患儿慎用。

(马　丽)

第六节　儿童泌尿系统常用口服药物

一、利尿药

利尿药是指通过促进体内电解质(钠离子为主)和水分排出，从而增加尿量的药物。主要通过影响肾小球滤过、肾小管重吸收和分泌的功能实现利尿作用，其中以肾小管重吸收为主。利尿药主要用于治疗水肿性疾病，与降压药合用可治疗高血压，还能促进某些经肾脏排泄的药物、中毒时的毒物排泄。利尿药在心力衰竭治疗中起着重要的作用。代表药包括呋塞米、氢氯噻嗪、螺内酯等。

1. 呋塞米

【性状】本品为白色片剂。

【规格型号】20mg;40mg。

【贮藏】避光、密闭,干燥处保存。

【适应证】①水肿性疾病,包括充血性心力衰竭、肝硬化、肾脏疾病(如肾炎、肾病及各种原因所致的急、慢性肾衰竭),也可与其他药物合用治疗急性肺水肿和急性脑水肿等。②高血压,不作为治疗原发性高血压的首选药物,但当噻嗪类药物疗效不佳,同时伴有肾功能不全或出现高血压危象时适用。③预防急性肾衰竭,用于各种原因(失水、休克、中毒、麻醉意外及循环功能不全等)导致的肾血流灌注不足,纠正血容量不足的同时可减少急性肾小管坏死的机会。④高钾血症、高钙血症。⑤稀释性低钠血症,尤其当血钠浓度低于120mmol/L 时。⑥抗利尿激素分泌失调综合征。⑦急性药物、毒物中毒,例如巴比妥类药物中毒等。

【禁忌证】对本品过敏者。急性肾炎、急性肾衰竭、肝硬化、肝性脑病前期、洋地黄过量者。

【用法用量】起始剂量为 2mg/kg,必要时每 4~6h 追加 1~2mg/kg。

【不良反应】可能出现轻微的恶心、腹泻、药疹、瘙痒、视物模糊等不良反应。长期应用可引起电解质紊乱,如低血钾、低血钠、低血氯性碱血症;可引起听力障碍;有时可引起白细胞减少、血小板减少、多形性红斑、直立性低血压,还可发生胃及十二指肠溃疡。

【注意事项】一般情况下应先从小剂量开始,同时服用氯化钾。忌与氨基糖苷类抗生素合用。儿童必须在成人监护下使用。

2. 氢氯噻嗪

【性状】本品为白色片剂。

【规格型号】10mg;25mg;50mg。

【贮藏】遮光、密闭保存。

【适应证】①水肿性疾病,如充血性心力衰竭、肝硬化腹水、肾病综合征、急慢性肾炎水肿、慢性肾衰竭早期、肾上腺皮质激素和雌激素治疗所致的水钠潴留。②原发性高血压,可单独应用于轻度高血压,或与其他降压药配合使用。③中枢性或肾性尿崩症。④预防钙盐形成的尿路结石。

【禁忌证】对本品过敏者。

【用法用量】每日 1~2mg/kg,分 1~2 次服用,并按疗效调整剂量。<6 个月的婴儿可按每日 3mg/kg 服用。

【不良反应】大多数不良反应与剂量和疗程有关。①水、电解质紊乱较常见,表现为口干、恶心、呕吐和极度疲乏无力、肌肉痉挛、肌痛、腱反射消失等,应立即停药或减量。②糖耐量降低、血糖和尿糖升高,一般停药即可恢复,但糖尿病患儿病情可加重。③可干扰肾小管排泄尿酸,引起高尿酸血症,一般患儿为可逆性,有痛风史者可致痛风发作。④长期用药可致血胆固醇、甘油三酯、低密度脂蛋白和极低密度脂蛋白水平升高,高密度脂蛋白水平降低,有促进动脉粥样硬化的可能。⑤变态反应:如皮疹、荨麻疹等,但较为少见。

【注意事项】①本药可降低肾小球滤过率,减少血容量,可加重氮质血症,对于肾功能严重损害者,可诱发肾衰竭。②糖尿病患儿用药时注意监测血糖。③注意监测尿酸。④长期用药需监测血脂、血常规。

3. 螺内酯

【性状】本品为白色片剂,胶囊内容物为白色或类白色颗粒或粉末。

【规格型号】螺内酯片 20mg;螺内酯胶囊 20mg。

【贮藏】螺内酯片:密封,置干燥处保存;螺内酯胶囊:遮光、密封保存。

【适应证】①与其他利尿药合用,治疗心源性水肿、肝硬化腹水、肾性水肿等(纠正上述疾病伴发的继发性醛固酮分泌增多);用于特发性水肿的治疗。②原发性醛固酮增多症的诊断、治疗。③高血压辅助治疗。④与噻嗪类利尿药合用,增强利尿作用,预防低钾血症。

【禁忌证】高钾血症患儿。

【用法用量】开始时,每日 1~3mg/kg,单次或分 2~4 次服用,连用 5d 后酌情调整剂量。每日最大剂量为 3~9mg/kg。

【不良反应】①高钾血症最常见。②消化道反应,如恶心、呕吐、胃痉挛和腹泻;有报道可致消化性溃疡。③少见低钠血症、抗雄激素样作用。

【注意事项】①无尿或肾功能不全者、肝功能不全者、低钠血症者、酸中毒者慎用。②可使荧光法测定血浆皮质醇浓度升高,故取血前 4~7d 应停药或改用其他测定方法。③用药前应检查患儿血钾浓度,用药期间必须密切随访血钾浓度和心电图。

二、抗尿崩症药

抗尿崩症药是一类可明显减少尿崩症患儿尿量的药物,主要是加压素及其类似物。代表药物为醋酸去氨加压素。

醋酸去氨加压素

【性状】本品为白色片剂。

【规格型号】常为 0.2mg/ 片,详见药品说明书包装规格。

【贮藏】应置于阴凉(≤25℃)、干燥(相对湿度≤60%)环境;高温高湿地区需冷藏(2~8℃)。使用后须立即拧紧瓶盖(内置干燥剂),避免受潮失效。

【适应证】①中枢性尿崩症:可减少尿液排出,增加尿渗透压,减低血浆渗透压,从而减少尿频和夜尿。②6 岁或以上患儿的夜间遗尿症。

【禁忌证】①习惯性或精神性烦渴症患儿,尿量超过 40ml/(kg·d)。②心功能不全或其他疾患需服用利尿剂的患儿。③中重度肾功能不全患儿(肌酐清除率低于 50ml/min)。④抗利尿激素分泌异常综合征(SIADH)患儿。⑤低钠血症患儿。⑥对醋酸去氨加压素或药物的其他成分过敏者。

【用法用量】剂量因人而异。①治疗中枢性尿崩症:一般儿童的初始适宜剂量为每次 0.1mg,每日 3 次。再根据患儿的疗效调整剂量。根据临床经验,每日总量为 0.2~1.2mg。对多数患儿的适宜剂量为每次 0.1~0.2mg,每日 3 次。②治疗夜间遗尿症:初始适宜剂量为睡前服用 0.2mg,如疗效不显著可增至 0.4mg,连续使用 3 个月后至少停用 1 周,以便评估是否需要继续治疗。

【不良反应】①使用本品时若不限制饮水可能会引起水潴留 / 低钠血症,有 / 无伴随以下迹象和症状,如头痛、恶心 / 呕吐、血清钠降低、体重增加,严重者可引起抽搐。②治疗夜间遗尿症和尿崩症时,常见的不良反应有头痛、腹痛和恶心;罕见皮肤变态反应、低钠血症和情绪障碍;仅有个别全身变态反应的报道。

【注意事项】①6 岁以下儿童慎用。②急迫性尿失禁患儿:器官病变导致的尿频或多尿患儿(如良性前列腺增生、尿道感染、膀胱结石 / 膀胱癌)烦渴和糖尿病患儿不适合用本品治疗。③治疗夜遗尿时,应在服药前 1h 和服药后 8h 限制饮水。④若治疗时未严格控制饮水将出现水潴留和 / 或低钠血症及其并发症(头痛、恶心 / 呕吐和体重增加,更严重者可引起抽搐),应终止治疗直到患儿完全康复。⑤以下情况下,应严格控制饮水并监测患儿血钠水平:与已知可导致抗利尿激素分泌异常综合征的药物(如三环类抗抑郁剂、选择性血清素再摄取抑制剂、氯丙嗪、卡马西平)合用时,与非甾体抗炎药合用时;治疗期间,出现体液和 / 或电解质失衡急性并发症(如全身感染、发热和肠胃炎),应立即停止治疗。

(刘莉莉)

第七节　儿童内分泌系统常用口服药物

一、肾上腺皮质激素类药物

肾上腺皮质激素(简称皮质激素),是肾上腺皮质受脑垂体前叶分泌的促肾上腺皮质激素刺激所产生的一类激素,具有抗炎、抗过敏、增加 β 受体兴奋性、改善毛细血管通透性等作用,对维持生命有重大意义。常用于急、慢性肾上腺皮质功能减退症,自身免疫性疾病,抗休克治疗及某些血液病等的治疗。代表药物包括糖皮质激素、皮质激素抑制药及盐皮质激素等。

1. 糖皮质激素代表药

（1）醋酸氢化可的松片

【性状】本品为白色片剂。

【规格型号】20mg。

【贮藏】遮光，密闭保存。

【适应证】主要用于肾上腺皮质功能减退症的替代治疗及先天性肾上腺皮质增生症的治疗。

【禁忌证】①对本品及其他甾体激素过敏者禁用。②下列疾病不宜使用：严重的精神病（过去或现在）和癫痫，活动性消化性溃疡病，新近胃肠吻合手术，骨折，创伤修复期，角膜溃疡，肾上腺皮质功能亢进症，高血压，糖尿病，抗菌药物不能控制的感染如水痘、麻疹、霉菌感染，较重的骨质疏松症等。

【用法用量】按体表面积每日 20~25mg/m^2，分 3 次服用。

【不良反应】①长疗程使用可导致库欣综合征：满月脸、水牛背、体重增加、下肢水肿、紫纹、易出血倾向、创口愈合不良、痤疮、肱或股骨头缺血性坏死、骨质疏松及骨折、肌无力、肌萎缩、低钾血症等。②变态反应：面部、鼻黏膜、眼睑肿胀、过敏性皮炎、血管神经性水肿、荨麻疹、气短、胸闷等。③消化系统：胃肠道刺激、胰腺炎、消化性溃疡或穿孔。④精神症状：欣快感、激动、谵妄、不安、定向力障碍，也可表现为抑制。⑤糖皮质激素停药综合征。⑥其他：生长受到抑制、青光眼、白内障、良性颅内压升高综合征、糖耐量减退和糖尿病加重，继发新的感染等。

【注意事项】①诱发感染。②对诊断的干扰。③以下情况应慎用：心脏病或急性心力衰竭、糖尿病、憩室炎、情绪不稳定和有精神病倾向、全身性真菌感染、青光眼、肝功能损害、眼单纯性疱疹、高脂蛋白血症、高血压、甲状腺功能亢进症、重症肌无力、骨质疏松、胃溃疡、胃炎或食管炎、肾功能损伤或结石、结核病等。④定期随访检查生长和发育情况。

（2）醋酸泼尼松龙片

【性状】本品为白色片剂。

【规格型号】5mg。

【贮藏】密封保存。

【适应证】过敏性与自身免疫性炎症疾病，胶原性疾病。如风湿病、类风湿性关节炎、红斑狼疮、严重支气管哮喘、肾综合征、血小板减少性紫癜、粒细胞减少症、急性淋巴性白血病、各种肾上腺皮质功能不足症、剥脱性皮炎、无疱疮神经性皮炎、类湿疹等。

【禁忌证】①对本品及甾体激素类药物过敏者禁用。②以下疾病患儿一般不宜使用：严重的精神病（过去或现在）和癫痫，活动性消化性溃疡病，新近胃肠吻合手术，骨折，创伤修复期，角膜溃疡，肾上腺皮质功能亢进症，高血压，糖尿病,抗菌药物不能控制的感染如水痘、麻疹、霉菌感染,较重的骨质疏松症等。

【用法用量】开始剂量为每日 1mg/kg,视病情而定。

【不良反应】①长程使用可引起医源性库欣综合征面容和体态、体重增加、下肢水肿、紫纹、易出血倾向、创口愈合不良、痤疮、肱或股骨头缺血性坏死、骨质疏松及骨折、肌无力、肌萎缩、低血钾综合征、胃肠道刺激、胰腺炎、消化性溃疡或穿孔,儿童生长受到抑制、青光眼、白内障、良性颅内压升高综合征、糖耐量减退和糖尿病加重。②精神症状:欣快感、激动、谵妄、不安、定向力障碍,也可表现为抑制。③并发感染,以真菌、结核菌、葡萄球菌、变形杆菌、绿脓杆菌和各种疱疹病毒为主。④糖皮质激素停药综合征:停药后出现头晕、晕厥倾向、腹痛或背痛、低热、食欲减退、恶心、呕吐、肌肉或关节疼痛、头痛、乏力、软弱等。

【注意事项】小儿如长期使用肾上腺皮质激素:①诱发感染。②对诊断的干扰。③以下情况应慎用:心脏病或急性心力衰竭、糖尿病、憩室炎、情绪不稳定和有精神病倾向、全身性真菌感染、青光眼、肝功能损害、眼单纯性疱疹、高脂蛋白血症、高血压、甲状腺功能亢进症、重症肌无力、骨质疏松、胃溃疡、胃炎或食管炎、肾功能损害或结石、结核病等。④定期随访检查生长和发育情况等。

（3）地塞米松片

【性状】本品为白色片剂。

【规格型号】0.75mg。

【贮藏】遮光、密封保存。

【适应证】①过敏性与自身免疫性炎症性疾病。②某些肾上腺皮质疾病的诊断:地塞米松抑制试验。

【禁忌证】①对本品及肾上腺皮质激素类药物有过敏史患儿禁用。②高血压、血栓症、胃与十二指肠溃疡、精神病、电解质代谢异常、心肌梗死、内脏手术、青光眼等患儿一般不宜使用。

【用法用量】口服:每日 0.03~0.15mg/kg,每 6~12h 给药 1 次;类固醇 21-羟化酶缺乏症:0.25~0.28mg/kg,清晨顿服。

【不良反应】较大剂量易引起糖尿病、骨质疏松、消化道溃疡和类库欣综合征症状,对下丘脑 - 垂体 - 肾上腺轴抑制作用较强。并发感染为主要的不良反应。

【注意事项】①结核病、急性细菌性或病毒性感染患儿慎用,如确有必要,必须给予适当的抗结核、抗感染治疗。②长期服药后,停药前应逐渐减量。③糖尿病、骨质疏松症、肝硬化、肾功能不全、甲状腺功能减退症的患儿慎用。

2. 皮质激素抑制剂代表药

（1）美替拉酮

【性状】本品为胶囊剂或片剂。

【规格型号】胶囊剂：125mg、250mg；片剂：125mg、250mg。

【贮藏】密封保存。

【适应证】①评估由垂体引起的肾上腺皮质功能情况。②库欣综合征的鉴别诊断及治疗。③鉴别由垂体引起的肾上腺皮质功能不全。

【禁忌证】垂体功能不全者慎用。

【用法用量】①库欣综合征的鉴别诊断：15mg/kg，每4h给药1次，共6次；库欣综合征的治疗：每次0.2g，每日2次。②可根据病情调整用量至每次1g，每日4次。

【不良反应】恶心、呕吐、上腹部痛、头痛、眩晕等，也可引起高血压和低钾性碱中毒。在服用较大剂量时容易诱发肾上腺皮质功能不全。

【注意事项】定期复查血常规、肝肾功能。

（2）米托坦

【性状】本品为白色结晶固体。

【规格型号】胶囊剂：0.5g、1g；片剂：0.5g。

【贮藏】低温、通风、干燥处保存。

【适应证】肾上腺皮质癌及其迁移性癌，也可用于肾上腺皮质增生或肿瘤所致的皮质醇增多症。

【禁忌证】对本品过敏者。

【用法用量】①每日6~15mg/kg，分3~4次口服，从小剂量开始逐渐增加至最大耐受量，变化范围每日2~16g，一般每日8~10g。②如出现不良反应，则减少剂量，直到确定最大耐受量，治疗应持续至出现临床效果，有效后改为每日2~4g，4~8周为1个疗程。③如果服用最大耐受量3个月仍无效，则停止治疗。

【不良反应】①消化道反应：厌食、恶心、呕吐、腹泻等。②神经肌肉毒性：嗜睡、头晕、头痛、精神错乱、肌肉震颤、疲乏等。③泌尿生殖系统：血尿、蛋白尿、出血性膀胱炎等。④心血管系统：高血压、直立性低血压、面部潮红等。⑤严重时肾上腺皮质萎缩、坏死。⑥其他：皮疹、视物模糊、复视、晶状体混浊、视网膜病变、高热、全身疼痛等。

【注意事项】①肝病患儿慎用。②不良反应严重者出现肾上腺皮质萎缩、坏死，用药期间为避免肾上腺皮质功能不足，可适当补充糖皮质激素。

（3）氨鲁米特

【性状】本品为白色结晶性粉末。

【规格型号】0.125g；0.25g。

【贮藏】遮光，密封保存。

【适应证】用于皮质醇增多症，抑制肾上腺皮质功能。

【禁忌证】①感染、带状疱疹、肝肾功能损害、甲状腺功能减退者。②合并感染、血糖未控制的糖尿病患儿。③对本品严重过敏者。

【用法用量】初始剂量每次250mg,口服,每日2次,1~2周后无明显不良反应可增加剂量,每次250mg,每日3~4次,但每日剂量不超过1 000mg。8周后改为维持量,每次250mg,每日2次。使用本品期间应同时口服氢化可的松,初始剂量每次20mg,每日4次,1~2周后减量为每次20mg,每日2次。

【不良反应】①发热、皮疹等变态反应。②嗜睡、眩晕、共济失调、眼球震颤等神经系统毒性。③恶心呕吐、腹泻等胃肠反应。④个别患儿有骨髓抑制、甲状腺功能减退、直立性低血压、皮肤发黑及女性患儿男性化等。

【注意事项】抗肿瘤内分泌药物,应在有经验的专业医生指导下用药。

3. **盐皮质激素代表药**　盐皮质激素代表药主要有醛固酮和去氧皮质酮,主要生理作用是促进肾小管重吸收钠而保留水,并排泄钾,保钠排钾作用也表现在唾液腺、汗腺及胃肠道。主要用于慢性肾上腺皮质功能减退症,常同糖皮质激素药物合用作替代治疗。此类药物过量可导致水肿、高钠血症、低钾血症、高血压、心力衰竭等。

二、降血糖类药物

口服降血糖药主要用于治疗经饮食和运动锻炼2~3个月血糖不能得到满意控制的2型糖尿病患儿,1型糖尿病患儿在用胰岛素的前提下才可酌情合用除磺脲类外的部分口服降血糖药。

1. **磺酰脲类促胰岛素分泌药**

（1）甲苯磺丁脲片

【性状】本品为白色片剂。

【规格型号】0.5g。

【贮藏】遮光,密封保存。

【适应证】单用饮食控制疗效不满意的轻、中度2型糖尿病,患者胰岛β细胞有一定的分泌胰岛素功能,且无严重的并发症。

【禁忌证】①1型糖尿患者。②2型糖尿病伴酮症酸中毒、昏迷、严重烧伤、感染、外伤和重大手术等应激情况。③肝、肾功能不全者。④对磺胺药过敏者。⑤白细胞减少者。

【用法用量】口服,常用量每次0.5g,每日1~2g。开始在早餐前或早餐及午餐前各0.5g,也可0.25g,每日3次,于餐前30min服,根据病情需要逐渐加量,一般用量为每日1.5g,最大用量每日3g。

【不良反应】①可有腹泻、恶心、呕吐、头痛、胃痛等不适。②较少见的有皮疹。③少见而严重的有黄疸、肝功能损害、骨髓抑制、粒细胞减少（表现为咽痛、发热、感染）、血小板减少症（表现为出血、紫癜）等。

【注意事项】①体质虚弱、高热、恶心和呕吐、甲状腺功能亢进应慎用。②用药期间应定期监测血糖、尿糖、尿酮体、尿蛋白和肝、肾功能,并进行眼科检查等。

（2）氯磺丙脲

【性状】本品为白色片剂。

【规格型号】0.1g；0.25g。

【贮藏】遮光、密封保存。

【适应证】①单用饮食控制疗效不满意的轻、中度 2 型糖尿病，患者胰岛 β 细胞有一定的分泌胰岛素功能，并且无严重的并发症。②中枢性尿崩症。

【禁忌证】①1 型糖尿病患儿。②2 型糖尿患者伴有酮症酸中毒、昏迷、严重烧伤、感染、外伤和重大手术等应激情况。③肝、肾功能不全和心力衰竭患儿。④磺胺药过敏者。⑤白细胞减少的患儿。

【用法用量】口服，常用量每次 0.1~0.3g，每日 1 次。开始在早餐前服 0.1~0.2g，以后每周增加 50mg，一般剂量每日 0.3g，最大剂量每日 0.5g；分次服用可减少胃肠反应，也可改善高血糖。

【不良反应】低血糖。

【注意事项】①体质虚弱、高热、恶心和呕吐、甲状腺功能亢进慎用。②用药期间应定期监测血糖、尿糖、尿酮体、尿蛋白和肝、肾功能，并进行眼科检查等。③易发生低血糖，且低血糖反应时间持久而严重，纠正低血糖后也要注意观察 3~5d，不要在晚上，尤其空腹服药。

（3）格列本脲

【性状】本品为白色片剂。

【规格型号】2.5mg。

【贮藏】密封保存。

【适应证】单用饮食控制疗效不满意的轻、中度 2 型糖尿病，患儿胰岛 β 细胞有一定的分泌胰岛素功能，并且无严重的并发症。

【禁忌证】①1 型糖尿病患儿。②2 型糖尿病患儿伴有酮症酸中毒、昏迷、严重烧伤、感染、外伤和重大手术等应激情况。③肝、肾功能不全者。④对磺胺药过敏者。⑤白细胞减少者。

【用法用量】口服，开始 2.5mg，早餐前或早餐及午餐前各一次，轻症者 1.25mg，每日 3 次，三餐前服，7d 后递增每日 2.5mg。一般用量为每日 5~10mg，最大用量每日不超过 15mg。

【不良反应】①可有腹泻、恶心、呕吐、头痛、胃痛等不适。②较少见的有皮疹。③少见而严重的有黄疸、肝功能损害、骨髓抑制、粒细胞减少（表现为咽痛、发热、感染）、血小板减少症（表现为出血、紫癜）等。

【注意事项】①体质虚弱、高热、恶心和呕吐、甲状腺功能亢进应慎用。②用药期间应定期监测血糖、尿糖、尿酮体、尿蛋白和肝、肾功能，并进行眼科检查等。

（4）格列美脲

【性状】本品为绿色异形片。

【规格型号】1mg；2mg。

【贮藏】密闭，25℃以下保存。

【适应证】饮食控制、运动及减轻体重等疗法均不能充分控制血糖的2型糖尿病患儿。

【禁忌证】①对本品过敏者。②糖尿病酮症酸中毒伴或不伴昏迷者。

【不良反应】①低血糖。②消化系统症状：恶心呕吐，腹泻、腹痛少见。③个别病例报道血清肝转氨酶水平升高。④皮肤变态反应：瘙痒、红斑、荨麻疹、头痛、乏力、头晕等较少见。

【注意事项】①用药时应注意饮食，运动和用药时间。②治疗中应注意早期出现的低血糖症状，以便及时采取措施。③避免饮酒，以免引起类戒断反应。④过量服用会突发低血糖反应。

（5）格列吡嗪片

【性状】本品为白色片剂。

【规格型号】5mg。

【贮藏】遮光，密封，干燥处保存。

【适应证】经饮食控制及体育锻炼2~3个月疗效不满意的轻、中度2型糖尿病患儿。

【禁忌证】①对磺胺药过敏者。②已明确诊断的1型糖尿病患儿。③2型糖尿病患儿伴有酮症酸中毒、昏迷、严重烧伤、感染、外伤和重大手术等应激情况。④肝、肾功能不全、白细胞减少的患儿。

【用法用量】剂量因人而异，一般推荐剂量每日2.5~20mg，最大剂量不超过30mg。早餐前30min服用。日剂量超过15mg，宜在早、中、晚三次在餐前服用。

【不良反应】①较常见的为胃肠道症状（如恶心、上腹胀满）、头痛等，减少剂量即可缓解。②个别患儿可出现皮肤过敏。③偶见低血糖、造血系统可逆性变化。

【注意事项】①患儿用药时应遵医嘱，注意饮食控制和用药时间。②下列情况应慎用：体质虚弱、高热、恶心和呕吐、有肾上腺皮质功能减退或垂体前叶功能减退症者。③用药期间应定期监测血糖、尿糖、尿酮体、尿蛋白和肝、肾功能、血象、并进行眼科检查。

（6）格列喹酮

【性状】本品为白色片剂。

【规格型号】30mg。

【贮藏】遮光，密封保存。

【适应证】2 型糖尿病。

【禁忌证】①1 型糖尿病。②糖尿病昏迷或昏迷前期。③糖尿病合并酸中毒或酮症。④对磺胺类药物过敏、晚期尿毒症患儿。

【用法用量】餐前 30min 服用。一般日剂量为 15~120mg,日最大剂量不得超过 180mg,据个体情况可适当调节剂量。通常日剂量为 30mg 以内者可于早餐前一次服用,更大剂量应分三次,分别于餐前服用。

【不良反应】极少数人有皮肤变态反应、消化道反应、轻度低血糖反应及血液系统改变。

【注意事项】①规律定期就医。②糖尿病患儿合并肾脏疾病,肾功能轻度异常时,尚可使用。但是当有严重肾功能不全时,则应改用胰岛素治疗为宜。③治疗中若有不适,如低血糖、发热、皮疹、恶心等应立即就医。④为了尽量减少易发生于糖尿病患儿的心血管疾病的危险,患儿应坚持严格的饮食治疗,而绝不能以增加药量而放松饮食控制。⑤改用本品时如未按时进食可以引起低血糖。⑥胃肠反应一般为暂时性的,随着治疗继续而消失,一旦有皮肤变态反应,应停用本品。

2. 非磺酰脲类促胰岛素分泌药

（1）瑞格列奈片

【性状】本品为白色或类白色片剂。

【规格型号】0.5mg。

【贮藏】遮光、密封保存。

【适应证】饮食控制、减轻体重及运动锻炼不能有效控制其高血糖的 2 型糖尿病患儿。瑞格列奈片可与二甲双胍并用。两者合用时对控制血糖比各自单独使用时更能达到协同功效。

【禁忌证】①已知对瑞格列奈或瑞格列奈中的任何赋型剂过敏的患儿。②1 型糖尿病患儿。③伴或不伴昏迷的糖尿病酮症酸中毒患儿。

【用法用量】主餐前服用（即餐前服用）;推荐起始剂量为 0.5mg,以后如需要可每周或每 2 周调整;最大日剂量不应超过 16mg。

【不良反应】可能引起血糖变化,如高血糖和低血糖。

【注意事项】①应避免将瑞格列奈与吉非贝齐合用。②用药期间注意监测血糖。

（2）那格列奈片

【性状】本品为黄色椭圆形薄膜衣片。

【规格型号】0.12g。

【贮藏】遮光,密封,在干燥处保存。

【适应证】单独用于经饮食和运动不能有效控制血糖的 2 型糖尿病患儿;也可用于二甲双胍不能有效控制高血糖的 2 型糖尿病患儿,采用与二甲双胍联合应用,但不能替代二甲双胍。那格列奈不适用于对磺脲类降糖药治疗不理想的 2 型糖尿病患儿。

【禁忌证】①对药物的活性成分或任何赋型剂过敏。②1 型糖尿病。③糖尿病酮症酸中毒。④重度感染、手术前后或有严重外伤的患儿慎用。

【用法用量】①通常在餐前 15min 内服用,服药时间也可在餐前 0~30min 内。②患儿误餐(或加餐)应针对此餐相应的减少(或增加)1 次服药。③推荐起始剂量为 0.5mg,以后如需要可每周或每 2 周调整,接受其他口服降血糖药治疗的患儿转用瑞格列奈片治疗的推荐起始剂量为 1mg。④维持量最大推荐单次剂量为 4mg,随餐服用。最大日剂量不应超过 16mg。

【不良反应】低血糖、过敏、腹痛、消化不良、腹泻、头痛及糖尿病患儿可能同时伴发的一些临床症状(如呼吸道感染)等。

【注意事项】尚未对那格列奈在儿童使用的安全性和有效性进行评价,遵医嘱用药。

3. 其他降糖药

(1)盐酸二甲双胍片

【性状】本品为薄膜衣片状。

【规格型号】0.5g。

【贮藏】密封保存。

【适应证】①首选用于单纯饮食控制及体育锻炼治疗无效的 2 型糖尿病,特别是肥胖的 2 型糖尿病。②对于 2 型糖尿病,与胰岛素合用,可增加胰岛素的降血糖作用,减少胰岛素用量,防止低血糖发生。③可与磺酰脲类口服降血糖药合用,具协同作用。

【禁忌证】①中度和严重肾衰竭或肾功能不全。②可造成组织缺氧的疾病(尤其是急性疾病或慢性疾病的恶化),例如失代偿性心力衰竭、呼吸衰竭、近期发作的心肌梗死、休克。③严重感染和外伤,外科大手术,临床有低血压和缺氧等。④已知对盐酸二甲双胍过敏。⑤急性或慢性代谢性酸中毒,包括有或无昏迷的糖尿病酮症酸中毒,和糖尿病酮症酸中毒需要用胰岛素治疗。⑥接受血管内注射碘化造影剂者,应暂时停用本品。⑦维生素 B_{12}、叶酸缺乏未纠正者。

【用法用量】从小剂量开始,根据病情逐渐增加剂量。起始剂量为 0.5g,每日 2 次;或 0.85g,每日 1 次;随餐服用。可每周增加 0.5g 或每 2 周增加 0.85g,逐渐增至每日 2g,分次服用。10~16 岁 2 型糖尿病患儿每日最高剂量为 2 000mg。不推荐 10 岁以下儿童使用本品,为了更好地耐受,药物最好随三餐分次服用。

【不良反应】初始治疗时,最常见的不良反应有恶心、呕吐、腹泻、腹痛和食欲减退,大多数患儿通常可以自行缓解。为了避免这些不良反应,可以每日可分 2~3 次服用,并缓慢增加剂量。

【注意事项】①应常规监测肾功能。②稳定性慢性心力衰竭患儿在定期检查心、肾功能的情况下可以服用二甲双胍。③有肝脏疾病患儿应避免使用本品。④应激状态:在发热、昏迷、感染和外科手术时,服用口服降糖药患儿易发生血糖暂时控制不良,此时必须暂时停用本品,改用胰岛素,待应激状态缓解后恢复使用。⑤1 型糖尿病患儿不宜单独使用本品,而应与胰岛素合用。⑥所有患儿应继续合理安排碳水化合物的饮食摄入,超重者应继续热量限制性饮食,应定期进行常规辅助检查以监测血糖。⑦与胰岛素或其他口服降糖药(例如磺酰脲类和格列奈类)联合使用时应谨慎。

(2)伏格列波糖片

【性状】本品为白色或微黄色片剂。

【规格型号】0.2mg。

【贮藏】密封,25℃以下干燥处保存。

【适应证】饮食、运动疗法效果不满意,或除饮食、运动疗法外口服降血糖药物或胰岛素制剂效果不明显。

【禁忌证】①严重酮体症、糖尿病昏迷或昏迷前的患儿(因必须用输液及胰岛素迅速调节高血糖,所以不适于服用本品)。②严重感染、手术前后或严重创伤的患儿(因有必要通过注射胰岛素调节血糖,所以不适于服用本品)。③对本品的成分有过敏史的患儿。

【用法用量】对儿童用药的安全性尚未确立,遵医嘱用药。

【不良反应】①低血糖。②腹部胀满、肠排气增加。③偶尔出现急性重型肝炎(暴发性肝炎)、严重肝功能障碍或黄疸等。

【注意事项】①下述患儿应慎用:正在服用其他糖尿病药物;有腹部手术史或肠梗阻史;伴有消化和吸收障碍的慢性肠道疾病;勒姆理尔德综合征、重度疝、大肠狭窄和溃疡等;严重肝功能障碍;严重肾功能障碍。②注意事项:本品只用于确诊糖尿病的患儿;对只进行糖尿病基本治疗即饮食疗法、运动疗法的患儿,仅限于餐后 2h 血糖水平 >11.1mmol/L;饮食疗法和运动疗法外,对合用口服降糖药或胰岛素制剂的患儿,服用本品的指标为空腹时血糖值在 7.8mmol/L 以上;服用本药期间必须定期监测血糖水平并注意观察。

(3)米格列醇

【性状】本品为薄膜衣片,除去包衣后显白色或类白色。

【规格型号】50mg。

【贮藏】遮光,密封,25℃以下保存。

【适应证】单独使用可以作为饮食控制的辅助手段,改善单纯饮食疗法控制不佳的 2 型糖尿病患儿的血糖控制。

【禁忌证】①糖尿病酮症酸中毒。②炎症性肠病、结肠溃疡、不全性肠梗阻、有肠梗阻倾向的患儿。③慢性肠道疾病伴有明显胃肠功能紊乱,或伴有可能进一步加重出现肠胀气情况的患儿。④对该药物或其成分过敏者。

【用法用量】糖尿病患儿使用米格列醇或其他降糖药都无固定剂量。米格列醇的剂量必须参照其疗效与患儿耐受量具体而定,但不可超过最大推荐量(100mg,3 次 /d)。①初始剂量:推荐 25mg,每日正餐前服用,3 次 /d。②维持剂量:50mg,3 次 /d。③最大剂量:100mg,3 次 /d。④服用磺酰脲药物的患儿:磺酰脲可引起低血糖症。米格列醇与磺酰脲联用,若发生低血糖症,应及时调整药物的剂量。

【不良反应】①消化道反应:最常见。②皮肤反应:皮疹。③实验室指标异常:使用米格列醇的患儿血清铁含量降低,但是大多数是暂时性的且不伴血红蛋白水平降低和其他血液学指标的异常。

【注意事项】①低血糖症:磺酰脲类药物与米格列醇片合用可以增强磺酰脲降血糖的效力,加重血糖降低。②血糖控制不佳:当糖尿病患儿处于发热、外伤、感染或手术等应激状态时,会产生暂时性血糖控制不佳。此刻必须暂时应用胰岛素治疗。③肾损害:在肾损害患儿中,米格列醇血清浓度随着肾损害程度和肾功能降低成比例地上升。

三、甲状腺激素与抗甲状腺药物

甲状腺激素是甲状腺所分泌的激素,几乎作用于人体所有细胞。主要用于治疗呆小病、单纯性甲状腺肿、甲状腺功能减退,黏液性水肿和克汀病等。抗甲状腺药物(antithyroid drug,ATD)是指能消除(暂时或长期)甲状腺功能亢进症状的药物。临床常用于甲状腺功能亢进的手术前准备、甲状腺危象等治疗。

1. 甲状腺激素药物

(1)左甲状腺素钠片

【性状】本品为白色或类白色圆形片状。

【规格型号】50μg。

【贮藏】密闭,避光,干燥处保存。

【适应证】①治疗非毒性甲状腺肿(甲状腺功能正常)。②甲状腺肿切除术后,预防甲状腺肿复发。③甲状腺功能减退的替代治疗。④抗甲状腺药物治疗功能亢进症的辅助治疗。⑤甲状腺癌术后的抑制治疗。⑥甲状腺抑制试验。

【禁忌证】对本品及其辅料高度敏感者;未经治疗的肾上腺功能不足、垂体功能不足和甲状腺毒症;急性心肌梗死、急性心肌炎和急性全心炎。

【用法用量】早餐前 30min 口服。每日剂量:甲状腺肿(甲状腺功能正常者)青少年 50~150μg,每日 1 次;儿童甲状腺功能减退初期:初始剂量 12.5~50μg/m²(体表面积),每日 1 次,维持剂量 100~150μg/m²(体表面积),每日 1 次；抗甲状腺功能亢进的辅助治疗：50~100μg，每日 1 次。甲状腺全切术后：150~300μg，每日 1 次；甲状腺抑制试验：200μg，每日 1 次。

【不良反应】超过个体的耐受剂量或者过量服药，特别是由于治疗开始时剂量增加过快，可能出现甲状腺功能亢进的临床症状；对本品中的成分过敏的患儿，可能会发生皮肤、呼吸道变态反应及血管性水肿等。

【注意事项】①治疗前，不得患有冠心病、心绞痛、动脉硬化、高血压、垂体功能不足、肾上腺功能不足和自主性高功能性甲状腺瘤。②冠心病、心功能不全或快速性心律失常患儿使用左甲状腺素时，需警惕药物性甲亢风险，即使轻微甲亢也可能加重心脏负担。③不适用于减重。④罕见的遗传性半乳糖不耐受性、Lapp 型先天性乳糖酶缺乏症或葡萄糖 - 半乳糖吸收障碍的患儿，不得服用本品。

（2）甲状腺素片

【性状】本品为薄膜衣片状。

【规格型号】40mg。

【贮藏】遮光，密封保存。

【适应证】各种原因引起的甲状腺功能减退症。

【禁忌证】心绞痛、冠心病和快速性心律失常者。

【用法用量】婴儿及儿童完全替代量：1 岁以内，8~15mg；1~2 岁，20~45mg；2~7 岁，45~60mg；7 岁以上，60~120mg。开始剂量应为完全替代剂量的 1/3，逐渐加量。

【不良反应】使用过量可引起心动过速、心悸、心绞痛、心律失常、头痛、神经质、兴奋、不安、失眠、骨骼肌痉挛、肌无力、震颤、出汗、潮红、怕热、腹泻、呕吐、体重减轻等类似甲状腺功能亢进症的症状。减量或停药可使所有症状消失。

【注意事项】①动脉硬化、心功能不全、糖尿病、高血压患儿慎用。②病程长、病情重的甲状腺功能减退症或黏液性水肿患儿使用时应谨慎，开始用小剂量，以后缓慢增加直至生理替代剂量。③伴垂体前叶功能减退症或肾上腺皮质功能不全患儿应先服用糖皮质激素，待肾上腺皮质功能恢复正常后再用。④由于本品 T3、T4 的含量及两者比例不恒定，在治疗中应根据临床症状及 T3、T4、促甲状腺激素（TSH）检查结果调整剂量。

2. 抗甲状腺激素药物

（1）甲巯咪唑片

【性状】本品为双侧带刻痕的圆形薄膜衣片，除去包衣后显白色。

【规格型号】10mg。

【贮藏】25℃以下保存。

【适应证】①甲状腺功能亢进症，尤其适用于不伴或伴有轻度甲状腺增大（甲状腺肿）的患儿。②各种类型甲状腺功能亢进症的手术前准备。③对于必须使用碘照射（如使用含碘造影剂检查）的有甲状腺功能亢进症病史的患儿和功能自主性甲状腺瘤患儿可作为预防性用药。④放射碘治疗后间歇期。⑤个别情况下，因患儿一般状况或个人原因不能采用常规的治疗措施，由于对甲巯咪唑片（在尽可能低的剂量下）耐受性良好，可用于甲状腺功能亢进症的长期治疗。

【禁忌证】对甲巯咪唑、其他硫酰胺衍生物或任何赋形剂过敏；中到重度血细胞计数紊乱（中性粒细胞减少）；合并并非由甲状腺功能亢进症导致的胆汁淤积；接受甲巯咪唑或卡比马唑治疗后，曾出现骨髓损害；3岁以下儿童。

【用法用量】初始剂量根据疾病的严重程度决定：每日0.3~0.5mg/kg；维持剂量：每日0.2~0.3mg/kg，可能需要加用甲状腺激素治疗。餐后用适量液体送服。

【不良反应】常见不良反应为骨骼肌肉和结缔组织异常，如关节痛可能逐渐出现，即使数月治疗后也会出现等。

【注意事项】具有轻微超敏反应病史的患儿（如过敏性皮疹、瘙痒症）应禁用；过量给药可以导致亚临床型或临床型甲状腺功能减退和甲状腺肿生长；在罕见的遗传性疾病半乳糖不耐症、Lapp乳糖酶缺乏症或葡萄糖-半乳糖吸收不良症患儿中，不推荐应用该药物；肝功能受损患儿，剂量应尽可能低，并应对患儿进行严密监测；肾功能受损患儿，推荐在严密监测下谨慎地对剂量进行个体化调整，给药剂量应该尽可能低。

（2）丙硫氧嘧啶片

【性状】本品为白色片剂。

【规格型号】50mg。

【贮藏】密封保存。

【适应证】甲状腺功能亢进的内科治疗，甲状腺术前准备，以减少麻醉和术后并发症，防止诱发甲状腺危象。

【禁忌证】严重肝功能损害、白细胞严重减少、对硫脲类药物过敏者。

【用法用量】常用量为每次1~2片，每日3~6片；极量：每次4片，每日12片。

【不良反应】一般反应有关节痛、体温升高、红斑、皮肤色素沉着、瘙痒、毛发脱落、食欲减退、恶心呕吐、腹泻、头痛、嗜睡、白细胞减少及粒细胞缺乏、皮疹等，个别若有剥落性皮炎的趋势，应立即停药。

【注意事项】应定期检查血常规及肝功能；外周血白细胞计数偏低、肝功能异常患儿慎用；小儿用药过程中，应避免出现甲状腺功能减低。

（3）甲硫氧嘧啶片

【性状】本品为白色或微黄色片剂。

【规格型号】0.1g。

【贮藏】遮光,密闭保存。

【适应证】各种类型的甲状腺功能亢进症,尤其适用于:①病情较轻,甲状腺轻至中度肿大患儿。②青少年及儿童。③甲状腺手术后复发,又不适于放射性 ^{131} 碘治疗者。④手术前准备。⑤ ^{131} 碘放疗的辅助治疗。

【禁忌证】严重肝功能损害、白细胞严重缺乏、对硫脲类药物过敏者。

【用法用量】开始剂量每日 4mg/kg,分次口服,维持量酌减。

【不良反应】常见有头痛、眩晕、关节痛、唾液腺和淋巴结肿大及消化道反应;也有皮疹、药物热等变态反应,有的皮疹可发展为剥落性皮炎。个别可致黄疸和中毒性肝炎。最严重的不良反应为粒细胞缺乏症,故用药期间应定期检查血常规,白细胞数 $<4\times10^9$/L 或中性粒细胞数 $<1.5\times10^9$/L 时,应停用或调整用药。

【注意事项】定期检查血常规及肝功能;外周血白细胞数偏低、肝功能异常患儿慎用;应用本品后,皮疹、粒细胞减少、粒细胞缺乏的发生率较丙硫氧嘧啶高,故目前已较少应用。

（4）复方碘溶液

【性状】本品为深棕色的澄明液体。

【规格型号】1 000ml/瓶:每毫升溶液中含碘 50mg 和碘化钾 100mg。

【贮藏】遮光,密封保存。

【适应证】地方性甲状腺肿的治疗和预防;甲状腺功能亢进症术前治疗的准备;甲状腺功能亢进症危象。

【禁忌证】活动性肺结核患儿、对碘化物过敏者。

【用法用量】①单纯性甲状腺肿:口服每日 1 次,0.1~0.5ml,2 周为 1 疗程,共 2 个疗程,疗程间隔 30~40d。②甲状腺功能亢进术前准备:口服 0.1~0.5ml/次,3 次/d,连服 1 周,剂量由小逐渐增大,术后再由大减小直至停服。③甲状腺危象:3~6ml(30~60 滴)/6h。均稀释后口服。在用碘剂前至少 1h,口服或胃管注入丙硫氧嘧啶 100~200mg,抑制甲状腺激素的合成,以后每 6h 重复 1 次。④地方性甲状腺肿:每日 0.1~0.5ml,2 周或每日 1~2 滴,30d,停 10d 后再服用,总疗程为 3~6 个月。⑤术前准备:每日 3 次,每次从 5 滴开始,以后每日每次增加 1 滴,10~14d 后手术。⑥甲状腺危象:初次 30~45 滴,以后每次 30 滴,每 6h 一次。

【不良反应】①变态反应:可在服药后立即发生,或数小时后出现血管性水肿,表现为上肢、下肢、颜面部、口唇、舌或喉部水肿,也可出现皮肤红斑或风团、发热、不适。②关节疼痛、嗜酸细胞增多、淋巴结肿大。③长期服用,可出现口腔、咽喉部烧灼感,流涎,金属味,牙齿和牙龈疼痛、胃部不适、剧烈疼痛等碘中毒症状;也出现高钾血症,表现为神志模糊、心律失常、手足麻木刺痛、下肢沉重无力。④腹泻、恶心、呕吐和胃痛等消化道不良反应,不常见。⑤动脉周围炎,类白血病样嗜酸性粒细胞增多,罕见。

【注意事项】①有口腔疾患患儿慎用,浓碘液可致唾液腺肿胀、触痛、口腔、咽喉部灼烧感、金属味,牙齿和牙龈疼痛,唾液分泌增加,故应涂于淀粉类食物服用。②急性支气管炎、肺水肿、高钾血症、甲状腺功能亢进症、肾功能受损患儿慎用。③应用本品能影响甲状腺功能,影响甲状腺吸碘率的测定,甲状腺核素扫描显像结果也受影响,这些检查均宜安排在应用本品前进行。

四、性激素药物

性激素类药能促进和维持第二性征的发育和成熟,维持正常生殖系统功能,也参与体内下丘脑-垂体轴的反馈调节。代表药物包括天然性激素(雌激素、雄激素和孕激素)和具有类似性激素生物活性的化合物。

1. 十一酸睾酮软胶囊

【性状】本品为椭圆形光滑透明的橙色胶丸,内容物为黄色油状液体。

【规格型号】40mg/粒。

【贮藏】30℃以下常温,避光保存。

【适应证】男性:原发性或继发性性腺功能减退的睾酮补充疗法,如睾丸切除后、无睾症、垂体功能减退、内分泌性阳痿;女性男性化。

【禁忌证】对本品中的任何成分过敏者。

【用法用量】起始剂量每日 120~160mg 连续服用 2~3 周,然后维持剂量,每日 40~120mg。本品应在用餐时服用,如有需要可用少量水吞服,必须将整个胶丸吞服,不可咀嚼。可将每日剂量分成两个等份,早晨服一份,晚间服一份。如果胶丸个数不能均分为两等份,则早晨服用胶丸个数较多的一份。

【不良反应】肌痛、骨骺早闭,男子乳房女性化、少精、无精子、阴茎持续勃起症、勃起频率增加;加速性成熟;阴茎增大等。

【注意事项】青春期前男孩应慎用雄激素以避免骨骺早闭及性早熟;如合并隐性或显性心力衰竭、肾功能不全、高血压、癫痫、偏头痛(或有上述病史)应定期检查;长期治疗患儿应进行肝功能检查等。

2. 炔雌醇片

【性状】本品为糖衣片。

【规格型号】5μg;20μg;50μg;500μg。

【贮藏】遮光,密封保存。

【适应证】①补充雌激素不足。②青春期延迟或提前和子宫内膜异位。

【禁忌证】①血栓静脉炎或血栓栓塞。②有深部静脉血栓、静脉炎或血栓栓塞疾病史。③脑血管或冠状动脉疾病。④有肝脏良性或恶性肿瘤史。⑤严重肝功能障碍。⑥先天性或后天性脂质代谢障碍。⑦伴血管病变的严重糖尿病等。

【用法用量】①性腺发育不全,每次 0.02~0.05mg,每晚 1 次,连服 3 周,第三周联用孕激素进行人工周期治疗,可用 1~3 个周期。②乳腺癌,每次 1mg,每日 3 次。

【不良反应】腹部绞痛或胀气、胃纳不佳、恶心;踝及足水肿;乳房胀痛或 / 和肿胀;体重增加或减少等。

【注意事项】下列情况应立即停药:①首次发生偏头痛,或者更频繁地发生异常剧烈的头痛。②视觉、听觉或其他感觉器官的急性障碍。③首次出现血栓性静脉炎或血栓栓塞症状。④出现黄疸(胆汁淤积)、无黄疸型肝炎或全身瘙痒。⑤癫痫发作增加。⑥血压明显升高。

五、抗利尿药物

抗利尿药是减少尿排泄量,治疗尿崩症的药物,适用于遗传性多尿症、各种类型的尿崩症。常见药物包括垂体后叶素制剂、鞣酸加压素注射液等。

1. 醋酸去氨加压素

【性状】本品为白色片剂。

【规格型号】常为 0.2mg/ 片,详见药品说明书包装规格。

【贮藏】应置于阴凉(≤25℃)、干燥(相对湿度≤60%)环境;高温高湿地区需冷藏(2~8℃)。使用后须立即拧紧瓶盖(内置干燥剂),避免受潮失效。

【适应证】①中枢性尿崩症:可减少尿液排出,增加尿渗透压,减低血浆渗透压,从而减少尿频和夜尿。②6 岁或以上患儿的夜间遗尿症。

【禁忌证】①习惯性或精神性烦渴症患儿,尿量超过 40ml/(kg·d)。②心功能不全或其他疾患需服用利尿剂的患儿。③中重度肾功能不全患儿(肌酐清除率低于 50ml/min)。④抗利尿激素分泌异常综合征(SIADH)患儿。⑤低钠血症患儿。⑥对醋酸去氨加压素或药物的其他成分过敏者。

【用法用量】剂量因人而异。①治疗中枢性尿崩症:一般儿童的初始适宜剂量为每次 0.1mg,每日 3 次。再根据患儿的疗效调整剂量。根据临床经验,每日总量为 0.2~1.2mg。对多数患儿的适宜剂量为每次 0.1~0.2mg,每日 3 次。②治疗夜间遗尿症:初始适宜剂量为睡前服用 0.2mg,如疗效不显著可增至 0.4mg,连续使用 3 个月后至少停用 1 周,以便评估是否需要继续治疗。

【不良反应】①使用本品时若不限制饮水可能会引起水潴留/低钠血症,有/无伴随以下迹象和症状,如头痛、恶心/呕吐、血清钠降低、体重增加,严重者可引起抽搐。②治疗夜间遗尿症和尿崩症时,常见的不良反应有头痛、腹痛和恶心;罕见皮肤变态反应、低钠血症和情绪障碍;仅有个别全身变态反应的报道。

【注意事项】①6 岁以下儿童慎用。②急迫性尿失禁患儿:器官病变导致的尿频或多尿患儿(如良性前列腺增生、尿道感染、膀胱结石 / 膀胱癌)烦渴和糖尿病患儿不适合用本品治疗。③治疗夜遗尿时,应在服药前1h和服药后8h限制饮水。④若治疗时未严格控制饮水将出现水潴留和/或低钠血症及其并发症(头痛、恶心/呕吐和体重增加,更严重者可引起抽搐),应终止治疗直到患儿完全康复。⑤以下情况下,应严格控制饮水并监测患儿血钠水平:与已知可导致抗利尿激素分泌异常综合征的药物(如三环类抗抑郁剂、选择性血清素再摄取抑制剂、氯丙嗪、卡马西平)合用时,与非甾体抗炎药合用时;治疗期间,出现体液和/或电解质失衡急性并发症(如全身感染、发热和肠胃炎),应立即停止治疗。

2. 阿米洛利片

【性状】本品为类白色至微黄色片剂。

【规格型号】2.5mg。

【贮藏】遮光,密闭保存。

【适应证】原发性高血压病、心力衰竭、肝硬化等疾病引起的水肿和腹水。

【禁忌证】高钾血症、严重肾功能减退患儿。

【用法用量】口服,每次1~2片,每日1次,必要时每日2次,早晚各一次。

【不良反应】可有口干、恶心、腹胀、头晕、胸闷等,一般不需停药。

【注意事项】长期服用,应定期查血钾、血钠、血氯水平。

(曾琴　黄红玉)

第八节　儿童其他常用口服药

一、解热镇痛类药物

解热镇痛药适用于解热、减轻轻度至中度疼痛,如关节痛、神经痛、肌肉痛、头痛、偏头痛、痛经、牙痛、感冒及流感症状。代表药物包括布洛芬混悬滴剂、对乙酰氨基酚混悬滴剂等。

1. 布洛芬混悬滴剂

【性状】本品为橙色混悬液,味甜,有调味剂的芳香。

【规格型号】15ml:0.6g

【贮藏】遮光,密封保存。

【适应证】婴幼儿退热,缓解由于感冒、流感等引起的轻度头痛、咽痛及牙痛等。

【禁忌证】①已知对本品过敏的患儿。②服用阿司匹林(乙酰水杨酸)

或其他非甾体抗炎药后诱发哮喘、荨麻疹或变态反应的患儿。③有应用非甾体抗炎药后发生消化道出血或穿孔病史的患儿。④有活动性消化溃疡出血，或者既往曾复发溃疡初出血的患儿。⑤重度心力衰竭患儿。

【用法用量】口服，需要时每 6~8h 可重复使用，每 24h 不超过 4 次，每次 5~10mg/kg。或参照年龄、体重剂量表，用滴管量取。使用前请摇匀，使用后请清洗滴管。

【不良反应】本品耐受性良好，不良反应发生率低，一般为轻度的胃肠不适，偶有皮疹、耳鸣、头痛及转氨酶水平升高等。也有引起消化道出血而加重溃疡的报道。

【注意事项】①6 个月以下婴幼儿应遵医嘱。②将本品和其他所有药物置于远离儿童接触的地方。③服用剂量不应超过推荐剂量，否则可能引起头痛、呕吐、倦怠、低血压及皮疹等，过量服用应立即请医生诊治。④抗凝治疗患儿，服药的最初几日应随时监测其凝血酶原时间。⑤连续用药 3d 以上发热或疼痛仍未缓解者需请医生诊治。⑥除非有医生的指导，在使用本药期间，勿再使用含布洛芬或其他解热镇痛药物，避免与其他非甾体抗炎药，包括选择性环氧化酶 -2（cyclooxygenase-2, COX-2）抑制剂合并用药。

2. 对乙酰氨基酚混悬滴剂

【性状】本品为红色混悬液体，味甜、水果香味。

【规格型号】15ml：1.5g

【贮藏】遮光，密闭保存。

【适应证】儿童普通感冒或流行性感冒引起的发热；缓解轻至中度疼痛，如头痛、关节痛、偏头痛、牙痛、肌肉痛、神经痛。

【禁忌证】严重肝肾功能不全患儿。

【用法用量】口服，用滴管量取。①若持续高热或疼痛，可间隔 4~6h 重复用药 1 次，24h 内不超过 4 次。②具体用量见表 7-8-1。

表 7-8-1 对乙酰氨基酚混悬滴剂药物用量表

年龄 / 岁	体重 /kg	一次用量 /ml
1~3	10~15	1~1.5
4~6	16~21	1.5~2
7~9	22~27	2~3
10~12	28~32	3~3.5

【不良反应】偶见皮疹、荨麻疹、药物热及粒细胞减少，长期大量用药会导致肝、肾功能异常。

【注意事项】①本品为对症治疗药,用于解热连续使用不超过 3d,用于镇痛不超过 5d,症状如未缓解,咨询医师或药师。②1 岁以下儿童应在医师指导下使用。③对本品过敏者禁用,过敏体质、肝肾功能不全、对阿司匹林(乙酰水杨酸)过敏者慎用。④不能同时服用其他含有解热镇痛药的药品(如某些复方抗感冒药)。⑤服用期间不得饮酒或含酒精的饮料。⑥本品性状改变时禁用。⑦儿童必须在成人监护下使用,将本品放在儿童不能接触的地方。⑧本品配有儿童保险盖,需按压后旋转打开。

3. 对乙酰氨基酚片

【性状】本品为白色片剂。

【规格型号】0.5g。

【贮藏】密封保存。

【适应证】普通感冒或流行性感冒引起的发热;缓解轻至中度疼痛,如关节痛、偏头痛、头痛、肌肉痛、牙痛、神经痛、痛经。

【禁忌证】严重肝肾功能不全者;对本品过敏者。

【用法用量】口服。6~12 岁儿童,每次 0.5 片;12 岁以上儿童及成人每次 1 片,若持续发热或疼痛,可间隔 4~6h 重复用药一次,24h 内不得超过 4 次。

【不良反应】偶见皮疹、荨麻疹、药热及粒细胞减少,长期大量用药会导致肝、肾功能异常。

【注意事项】①本品为对症治疗药,用于解热、连续使用不得超过 3d,用于止痛不得超过 5d,症状不缓解请咨询医师或药师。②对阿司匹林(乙酰水杨酸)过敏者、肝肾功能不全者慎用。③不能同时服用其他含有解热镇痛药的药品(如某些复方抗感冒药)。④服用本品期间不得饮酒或含酒精的饮料。⑤本品性状改变时禁用。⑥将本品放在儿童不能接触的地方。⑦儿童必须在成人监护下使用;如果正在使用其他药品使用本品前请咨询医师或药师。

二、抗组胺药物

抗组胺药是组胺受体的阻断药,适用于治疗过敏性疾病,如过敏性药疹及湿疹、血管神经性水肿、荨麻疹等;呼吸道过敏性疾病,如过敏性鼻炎、花粉性鼻炎等。也可用于晕动病、放疗及手术后、妊娠、药物、梅尼埃病、内耳迷路炎症所致的恶心、呕吐、眩晕,如苯海拉明、茶苯海明等。同时有镇咳、镇静催眠的作用。代表药包括氯雷他定、盐酸异丙嗪、盐酸西替利嗪、马来酸氯苯那敏、盐酸苯海拉明。

1. 氯雷他定片

【性状】本品为白色或类白色片剂。

【规格型号】10mg。

【贮藏】遮光,密封保存。

【适应证】缓解过敏性鼻炎有关的症状,如喷嚏、流涕、鼻痒、鼻塞以及眼部痒及烧灼感。口服后,鼻和眼部症状及体征可以迅速缓解;缓解慢性荨麻疹、瘙痒性皮肤病及其他过敏性皮肤病的症状及体征。

【禁忌证】对本品过敏者。

【用法用量】口服,12 岁以上儿童:每日 1 次,每次 1 片(10mg);2 岁～12 岁儿童:体重 >30kg:每日 1 次,每次 1 片(10mg);体重≤30kg:每日 1 次,每次半片(5mg)。

【不良反应】推荐剂量(10mg/d)下,未见明显的镇静作用,其发生率与安慰剂相似。常见不良反应有乏力、头痛、嗜睡、口干、胃肠道不适(包括恶心、胃炎)及皮疹等。罕见不良反应有脱发、变态反应、肝功能异常、心动过速及心悸等。

【注意事项】①严重肝功能不全患儿需在医生指导下使用。②做皮肤试验前约 48h 应终止使用,因抗组胺药能阻止或降低皮肤试验的阳性反应发生。③对本品过敏者禁用,过敏体质者慎用。④本品性状改变时禁用。⑤将本品放在儿童不能接触的地方。⑥儿童必须在成人监护下使用。⑦如果正在使用其他药品,使用本品前请咨询医师或药师。⑧如服用过量,请立即向医务人员求助。⑨当与酒精同时服用时,根据精神运动试验研究表明氯雷他定无药效协同作用。

2. 氯雷他定糖浆

【性状】本品为无色至淡黄色、澄清、黏稠液体,味香甜。

【规格型号】0.1%(60ml:60mg)。

【贮藏】2~30℃。

【适应证】缓解过敏性鼻炎有关的症状,如喷嚏、流涕鼻塞以及眼部痒及烧灼感。口服后,鼻和眼部症状及体征可以迅速缓解。亦适用于减轻慢性荨麻疹、瘙痒性皮肤病及其他过敏性皮肤病的症状及体征。

【禁忌证】对本品过敏者。

【用法用量】口服。12 岁以上儿童:每日 1 次,每次两茶匙(10ml)。2 岁～12 岁儿童:体重 >30kg:每日 1 次,每次两茶匙(10ml)。体重≤30kg:每日 1 次,每次一茶匙(5ml)。

【不良反应】推荐剂量(10ml/d)下,本品未见明显镇静作用,不良反应发生率与安慰剂相近,在儿科临床对照试验中,与治疗相关的头痛、镇静和紧张的报道较罕见,其发生率和安慰剂相似。

【注意事项】①2 岁以下儿童用药咨询医师。②严重肝功能不全患儿需在医生指导下使用。③做皮肤试验前约 48h 应终止使用,因抗组胺药能阻止或降低皮肤试验的阳性反应发生。④对本品过敏者禁用,过敏体质者慎用。⑤本品性状改变时禁用。⑥将本品放在儿童不能接触的地方。⑦儿童必须在成人监护下使用。⑧如果正在使用其他药品,使用本品前请咨询医师或药师。⑨如服用过量,请立即向医务人员求助。当与酒精同时服用时,根据精神运动试验研究表明氯雷他定无药效协同作用。

3. **盐酸异丙嗪**

【性状】本品为糖衣片,除去糖衣后显白色或微黄色。

【规格型号】25mg。

【贮藏】遮光,密封保存。

【适应证】皮肤黏膜过敏、晕动症、恶心、呕吐、镇静、催眠、术后疼痛。

【禁忌证】早产儿、新生儿。

【用法用量】口服给药。①抗过敏,每次 0.125mg/kg 或 3.75mg/m²,每隔 4~6h 一次,或睡前 0.25~0.5mg/kg 或 7.5~15mg/m²。按年龄计算每日量,1岁以内 5~10mg,1~5 岁 5~15mg,6 岁以上 10~25mg,可 1 次或分 2 次给予。②镇吐,0.25~0.5mg/kg 或 7.5~15mg/m²。必要时每隔 4~6h 给药一次。③抗眩晕,每次 0.25~0.5mg/kg 或 7.5~15mg/m²。必要时每隔 12h 一次,或 12.5~25mg,每日 2 次。④镇静催眠,必要时按 0.5~1mg/kg 或 15~30mg/m²。

【不良反应】异丙嗪属吩噻类衍生物,小剂量时无明显不良反应,但大量和长时间应用时可出现噻嗪类常见的不良反应。增加皮肤对光的敏感性,多噩梦、易兴奋、易激动、幻觉、中毒性谵妄,儿童易发生锥体外系反应。

【注意事项】①交叉过敏,已知对吩噻类药高度过敏的患儿,也对本品过敏。②诊断的干扰、葡萄糖耐量试验中可显示葡萄糖耐量增加。可干扰尿妊娠免疫试验,结果呈假阳性或假阴性。③下列情况应慎用:急性哮喘、膀胱颈部梗阻、骨髓抑制、心血管疾病、昏迷、闭角型青光眼、肝功能不全、高血压、胃溃疡、前列腺肥大症状明显者、幽门或十二指肠梗阻、呼吸系统疾病(尤其是儿童服用本品后痰液黏稠,影响排痰,并可抑制咳嗽反射)、癫痫(注射给药时可增加抽搐的严重程度)、黄疸、各种肝病以及肾衰竭、瑞氏综合征(异丙嗪所致的锥体外系症状易与瑞氏综合征混淆)。④特别注意有无肠梗阻或药物的过量、中毒等问题,因其症状、体征可被异丙嗪的镇吐作用所掩盖。⑤用于预防晕动症时要及早服药。⑥脱水或少尿时用量酌减,以免出现毒性反应。⑦口服时,可与食物或牛奶同时服,以减少对胃黏膜的刺激。

4. **盐酸西替利嗪滴剂**

【性状】本品为无色至微黄色的澄清液体,味甜略苦。

【规格型号】30ml/瓶。

【贮藏】密封。

【适应证】季节性鼻炎、常年性过敏性鼻炎以及非鼻部症状眼结膜炎,过敏引起的瘙痒和荨麻疹症状。

【禁忌证】①对本品的任何成分过敏者。②严重肾功能不全的患儿(肌酐清除率 <10ml/min)。

【用法用量】口服。6 岁以上患儿,每次 1ml,每日 1 次。如出现不良反应,可改为早晚各 0.5ml。对于季节性过敏性鼻炎,可用于 2 岁 ~6 岁患儿,每次 0.5ml,每日 1 次;或每次 0.25ml,每日 2 次。

【不良反应】偶有患者出现轻微不良反应报道,如头痛、头晕、困倦、嗜睡、激动、口干、肠胃不适。在测定精神运动功能的客观实验中,本品对镇静的影响和安慰剂相似。鲜有报道变态反应。

【注意事项】①肾功能损害者应减半量。②药物过量的症状,儿童可表现为激动。③本药无特效拮抗剂,严重超量患儿应立即洗胃,采用支持疗法,并长期严密观察病情变化。

5. 马来酸氯苯那敏

【性状】本品为白色片剂。

【规格型号】4mg。

【贮藏】密封。

【适应证】皮肤过敏症:荨麻疹、湿疹、皮炎、药疹、皮肤瘙痒症、神经性皮炎、虫咬症、日光性皮炎;过敏性鼻炎、血管舒缩性鼻炎、药物及食物过敏。

【禁忌证】对本品过敏者禁用,过敏体质者慎用。

【用法用量】口服,遵医嘱用药。

【不良反应】主要不良反应为嗜睡、口渴、多尿、咽喉痛、困倦、虚弱感、心悸、皮肤瘀斑、出血倾向。

【注意事项】①新生儿、早产儿不宜使用。②膀胱颈梗阻、幽门十二指肠梗阻、甲状腺功能亢进、青光眼、消化性溃疡、高血压和前列腺肥大者慎用。③如服用过量或出现严重不良反应,应立即就医。④本品性状改变时禁用。⑤将本品放在儿童不能接触的地方。⑥儿童必须在成人监护下使用。⑦如果正在使用其他药品,使用本品前请咨询医师或药师。

6. 盐酸苯海拉明片

【性状】本品为糖衣片或薄膜衣片,除去包衣后显白色。

【规格型号】25mg。

【贮藏】密封保存。

【适应证】皮肤黏膜的过敏,如荨麻疹,过敏性鼻炎、皮肤瘙痒症、药疹;虫咬症和接触性皮炎;预防和治疗晕动病。

【禁忌证】①对其他乙醇胺类药物高度过敏者。②新生儿、早产儿。③重症肌无力者、闭角型青光眼患儿。

【用法用量】口服,每日 2~3 次。1 岁以下,每次 2.5~5mg;1 岁 ~3 岁,每次 5~7.5mg;4 岁 ~6 岁,每次 7.5~10mg;7 岁以上,每次 10~12.5mg。

【不良反应】①用药过量可致激动、幻觉、抽搐,甚至死亡。②常见不良反应有头晕、恶心、呕吐、食欲缺乏及嗜睡等。③偶见皮疹、粒细胞减少。

【注意事项】①幽门十二指肠梗阻、消化性溃疡所致的幽门狭窄、膀胱颈狭窄、甲状腺功能亢进、心血管病、高血压、下呼吸道感染（如支气管炎、气管炎、肺炎）及哮喘患儿不宜使用本品。②服药期间预防跌倒及坠床。③本品在肾功能障碍患儿体内半衰期延长，因此，应在医师指导下使用。④对本品过敏者禁用，过敏体质者慎用。⑤本品性状改变时禁用。⑥将本品放在儿童不能接触的地方，成人监护下使用。

三、维生素类药物

维生素是一系列有机化合物的统称。它们是生物体所需要的微量营养成分，一般无法由生物体自己生产，需要通过饮食等手段获得。维生素不像糖类、蛋白质及脂肪可以产生能量、组成细胞，但是它们对生物体的新陈代谢起调节作用。主要用于相应的维生素缺乏症或疾病的辅助治疗。代表药包括维生素 A、维生素 B_1、维生素 B_2、维生素 B_6、复合维生素 B、维生素 C、维生素 D、骨化三醇、维生素 E、维生素 K。

1. 维生素 A

【性状】本品内容物为黄色至深黄色油状液。

【规格型号】软胶囊：2.5 万 U。

【贮藏】遮光，密封，在阴凉干燥处（≤20℃）保存。

【适应证】治疗维生素 A 缺乏症，如夜盲症、眼干燥症、角膜软化症和皮肤粗糙等。

【禁忌证】慢性肾衰竭时慎用。

【用法用量】治疗剂量：确诊后立即给予维生素 A 口服。首次补充剂量根据年龄而定：<6 个月，一次性予 5 万 IU；6~12 个月，一次性予 10 万 IU；>12 个月，一次性予 20 万 IU。第 2 天和 2 周后再分别予同样剂量一次。预防性补充剂量：<6 个月，一次性予 5 万 IU；6~12 个月，一次性予 10 万 IU；>12 个月，一次性予 20 万 IU。每 4~6 个月 1 次。需注意在大剂量补充后至少 30d 内不得再接受其他补充剂量。

【不良反应】①推荐剂量未见不良反应。但摄入过量维生素 A 可致严重中毒，甚至死亡。②急性中毒发生于大量摄入维生素 A（小儿超过 7.5 万 U~30 万 U）6h 后，患儿可出现异常激动或骚动、头晕、嗜睡、复视、严重头痛、呕吐、腹泻、脱皮（特别是唇和掌），婴儿头部可出现凸起肿块，并有骚动、惊厥、呕吐等颅内压增高、脑积水、假性脑瘤表现。③慢性中毒可表现为骨关节疼痛、肿胀、皮肤瘙痒、口唇干裂、疲劳、软弱、全身不适、发热、头痛、呕吐、颅内压增高、视盘水肿、皮肤对阳光敏感性增高、易激动、食欲减退、脱发、腹痛、夜尿增多、肝毒性反应、门静脉高压、溶血、贫血、小儿骨骺早愈合。

【注意事项】①使用方法：将软囊滴嘴开口后，内容物滴入婴儿口中（开口方法：建议采用将滴嘴在开水中浸泡 30s，使胶皮融化）；有吞服能力的儿童可直接吞服。②长期大剂量应用可引起维生素 A 过多症，甚至发生急性或慢性中毒,6个月至3岁的婴儿发生率最高。③婴幼儿对维生素A敏感,应谨慎使用。④长期大剂量应用维生素A,出现食欲缺乏,皮肤发痒,毛发干枯、脱发,口唇皲裂,易激动,骨痛、骨折,颅内压增高(头痛、呕吐、前囟宽而隆起),停药1~2周后可消失。儿童一次超过30万U,可致急性中毒。如连续每日服10万U超过6个月,可致慢性中毒。

2. **维生素B_1**

【性状】本品为白色片剂。

【规格型号】5mg;10mg。

【贮藏】遮光,密闭保存。

【适应证】预防和治疗维生素B_1缺乏症,如脚气病、神经炎、消化不良等。

【禁忌证】对本品过敏者;过敏体质者。

【用法用量】轻症患儿口服维生素B_1 10~30mg/d,分为2~3次服用,同时哺乳的乳母应口服10mg/次,每日2~3次。重症患儿需肌内注射,1~2周后可改为口服。

【不良反应】推荐剂量的维生素B_1几乎无毒性,过量使用可出现头痛、疲倦、烦躁、食欲缺乏、腹泻、水肿。

【注意事项】①必须按推荐剂量服用,不可超量服用。②儿童用量请咨询医师或药师。③如服用过量或出现严重不良反应,应立即就医。④本品性状改变时禁用。⑤儿童必须在成人监护下使用。

3. **维生素B_2**

【性状】本品为黄色至橙黄色片剂。

【规格型号】5mg;10mg。

【贮藏】遮光,密闭保存。

【适应证】口角炎、唇炎、舌炎、眼结膜炎、脂溢性皮炎和阴囊炎等。

【禁忌证】对本品过敏者。

【用法用量】口服维生素B_2 5~10mg/次,3次/d。

【不良反应】肾功能正常状态下几乎不产生毒性,服用后尿呈黄色,但不影响继续用药。

【注意事项】①本品宜餐后服用。②必须按推荐剂量服用,不可超量服用。③儿童用量请咨询医师或药师。④服药后尿中荧光测定儿茶酚胺浓度可呈假性增高,尿胆原测定呈假阳性。⑤过敏体质者慎用。⑥本品性状改变时禁用。⑦如果正在使用其他药品,使用本品前请咨询医师或药师。⑧儿童必须在成人监护下使用。

4. **维生素B_6**

【性状】本品为白色片剂。

【规格型号】10mg。

【贮藏】遮光,密闭保存。

【适应证】①维生素 B$_6$ 缺乏的预防和治疗;防治异烟肼中毒;妊娠、放射病及抗癌药所致的呕吐,脂溢性皮炎等。②全胃肠外营养及因摄入不足所致营养不良、进行性体重下降时维生素 B$_6$ 的补充。③下列情况需要量增加:甲状腺功能亢进、烧伤、长期慢性感染、发热、先天性代谢障碍病(胱硫醚尿症、高草酸盐症、高胱氨酸尿症、黄嘌呤酸尿症)、充血性心力衰竭、长期血液透析、吸收不良综合征伴肝胆系统疾病(如酒精中毒伴肝硬化)、肠道疾病(乳糜泻、热带口炎性肠炎、局限性肠炎、持续腹泻)、胃切除术后。④新生儿遗传性维生素 B$_6$ 依赖综合征。

【禁忌证】对本品中任何成分过敏者。

【用法用量】每日 0.5~1 片(5~10mg),连用 3 周。

【不良反应】肾功能正常时几乎不产生毒性,但长期、过量应用可致严重的周围神经炎,出现神经感觉异常、步态不稳、手足麻木。若每日 200mg,持续 30d 以上,可致依赖综合征。

【注意事项】①不宜应用大剂量维生素 B$_6$ 治疗未经证实有效的疾病。②维生素 B$_6$ 影响左旋多巴治疗帕金森病的疗效,但对卡比多巴的疗效无影响。③服药后尿胆原试验呈假阳性。

5. 复合维生素 B

【性状】本品为黄色片剂。

【规格型号】每片主要成分有维生素 B$_1$ 3mg、维生素 B$_2$ 1.5mg、维生素 B$_6$ 0.2mg、烟酰胺 10mg、泛酸钙 1mg。

【贮藏】遮光,密闭保存(10~30℃)。

【适应证】预防和治疗 B 族维生素缺乏所致的营养不良、厌食、脚气病、糙皮病等。

【禁忌证】对本品过敏者。

【用法用量】儿童每次 1~2 片;每日 3 次。

【不良反应】①大剂量服用可出现烦躁、疲倦、食欲减退等。②偶见皮肤潮红、瘙痒。③尿液可能呈黄色。④偶可发生头痛、头晕、视物模糊、腹痛、恶心、皮疹等反应。

【注意事项】①用于日常补充和预防时,宜用最低量;用于治疗时,应咨询医师。②过敏体质者慎用。③本品性状改变时禁用。④儿童必须在成人监护下使用。⑤如果正在使用其他药品,使用本品前请咨询医师或药师。⑥肝肾功能不全患儿慎用。

6. 维生素 C

【性状】维生素 C 泡腾片:白色或着色片,片面可有散在的着色小点;维生素 C 颗粒:黄色颗粒,味甜酸;维生素 C 片:白色至略带淡黄色。

【规格型号】维生素 C 泡腾片:0.5g、1g;维生素 C 颗粒:2g(含维生素 C 100mg);维生素 C 片:25mg、50mg、100mg、250mg。

【贮藏】遮光,密闭保存。

【适应证】坏血病(维生素 C 缺乏病)治疗,各种急慢性传染性疾病及紫癜等辅助治疗等。

【禁忌证】对本品过敏者。

【用法用量】维生素 C 泡腾片:用温水或冷水溶解后服用,溶解后成为一杯鲜甜美味的橙味饮品;儿童每日 0.5g。维生素 C 颗粒 / 维生素 C 片:用于治疗维生素 C 缺乏,儿童每日 100~300mg,至少服用 2 周。

【不良反应】①长期服用每日 2~3g 可引起停药后坏血病,故应逐渐减量停药。②长期服用大量维生素 C 可能引起尿酸盐、半胱氨酸盐或草酸盐结石。③过量服用(每日用量 1g 以上)可能引起腹泻、皮肤红而亮、头痛、尿频(每日用量 600mg 以上)、恶心呕吐、胃痉挛。

【注意事项】①不宜长期过量应用本品,否则突然停药可能出现坏血病症状。②下列情况应慎用:半胱氨酸尿症、痛风、高草酸盐尿症、草酸盐沉积症、尿酸盐性肾结石、葡萄糖 -6- 磷酸脱氢酶缺乏症、血色病、铁粒幼细胞性贫血或地中海贫血、镰状细胞贫血、糖尿病。③如服用过量或出现严重不良反应,应立即就医。④本品性状改变时禁用。⑤儿童必须在成人监护下使用。⑥如果正在使用其他药品,使用本品前请咨询医师或药师。

7. 维生素 D

【性状】本品内容物为黄色至橙红色的澄明液体,无败油臭或苦味。

【规格型号】每粒含维生素 D 400U。

【贮藏】遮光,密封保存。

【适应证】预防和治疗维生素 D 缺乏症,如佝偻病等。

【禁忌证】对本品过敏者,维生素 D 增多症、高钙血症、高磷血症伴肾性佝偻病患儿。

【用法用量】儿童每日 1~2 粒。

【不良反应】长期过量服用,可能出现中毒,早期表现:骨关节疼痛、肿胀、皮肤瘙痒、口唇干裂、发热、头痛、呕吐、便秘或腹泻、恶心等。

【注意事项】①使用方法:将软囊滴嘴开口后,内容物滴入婴儿口中(开口方法:建议将滴嘴在开水中浸泡 30s,使胶皮融化);有吞服能力的儿童可直接吞服。②婴儿应在医师指导下使用。③必须按推荐剂量服用,不可超量服用。④过敏体质者慎用。⑤本品性状改变时禁用。⑥儿童必须在成人监护下使用。⑦如果正在使用其他药品,使用本品前请咨询医师或药师。

8. 骨化三醇

【性状】骨化三醇胶丸:胶丸,内容物为无色至淡黄色、淡棕色或淡棕黄色的澄清油状液体；骨化三醇软胶囊：淡黄色至黄色油状液体。

【规格型号】0.25μg。

【贮藏】室温（15~30℃），短暂暴露于40℃不会对本品产生不良影响。避光保存，避免过热。

【适应证】慢性肾衰竭尤其是接受血液透析患儿之肾性骨营养不良，术后甲状旁腺功能减退症，特发性甲状旁腺功能减退症，假性甲状旁腺功能减退症，维生素D依赖性佝偻病及低血磷性维生素D抵抗型佝偻病等。

【禁忌证】与高血钙有关的疾病；已知对本品或同类药品及其任何赋形剂过敏的患儿；有维生素D中毒迹象的患儿。

【用法用量】①血钙正常后可服用本品，但日剂量应低于前剂量0.25μg，每日应估计钙摄入量，并酌情进行调整。②肾性骨营养不良（包括透析患儿）：起始阶段的剂量为0.25μg/d。如2~4周内生化指标及病情未见明显改善，则每隔2~4周将用量增加0.25μg/d，在此期间至少每周测定血钙2次。大多数患儿最佳用量为0.5~1.0μg/d。③甲状旁腺功能减退症和佝偻病：推荐起始剂量为每日0.25μg，晨服。如生化指标和病情未见明显改善，则每隔2~4周增加剂量。④2岁以内的患儿，推荐的每日参考剂量为0.01~0.1μg/kg。

【不良反应】①高钙血症非常常见。②较常见头痛、腹痛、恶心、皮疹、泌尿系统感染（常见）等。③偶见的急性症状包括食欲减退、头痛、呕吐和便秘。④慢性症状包括营养不良、感觉障碍、伴有口渴的发热、尿多、脱水、情感淡漠、发育停止及泌尿系统感染。⑤可能会发生变态反应。

【注意事项】①只有具备充分的监测血、尿化学的实验室设备时，才能考虑用本品治疗。应根据患儿者血钙水平小心制订每日最佳剂量；开始治疗时，应尽可能使用最小剂量，不能在没有监测血钙水平的情况下增加用量。②确定最佳剂量后，应每月复查一次血钙水平（或参照有关个别适应证的详细说明）；若血钙超过正常范围或血肌酐>120μmol/L，则必须减少剂量或完全中止治疗直至血钙正常。③药液可以先放入汤匙，然后混入儿童的饮料中（如橙汁等）。④治疗期间应停用维生素D及其衍生物，以免发生可能的相加作用和高钙血症。⑤告知患儿及其直接亲属，必须依从，剂量指导，严格服从关于钙摄取、饮食和补钙的医嘱，避免使用未经医生同意的非处方药物。

9. 维生素E

【性状】维生素E片：糖衣片；维生素E软胶囊：内容物为淡黄色至黄色的油状液体。

【规格型号】维生素E片：5mg、10mg、100mg；维生素E软胶囊：5mg、10mg、50mg、100mg。

【贮藏】遮光，密封，在干燥处保存。

【适应证】棘红细胞增多症或吸收不良综合征；心、脑血管疾病的辅助治疗。

【禁忌证】对本品过敏者。

【用法用量】口服维生素 E 10~30mg/d,血象改善后可改为 5mg/d。

【不良反应】长期大量使用(400~800mg/d),可引起视物模糊、乳腺肿大、腹泻、头晕、流感样症状、头痛、恶心及胃痉挛、乏力软弱。个别患儿出现口唇皲裂、唇炎、口角炎、胃肠功能紊乱、肌无力,停药后上述反应可逐渐消失。

【注意事项】①本品为辅助治疗药,首次使用前应咨询医师,治疗期间应定期到医院检查。②由于维生素 K 缺乏而引起的低凝血酶原血症患儿、缺铁性贫血患儿慎用。③如服用过量或出现严重不良反应,应立即就医。④本品性状改变时禁用。⑤儿童必须在成人监护下使用。⑥如果正在使用其他药品,使用本品前请咨询医师或药师。

10. 维生素 K₁

【性状】本品为糖衣片,除去糖衣后,显黄色。

【规格型号】10mg。

【贮藏】遮光,密闭。

【适应证】①各种原因引起的维生素 K 依赖性凝血因子过低导致的凝血障碍。②中度梗阻性黄疸(胆、胰疾病)等伴凝血功能改变及其他出血性疾病。

【禁忌证】严重梗阻性黄疸、小肠吸收不良所致腹泻等。

【用法用量】口服:每次 10mg,每日 3 次或遵医嘱。

【不良反应】除个别病例有轻度一过性恶心或上腹部不适外,无明显不良反应。

【注意事项】①肝功能损伤患儿,本品的疗效不明显,盲目加量可加重肝损伤。②本品对肝素引起的出血倾向无效。外伤出血不必使用本品。

四、水电解质类药物

治疗和预防急、慢性腹泻造成的轻度脱水。代表药包括口服补液盐散(Ⅰ)口服补液盐散(Ⅱ)、口服补液盐散(Ⅲ)。

1. 口服补液盐散(Ⅰ)

【性状】本品为白色结晶性粉末。

【规格型号】14.75g/ 袋。

【贮藏】密封,在干燥处保存。

【适应证】治疗和预防急、慢性腹泻造成的轻度脱水。

【禁忌证】少尿或无尿、严重腹泻或呕吐、葡萄糖吸收障碍、肠梗阻、肠麻痹及肠穿孔。

【用法用量】临用时,将本品 1 袋溶于 500ml 温水中,儿童用量请咨询医师或药师,一般服用至腹泻停止。

【不良反应】胃肠道不良反应可见恶心、刺激感,多因未按规定溶解本品,浓度过高引起。

【注意事项】①脑、肾、心功能不全及高钾血症患儿慎用。②腹泻停止后应立即停用。③如服用过量或出现严重不良反应,应立即就医。④对本品过敏者禁用,过敏体质者慎用。⑤本品性状改变时禁用。⑥将本品放在儿童不能接触的地方。⑦儿童必须在成人监护下使用。⑧如果正在使用其他药品,使用本品前请咨询医师或药师。

2. 口服补液盐散(Ⅱ)

【性状】本品为白色结晶性粉末。

【规格型号】13.95g/袋。

【贮藏】密封,在干燥处保存。

【适应证】治疗和预防急、慢性腹泻造成的轻度脱水。

【禁忌证】少尿或无尿、严重腹泻或呕吐、葡萄糖吸收障碍、肠梗阻、肠麻痹及肠穿孔。

【用法用量】临用时,将本品1袋溶于500ml温水中,儿童用量请咨询医师或药师,一般服用至腹泻停止。

【不良反应】胃肠道不良反应可见恶心、刺激感,多因未按规定溶解本品,浓度过高引起。

【注意事项】①脑、肾、心功能不全及高钾血症患儿慎用。②腹泻停止后应立即停用。③如服用过量或出现严重不良反应,应立即就医。④对本品过敏者禁用,过敏体质者慎用。⑤本品性状改变时禁用。⑥将本品放在儿童不能接触的地方。⑦儿童必须在成人监护下使用。⑧如果正在使用其他药品,使用本品前请咨询医师或药师。

3. 口服补液盐散(Ⅲ)

【性状】本品为白色结晶性粉末。

【规格型号】5.125g/袋(氯化钠0.65g、氯化钾0.375g、枸橼酸钠0.725g、无水葡萄糖3.375g)。

【贮藏】密封,在干燥处保存。

【适应证】治疗腹泻引起的轻、中度脱水,并可用于补充钠、钾、氯。

【禁忌证】①少尿或无尿。②严重失水、有休克征象时应静脉补液。③严重腹泻,粪便量超过每小时30ml/kg,此时患儿往往不能口服足够量的口服补液盐。④葡萄糖吸收障碍。⑤由于严重呕吐等原因不能口服者。⑥肠梗阻、肠麻痹和肠穿孔。⑦酸碱平衡紊乱,伴有代谢性碱中毒时。

【用法用量】临用前,将一袋量溶解于250ml温开水中,随时口服。①儿童开始时50ml/kg,4h内服用,以后根据患儿脱水程度调整剂量直至腹泻停止。②婴幼儿应用本品时需少量多次给予。③重度脱水或严重腹泻应以静脉补液为主,直至腹泻停止。

【不良反应】①恶心呕吐,多为轻度。常发生于开始服用时,此时可分次少量服用。②水过多。

【注意事项】①一般不用于早产儿。②随访检查:血压、体重、血电解质(主要为 Na^+ 和 K^+)、失水体征、粪便量。③严重失水或应用本品后失水无明显纠正者需改为静脉补液。

案例解析

1. 该案例出错的根本原因是什么?

解析:①管理方面:药物标识不明显,同一厂家产品、看似相同药品未做醒目标识进行提示、提醒使用人员。②护士方面:分发口服药前、中、后均查对不规范,发药前护士未对药品名称、剂量、用法、有效期等进行查对,发药时实施的查对为无效查对,根据医嘱与家长仅双人核对药物剂量,发药后未进行查对。

2. 如何避免儿童口服药用药错误?

解析:①加强口服药管理规范:对于看似、听似、一品多规格等药品应有特殊标识提醒。②严格落实查对制度:护士在分发口服药前、中、后严格执行查对制度,查对内容包括登记号、姓名、药名、浓度、剂量、用法、时间及效期。③护理工作人员加强工作责任心,严格执行规范操作,实施有效查对,保障用药安全。

（刘莉莉　刘腊梅　曾琴）

第八章　儿童常用药物皮肤试验的安全应用

案例回放

患儿，男，10岁3个月，因"发热5d，咳嗽、咳痰3d"入院，入院诊断：支气管肺炎。患儿入院后，护士遵医嘱予青霉素钠皮肤试验（皮试）。20min后观察皮试结果，可见皮丘隆起且直径较注射时增大3mm，无红晕硬结。管床护士认为无红晕硬结即为皮试阴性，皮丘未消散可能是之前皮丘过大还未完全吸收，因此报告主管医生皮试阴性，之后遵医嘱静脉输注青霉素钠。

静脉输注青霉素钠10min后，患儿自述胸闷气紧、呼吸困难，心电监护显示氧饱和度进行性下降至71%。查体可见口唇发绀，全身大片皮疹，四肢湿冷。管床护士立即暂停药物输入，予休克卧位及吸氧等措施并同时通知医生组织抢救。由于抢救及时患儿很快好转，生命体征平稳，未诉其他不适。

问题反思

1. 该患儿发生了什么问题？为什么会出现这样的问题？
2. 如何避免类似问题再次发生？

第一节　皮肤试验概述

一、皮肤试验

一些药物在使用时易诱发过敏，甚至造成过敏性休克，威胁患儿生命。皮肤试验（dermal sensitivity test）是临床常用的药物过敏检查手段，用于预测变态反应的发生。为保证用药安全，部分药物用药前必须做皮肤试验，结果阴性时才能使用。皮肤试验分为皮肤点刺试验和皮内试验，目前国内抗菌药物皮肤试验常规采用皮内试验。下文提到的皮肤试验均指皮内试验，简称皮试。

二、皮肤试验注意事项

（一）皮试前

1. 详细了解患儿过敏史

（1）有过敏史的患儿：①应仔细询问过敏药物品种、给药途径、用药后出现疑似变态反应的时间、临床表现、处理与结局、临床诊断，并做好记录。②患儿或/和家长所诉的"变态反应"可能为非过敏性的药物不良反应，应注意鉴别。③根据患儿所诉变态反应的症状区分变态反应的类型。④既往史皮试阳性（除皮试诱发严重变态反应）的患儿，并非皮试的禁忌证，可在密切观察基础上重复皮试。

（2）若患儿近期（4~6周内）发生过药物严重变态反应：①禁忌使用同种药物。②其他种类药物皮试需在反应发生4~6周后进行，因在严重变态反应发生时sIgE被大量消耗，皮试可结果能出现假阴性。

2. **详细了解患儿病史及用药史**

（1）病史：①哮喘控制不佳或哮喘急性发作期患儿慎做皮试，若必须进行皮试，需加强监测。②对于皮肤反应性增高（如部分荨麻疹、皮肤肥大细胞增多症）的患儿，应以生理盐水作为阴性对照，以防可能出现假阳性反应，影响结果判读。

（2）用药史：有些药物会抑制皮肤反应，导致假阴性结果，故皮试前应询问患儿近期用药情况，并在病情允许的情况下停用可能干扰皮试结果的药物。如无法获得准确用药信息，或无法停药或停药时间不够长，应进行磷酸组胺皮试作为对照，已排除假阴性的情况。部分药品会严重影响变态反应的救治，如β受体阻滞剂及血管紧张素转化酶抑制剂，皮试前应至少停此类药物24h。

（二）皮试时

皮试时应配备相关抢救物品及急救设备，医务人员应熟练掌握严重变态反应的救治；皮试过程应密切观察患儿的症状、体征及主观感受，随时做好抢救准备。

（三）皮试结果

1. 皮试结果往往受各类因素影响。若皮试液浓度过高、操作者手法过重、皮试液注射量大或注入气泡等，会造成假阳性；若患儿皮肤反应性差、近期使用过抗过敏药物、皮试液保存过久导致药物抗原性降低甚至失效等，会造成假阴性。因此皮试液应现配现用，如需保存，应在4℃环境下保存≤24h，使用时应严格规范，出现可疑假阳性或假阴性结果，应进行对照试验。

2. 皮试结果只能提示速发型变态反应的可能性，结果阴性者也有发生变态反应的可能。如青霉素皮试阴性中仍然有1%~3%会发生变态反应，因此用药期间需要密切监测患儿的反应，一旦有过敏表现应立即停药，并做好对症处理。

三、儿科常见皮试药物

儿科常见需要做皮试的药物根据其化学结构分为β-内酰胺类和其他类型。

（一）β-内酰胺类药物

β-内酰胺类药物是指化学结构中具有β-内酰胺环的一类抗生素，是目前使用最广泛的一类药物，包括青霉素类、头孢菌素类、单环类、碳青霉烯类、头霉素类、青霉烯类等。使用β-内酰胺类抗菌药物前，应由医师根据药品性质及具体情况判断患儿是否需要皮试。如需进行皮试，应由医师开具皮试医嘱后进行。

1. 青霉素类 目前我国青霉素类抗菌药物说明书、《抗菌药物临床应用指导原则》和《中华人民共和国药典临床用药须知》中均明确表明在使用青霉素类抗菌药物之前需常规做青霉素皮试。

2. 头孢菌素类

（1）目前均无循证医学证据支持头孢菌素皮试预测作用，给药前无须常规进行皮试。仅以下情况需要皮试：①既往有明确的青霉素或头孢菌素Ⅰ型（速发型）过敏史患儿，此类患儿如必须使用头孢菌素，在医疗机构具备急救条件的情况下，在获得患儿或家长知情同意后，选用与过敏药物侧链不同的头孢菌素进行皮试，其结果具有一定的参考价值。②药品说明书中明确规定需进行皮试的药品，应向临床药师或药品生产机构详细了解药品引发变态反应的机制，皮试的灵敏度、特异度、阳性预测值等情况，并要求提供相应皮试试剂。

（2）有过敏性疾病病史的患儿，如过敏性鼻炎、过敏性哮喘、和其他药物（非β-内酰胺类抗菌药物）过敏，发生过敏的概率并不高于普通人群，应用头孢菌素前也无须常规进行皮试。但上述患儿用药后一旦出现变态反应，症状可能会更重，应加强用药后观察。

3. 其他β-内酰胺类

（1）青霉素类、头孢菌素类的β-内酰胺酶抑制剂复方制剂，皮试适应证和方法可分别参照青霉素类、头孢菌素类药物。

（2）单环类、头霉素类、碳青霉烯类、青霉烯类等其他β-内酰胺类抗菌药物均暂无循证医学证据支持给药前常规进行皮试。若说明书要求使用前皮试，可参照头孢菌素类处理。因头孢他啶C7位侧链结构与氨曲南侧链结构相同，两者之间存在交叉过敏，故有明确头孢他啶过敏史患儿应避免使用氨曲南。

（二）其他类型

常见药物包括破伤风抗毒素、普鲁卡因、链霉素和维生素B_1。

（徐 敏 杨 程）

第二节　药物皮试液配制操作规范

一、青霉素类

（一）定义

青霉素（penicillins）是指分子中含有青霉烷、能破坏细菌细胞壁并在繁殖期起杀菌作用的一类抗生素,主要用于敏感的革兰氏阳性球菌、阴性球菌和螺旋体感染治疗,临床应用广泛。因其代谢、降解产物与蛋白质或多肽结合可形成引发变态反应的完全抗原,从而诱发变态反应,故应用青霉素类药物前均应进行皮试,结果阴性方可使用。使用过程中,如需更换药物、药物更换批号或停药72h以上,均应重新皮试。

（二）分类

青霉素类根据特点常分为七类。

1. **青霉素 G 类**　如青霉素 G 钾、青霉素 G 钠、盘尼西林、配尼西林、青霉素钠等。

2. **青霉素 V 类**　如青霉素 V 钾等。

3. **耐酶青霉素**　如苯唑西林、氯唑西林等。

4. **氨苄西林类**　如氨苄西林、阿莫西林等。

5. **抗假单胞菌青霉素**　如羧苄西林、哌拉西林、替卡西林等。

6. **美西林及其酯匹西林**　如美西林及其酯匹美西林等。

7. **甲氧西林类**　如坦莫西林等。

（三）皮试液配制操作规范

1. **皮试液选用**

（1）完整的青霉素皮试液应包含以下三类成分：①代表主要抗原决定簇的皮试剂,成分为青霉噻唑酰多聚赖氨酸（penicilloyl-poly-lysine,PPL）。②代表次要抗原决定簇的青霉酸、脱羧青霉噻唑酸等次要抗原决定簇混合物（minor determinant mixture,MDM）。③青霉素 G 以及半合成青霉素。

（2）目前国内暂无已批准上市的 PPL 及 MDM 试剂。根据临床研究报道及药典规定,青霉素类皮试液选用青霉素 G 类,可以预测 90%~95% 次要抗原决定簇所致的速发型变态反应。

2. **皮试液浓度**　青霉素皮试液的浓度为 500U/ml,即每 0.1ml 皮试液有 50U 药物。

3. **皮试液配制**

（1）青霉素皮试液的配制方法：①青霉素 G 皮试制剂,内含 2 500U 药物,加入 5ml 生理盐水即可配制完成。②青霉素 G 原药：此类方法应根据药物不同剂量进行稀释并多次抽吸,配制成标准浓度,误差及污染风险更大。以注射用青霉素钠(80万U/瓶)为例,具体流程见图 8-2-1。

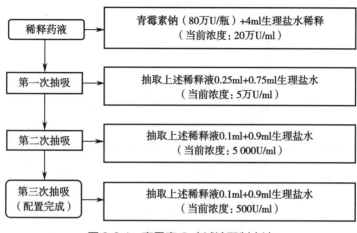

图 8-2-1 青霉素 G 皮试液配制方法

(2)特殊情况下皮试液的配制:若使用青霉素 V 类、氨苄西林类等其他种类青霉素,且配制时无青霉素 G 皮试剂时,可选用原药稀释 250~500μg/ml 进行皮试。以氨苄西林钠(1g/瓶)稀释至 500μg/ml 为例,具体流程见图 8-2-2。

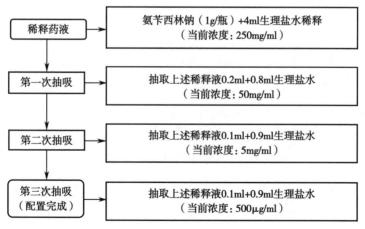

图 8-2-2 氨苄西林钠皮试液配制方法

(四)皮试液的使用

皮内注射标准皮试液 0.02~0.03ml,形成直径 3mm 的皮丘,15~20min 后观察局部皮肤情况,具体流程见图 8-2-3。

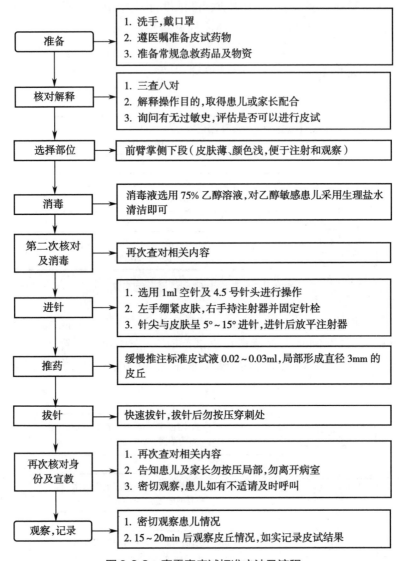

图 8-2-3   青霉素皮试标准方法及流程

（五）皮试结果的判读

1. **阳性**   如皮丘较之前注射时的直径扩大≥3mm、伴有红晕硬结，或红晕周围有伪足及痒感应判断为皮试阳性。严重者可出现全身症状，如恶心、头晕、荨麻疹、气促、呼吸困难、休克等。

2. **可疑阳性**   若皮试结果仅表现为部分阳性症状，如局部皮丘隆起但无红晕硬结，或有红晕硬结但直径<1cm等可疑阳性表现。应使用浓度为 0.01mg/ml磷酸组胺或生理盐水，在对侧相同穿刺部位进行对照试验，操作手法同皮试，

15~20min 后观察对照结果。若对照结果与可疑阳性症状相同,则应考虑皮试假阳性,可使用青霉素;若对照结果为阴性表现,则考虑皮试阳性。

3. **阴性**　皮丘无改变,周围无红肿,并无自觉症状。

(六)用药注意事项

1. 所有青霉素使用前均需做皮试,皮试阴性才可用药。但阴性患儿仍有发生变态反应可能。因此,在用药过程中仍需密切观察患儿有无变态反应,随时做好抢救准备。原因:①皮试无法预测发生迟发型变态反应的概率。②目前我国批准上市的青霉素皮试检测试剂仅含青霉素 G,部分医院加入了半合成青霉素,但未包含 PPL、MDM,皮试的灵敏度有限。③未常规采用阳性对照,不能排除假阴性结果。

2. 过敏症状分为速发型和迟发型(表 8-2-1)。

表 8-2-1　药物变态反应

	类型	机制	临床症状	发病时间
速发型	I 型 IgE 介导	肥大细胞或嗜碱性粒细胞脱颗粒,释放内源性活性物质作用于皮肤、血管、呼吸道、消化道等靶器官	荨麻疹、胃肠道症状、血管神经性水肿、支气管痉挛和过敏性休克等	用药后数分钟到 1h 内
迟发型	II 型 抗体介导	抗体与细胞表面抗原结合或抗原抗体复合物吸附在细胞表面,激活补体,导致细胞破坏、溶解	溶血性贫血、粒细胞减少、血小板减少性紫癜等	用药 1h 后,通常为 5~15d
	III 型 免疫复合物介导	抗原抗体复合物沉积在组织间隙,激活补体释放趋化因子,使中性粒细胞吞噬复合物,释放溶酶体酶,引起组织损伤	血管炎、血清病、慢性肾小球肾炎、风湿性关节炎、系统性红斑狼疮等	用药 1h 后通常为 7~21d
	IV 型 T 细胞介导	细胞免疫反应,由淋巴细胞参与导致酶的淋巴细胞受到作为抗原的药物分子攻击后产生淋巴因子导致组织损伤	过敏性皮疹、接触性皮炎、结核菌素型皮肤反应等	用药 1h 后任何时间均可出现,通常在数日内

3. 皮试阳性应记录为"皮试阳性",若发生皮试诱发过敏的严重变态反应,则应记录为"过敏"。

二、头孢菌素类

(一)定义

头孢菌素类(cephalosporins)是由冠头孢菌培养液中分离的头孢菌素 C,经改造侧链得到的一类半合成抗生素,其优点为高效、低毒、广谱,变态反应率较青霉素低,是临床应用较广泛和开发较快的抗菌药物之一。

(二)分类

头孢菌素类药物按发明年代和抗菌性能分为五代(表 8-2-2)。

表 8-2-2　头孢菌素分类及临床特点

分类	主要药品	特点	临床应用
第一代	头孢噻吩 头孢拉定 头孢噻啶 头孢唑林 头孢氨苄	对革兰氏阳性菌作用强,对革兰氏阴性菌作用弱 对青霉素酶稳定,对 β- 内酰胺酶不稳定 肾毒性较第二、三代大 主要用于敏感菌引起的感染	敏感菌所致的呼吸道和尿路感染、皮肤及软组织感染
第二代	头孢孟多 头孢呋辛	对革兰氏阳性菌不如第一代,对革兰氏阴性菌作用增强 对 β- 内酰胺酶较稳定 肾毒性较第一代小 用于革兰氏阴性和阳性细菌敏感的各种感染	敏感菌所致肺炎、胆道感染、菌血症、尿路感染等
第三代	头孢他啶 头孢哌酮 头孢噻肟	对革兰氏阴性菌作用强,对革兰氏阳性菌作用弱。对铜绿假单胞菌有效 对 β- 内酰胺酶高度稳定 血浆半衰期长,体内分布广,组织穿透力强,对肾脏基本无毒,严重革兰氏阴性菌及敏感阳性菌的感染	危及生命的败血症、脑膜炎、肺炎、骨髓炎及尿路严重感染,严重的铜绿假单胞菌感染
第四代	头孢吡肟 头孢匹罗	对革兰氏阳性、阴性菌均有较强作用,对 β-内酰胺酶稳定性强,用于第三代头孢菌素耐药的革兰氏阴性杆菌引起的重症感染	用于第三代头孢耐药菌的严重感染
第五代	头孢洛林 头孢托罗 头孢吡普	超广谱,对大多数耐药革兰氏阳性、阴性菌有效,对 β- 内酰胺酶尤其超广谱的 β- 内酰胺酶稳定 无肾毒性	用于 MRSA、VISA 等感染

注:MRSA,耐甲氧西林金黄色葡萄球菌;VISA,万古霉素中度耐药金黄色葡萄球菌。

（三）皮试液配制操作规范

1. **皮试液选用**　根据 2021 版《β 内酰胺类抗菌药物皮肤试验指导原则》规定，头孢菌素皮试只针对既往有明确青霉素、头孢菌素过敏史的患儿或药品说明书中明确规定的药物，皮试药物的选择建议以原药（拟使用的药品及批号）进行稀释。

2. **皮试液浓度**　头孢菌素皮试液推荐浓度为 2mg/ml，因此剂量不会引发皮肤非特异性刺激反应。

3. **皮试液配制方法**　将原药稀释至 2mg/ml。由于需要皮试的头孢菌素类药物尚无明确规定，同种药物存在规格差异，因此以头孢曲松钠（1g/瓶）为例进行举例，具体方法见图 8-2-4。

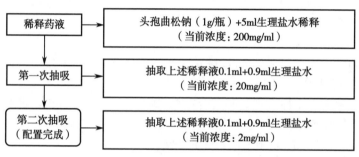

图 8-2-4　头孢曲松钠皮试液配制方法

4. 皮试液的使用：见图 8-2-3。

（四）皮试结果的判读

同青霉素。

（五）用药注意事项

1. 青霉素与头孢菌素可发生交叉变态反应，最常见为第一代头孢菌素，可达 10%，第二代仅为 2%~3%，第三、四代低至 0.17%~0.7%，因此，若患儿既往存在明确青霉素过敏史，需进行皮试。

2. 在药物使用过程中注意密切观察患儿有无变态反应，过敏症状同青霉素，即使皮试阴性同样也有发生过敏的可能，需做好变态反应抢救准备。

三、破伤风抗毒素

（一）定义

破伤风抗毒素（tetanus antitoxin, TAT）是由破伤风类毒素免疫马所得的血浆，经胃酶消化后纯化制成的液体抗毒素球蛋白制剂，是一种特异性抗体。能中和患者体液中的破伤风毒素，常用于救治破伤风患者或作为被动免疫用于预防有潜在破伤风感染风险的外伤伤员（特别是创口深、污染严重者)。

TAT 对于人体是一种异种蛋白,具有抗原性,注射后可引起变态反应,发生率为 5%~30%,主要表现有发热、速发型或迟缓型血清病等,少数患儿可有过敏性休克,致死率可达 1/10 000。因此,首次使用 TAT 前必须做皮试,结果阴性方可在密切监测下注射 TAT。

（二）皮试液配制操作规范

1. **皮试液选用**   TAT 原液。

2. **皮试液浓度**   用生理盐水将 TAT 稀释 10 倍,即皮试液浓度为 150U/ml。

3. **皮试液配制方法**   抽取 TAT(1ml/1 500U)0.1ml 加 0.9ml 生理盐水,即配制完成。

4. **皮试液的使用**   注射剂量为 0.05ml,操作同青霉素皮试,皮试结果观察时间为 30min。

（三）**皮试结果**

1. **阳性**   皮丘红肿、浸润,硬结直径大于 1cm,或红晕直径超过 4cm,偶可见伪足、痒感等。

2. **强阳性**   阳性表现基础上合并全身症状如荨麻疹、喷嚏、鼻咽刺痒等,严重者可有休克表现。

3. **阴性**   局部无红肿,并无自觉症状。

（四）用药注意事项

1. **用药原则**   皮试阴性患儿可正常用药,皮试阳性患儿若必须使用 TAT,可采用脱敏疗法。

2. **过敏症状**   皮肤变态反应表现为局部皮肤瘙痒、荨麻疹;全身过敏症状与青霉素变态反应相类似,以血清病型反应多见,表现为发热、关节肿痛、皮肤瘙痒、荨麻疹、全身淋巴结肿大及腹痛等症状。

（五）脱敏疗法

1. TAT 皮试阳性并非药物使用的绝对禁忌证,若必须使用,可采用脱敏注射法（图 8-2-5）或注射人破伤风免疫球蛋白,同时加强观察,一旦发现异常立即处理。

2. **脱敏疗法注意事项**

（1）明确适应证:脱敏疗法只适用于 TAT 皮试阳性结果,若患儿出现强阳性结果,应避免使用 TAT。

（2）规范操作:参照图 8-2-5,严格按照要求分批次小剂量注射药液,避免间隔时间太短或一次性注射过多,以免引起患儿严重不良反应。

（3）加强观察:脱敏过程中应备好抢救药物,密切观察患儿有无 TAT 过敏症状,一旦出现发热、皮疹、荨麻疹、哮喘、喉头水肿甚至休克时,应停止脱敏注射,立即进行对症处理。

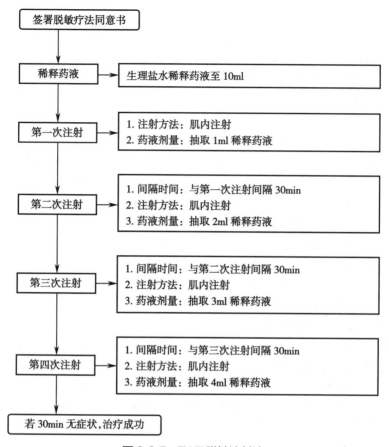

图 8-2-5　TAT 脱敏注射法

四、普鲁卡因

（一）定义

普鲁卡因（procaine）是一种局部麻醉药，可用于浸润麻醉、传导麻醉、腰椎麻醉及硬膜外麻醉，偶可见变态反应。凡首次应用普鲁卡因或注射普鲁卡因青霉素者均须做皮试。

（二）皮试液配制操作规范

1. **皮试液选用**　普鲁卡因原药。

2. **皮试液浓度**　2.5mg/ml，即每 0.1ml 皮试液有 0.25mg 药物。

3. **皮试液配制方法**　抽取普鲁卡因（2ml/40mg）原液 0.125ml，用生理盐水稀释至 1ml，即可配制完成标准浓度的皮试液。

4. **皮试液的使用**　同青霉素皮试。

（三）皮试结果的判断

同青霉素。

（四）用药注意事项

1. **用药原则**　用药前必须做皮试，阴性患儿方可用药。

2. **过敏症状**　皮炎、皮疹、荨麻疹、鼻炎、结膜炎、虚脱、发绀和惊厥，少数患儿出现肺水肿、哮喘、休克症状。

五、链霉素

（一）定义

链霉素（streptomycin）是一种从灰链霉菌培养液中提取的抗生素，主要对革兰氏阴性细菌及结核杆菌有较强作用。链霉素本身具有毒性作用，易诱发皮疹、发热、荨麻疹、血管性水肿等变态反应和损害第Ⅷ对脑神经，故使用链霉素时，必须做皮试。

（二）皮试液配制操作规范

1. **皮试液选用**　链霉素原药。

2. **皮试液浓度要求**　2 500U/ml，即每0.1ml皮试液含250U药物。

3. **皮试液配制方法**　见图8-2-6。

4. **皮试液的使用**　同青霉素皮试。

（三）皮试结果的判断

同青霉素。

（四）用药注意事项

1. **用药原则**　皮试阴性用药，用药期间加强症状观察。

2. **过敏症状**　同青霉素，伴有全身麻木、肌肉无力、抽搐、眩晕、耳鸣、耳聋等毒性反应，发生率相对较低。

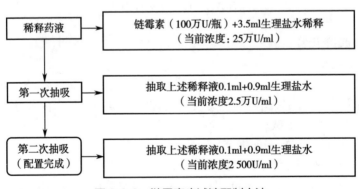

图8-2-6　链霉素皮试液配制方法

六、维生素B₁注射液

（一）定义

维生素B₁注射液，主要用于治疗因维生素B₁缺乏所致的脚气病、韦尼克脑病、维生素B₁缺乏引起的周围神经炎、消化不良等。本药注射时偶见变态反应,故注射前应进行皮试。

（二）皮试液配制操作规范

1. **皮试液选用**　维生素 B_1 原液。

2. **皮试液浓度要求**　0.5mg/ml,即每 0.1ml 皮试液含 0.05mg 药物。

3. **皮试液配制方法**　取维生素 B_1 注射液（10mg/2ml）0.1ml 加 0.9ml 生理盐水即可配制完成。

4. **皮试液的使用**　同青霉素皮试。

（三）皮试结果的判断

同青霉素。

（四）用药注意事项

1. **用药原则**　除急需补充的情况外,建议尽量避免静脉注射给药。

2. **过敏症状**　皮疹、瘙痒、气短、脸部、嘴唇或舌头肿大,肌肉疼痛或关节疼痛等。

（徐　敏　杨　程）

第三节　变态反应临床表现及防治

对于变态反应的处理,目前主要根据临床症状进行对症治疗。常见临床症状有过敏性休克、荨麻疹、斑丘疹、药物热、嗜酸性粒细胞增多和全身症状。

一、过敏性休克

（一）临床表现

1. **呼吸道阻塞症状**　由喉头水肿、气管和支气管痉挛及肺水肿引起。表现为胸闷、心悸、喉头有堵塞感、呼吸困难及脸色涨红等,伴有濒危感、口干、头晕、面部及四肢麻木。

2. **微循环障碍症状**　由微血管广泛扩张所致。表现为面色苍白、烦躁不安、畏寒、冷汗、脉搏微弱及血压下降等。

3. **中枢神经系统症状**　由脑部缺氧所致。表现为意识丧失、昏迷、抽搐及大小便失禁等。

4. **其他变态反应表现**　大片荨麻疹,瘙痒、恶心、呕吐、腹痛、腹泻等。

（二）急救措施

1. **症状评估**　评估患儿有无气道、呼吸、循环、意识等改变,如喉头水肿、呼吸困难、呕吐、腹痛、低血压、昏迷等。

2. **急救处理**

（1）立即切断变应原:停用导致过敏的药物,静脉给药患儿应更换输液瓶及输液器,保留静脉通路。

（2）保持呼吸道通畅及氧疗:清除呼吸道分泌物,根据患儿缺氧症状选择合适氧疗方式。若患儿有明显气道肿胀等呼吸道阻塞症状,遵医嘱予复苏囊正压通气,必要时行气管插管或气管切开;在紧急情况下,如暂无条件建立人工气道,可先行环甲膜穿刺。若患儿有支气管痉挛的症状,可给予 β_2 受体激动剂吸入治疗。

（3）监测生命体征:救治过程中严密监测患儿心率、血压、呼吸及血氧饱和度等情况。

（4）建立静脉通道:保持静脉通道通畅,必要时建立两条以上静脉通道。

（5）抗休克治疗:遵医嘱进行抗休克治疗。

1）液体复苏:静脉输注晶体液维持血压。

2）血管活性药物的使用:①肾上腺素（1∶1 000）,14 岁及以上患儿,单次深部肌内注射 0.3~0.5ml;14 岁以下患儿,单次深部肌内注射 0.01ml/kg 的剂量（总量≤0.3ml）,效果不理想者 5~15min 后可重复给药一次。注射最佳部位为大腿中部外侧。②数次液体复苏及两次肌内注射肾上腺素治疗无效的患儿,可予肾上腺素稀释液静脉滴注或静脉推注:滴注速度为 0.1~1μg/（kg·min）,并根据患儿血压、心率逐步调整;静脉推注剂量为 0.025~0.05mg,缓慢推注,小儿酌情减量。③抗组胺药:苯海拉明 1.25mg/kg 肌内注射,最大量 50mg;或雷尼替丁缓慢静脉推注（儿童剂量为 1~2mg/kg）。④糖皮质激素:地塞米松静脉推注（儿童剂量为 2~5mg）、氢化可的松 5mg/（kg·d）。

（6）如出现心搏、呼吸骤停,应立即规范进行心肺复苏。

（7）并发症治疗

1）神经系统:密切观察患儿意识及瞳孔改变,警惕脑功能受损及脑疝发生,遵医嘱采取降颅内压、营养神经等治疗。

2）消化系统:呕吐患儿避免误吸,准确记录出入量和监测电解质水平,维持内环境平衡;密切监测患儿消化功能,避免肠麻痹及肠坏死。

3）循环系统:除采取常规抗休克治疗外,若患儿发生心搏呼吸骤停等,应立即行心肺复苏,具体内容详见《2020 年美国心脏协会心肺复苏指南》。

4）呼吸系统:除常规氧疗外,若患儿持续呼吸道痉挛,应给予糖皮质激素等雾化吸入,以纠正呼吸道症状。

5）泌尿系统:若患儿发生肾损伤、肾衰竭等,应给予相应处理,必要时行血液净化治疗。

二、荨麻疹

（一）临床表现

皮疹呈局限性、隆起的红斑,通常中央苍白。病灶可呈圆形、椭圆形或锯齿状,直径从小于 1cm 到数厘米不等,伴有极度瘙痒,通常夜间最严重。

（二）急救措施

1. 立即停用可疑致敏药物。若同时使用多种致敏药物时,应同时停用。

2. 使用 H_1 抗组胺药物,缓解患儿瘙痒和血管性水肿。常见药物有苯海拉明(儿童剂量 1.25mg/kg,单次≤50mg,肌内注射或静脉给药,每 6h 可重复给药)和西替利嗪(2 岁以下儿童剂量,<2.5mg/d;2~5 岁儿童,<5mg/d;6 岁以上儿童,<10mg/d,静脉注射或口服给药)。

3. 使用糖皮质激素。对于血管性水肿明显或症状持续数日以上的患儿,可在抗组胺药治疗中加入短疗程的全身性糖皮质激素治疗,常见药物为泼尼松龙[儿童剂量 0.5~1mg/(kg·d),单日最多 60mg,5~7d 内逐渐减量]。

三、斑丘疹

（一）临床表现

皮疹通常伴有红斑和丘疹,主要累及躯干和四肢近端。轻者面部、手掌和足底可出现,肢端部位不易累及;重者可有红皮病、体温 38.5℃以上、面部水肿、黏膜炎、皮肤压痛或起泡等,通常发生在治疗开始后 5~14d 内。

（二）急救措施

1. 立即停用可疑致敏药物,若同时使用多种致敏药物时,应同时停用。

2. 对症治疗。目前尚无规范治疗措施,治疗主要基于临床经验。为了缓解皮疹和瘙痒的症状,可使用皮质激素局部治疗和抗组胺药口服治疗,如强效力外用皮质激素每日 1~2 次,或苯海拉明、西替利嗪等,剂量同荨麻疹。

四、药物热

（一）临床表现

用药后数小时到数月内出现不明原因的体温升高,通常表现为潮热,少数患儿伴随有心动过缓、脉率不升的症状。

（二）处理

1. 立即停用可疑致敏药物,若同时使用多种致敏药物时,应同时停用。

2. 保持正常体温。通常停药后体温会降至正常,若体温无法恢复正常,可采用物理降温的方法。

3. 确定致敏药物并避免使用。避免再次使用致敏药物,若可疑多种致敏药物时,可重新输注药物,结合药物热的临床症状确定致敏药物,避免以后再次输注,但要加强病情观察,避免症状进一步恶化。

五、嗜酸性粒细胞增多和全身症状

（一）临床表现

1. 皮肤和黏膜为最明显的临床症状。皮疹开始时为斑丘疹,可能会发展为融合性红斑,同时可伴随紫癜、浸润性斑块、脓疱、剥脱性皮炎和靶样病变等。

2. **全身症状**　见表 8-3-1。

表 8-3-1　全身症状临床表现

类型	临床表现
辅助检查	①体温≥38.5℃ ②淋巴结病 ③血液学异常：如嗜酸性粒细胞增多症、淋巴细胞增多症、单核细胞增多症等
肝脏	肝损伤，类型包括有胆汁淤积型（37%）、肝细胞型（19%）和混合型（27%）
肾脏	肾损伤，轻者可有蛋白尿，严重者出现肾衰竭
肺部	呼吸急促、干咳、胸腔积液等，严重者可出现急性间质性肺炎、胸膜炎和急性呼吸窘迫综合征等
心脏	左心室功能障碍和心电图变化相关的低血压、心动过速、呼吸困难和 / 或胸痛等
神经	贝尔麻痹、周围神经病变、无菌性脑膜炎、脑血管炎和边缘系统脑炎等
胃肠道	胃肠道出血、食管炎、结肠炎、肠穿孔、胆囊炎和胰腺炎等

（二）处理

1. 立即停用可疑致敏药物，若同时使用多种致敏药物时，应同时停用。

2. **密切监测全身症状**　症状同表 8-3-1。

3. **药物治疗**　对于严重疾病和肺部受累患儿，建议口服糖皮质激素如泼尼松（0.5~1mg/kg，8~12 周缓慢减量），重症患儿可口服环孢菌素（3~5mg/kg，每日 2 次，共 7d）、静脉注射免疫球蛋白和抗病毒治疗等方法。

知识点归纳

1. 皮肤试验简称皮试，是为了预防变态反应临床上最常用的特异性检查。儿科常用药物中，需要做皮试的药物有青霉素类、头孢菌素类、破伤风抗毒素、普鲁卡因、碘剂、链霉素、维生素 B_1。

2. 皮试结果存在假阳性、假阴性的情况。若临床上存在可以皮试结果判定不清楚的情况，应根据皮试结果设立阴性对照（0.9% 氯化钠溶液）及阳性对照（0.01mg/ml 磷酸组胺），以排除假阳性反应及假阴性反应。

3. 皮试只能预测变态反应发生率，无论皮试结果是否阴性，用药时都应加强变态反应监测。

4. 临床常见药物变态反应临床表现有过敏性休克、荨麻疹、斑丘疹、药物热、嗜酸性粒细胞增多和全身症状等，应结合具体症状对症治疗。

5. 过敏性休克是最严重的变态反应，进展迅速，危及生命。常见的临床表现有呼吸道阻塞、微循环障碍、中枢神经系统抑制等。过敏性休克后，要立即切断变应原，保持呼吸道通畅，氧疗，并建立静脉通道，遵医嘱行液体复苏和肾上腺素、地塞米松等药物，同时积极治疗并发症。

案例解析

1. 该患儿发生了什么问题，为什么会出现这样的问题？

本案例中，该患儿在使用青霉素后出现呼之不应、全身可见大片皮疹、口唇发绀、氧饱和度下降等症状，是青霉素过敏性休克的典型症状。

青霉素用药前需要严格进行皮试，皮试阴性才可使用。本案例中皮试结果阴性仍发生过敏性休克，考虑有以下两个原因。

（1）皮试结果判定不够严谨：护士判定皮试结果不够严谨，对可疑阳性结果未做对照实验，造成假阴性皮试结果，进一步用药导致了过敏性休克的发生。

（2）药物本身所致过敏：皮试结果只能预测发生变态反应的概率，皮试阴性患儿仍有可能出现过敏症状。

2. 如何避免类似问题再次发生？

（1）规范皮试操作：皮试前操作者需要详细询问患儿过敏史，若既往存在严重变态反应，应谨慎皮试。

（2）双人查对皮试结果：皮试结果的判定至关重要，应双人查对。对于可疑假阴性、假阳性结果，应做好对照试验。

（3）加强用药观察：备好相关抢救物品及设备，不论结果是否阴性，用药期间均有过敏可能，应随时做好抢救准备。

（徐　敏　杨　程）

第九章 儿童抗感染药物安全应用

案例回放

患儿，男，11 岁 1 个月，因"左大腿红肿 5d"入院，诊断：左大腿蜂窝织炎（耐甲氧西林金黄色葡萄球菌感染）。医生开具医嘱为：生理盐水 100ml+ 盐酸万古霉素（稳可信、0.5g/ 瓶）0.25g i.v.gtt.q6h。治疗室内存放的盐酸万古霉素有两个品种，商品名分别为稳可信和来可信，存放于同一药品柜内，且未做特殊警示标识。责任护士独自在治疗室配药，取用盐酸万古霉素［来可信，50 万 U（0.5g）/瓶］进行配制，配制时使用灭菌注射用水 10ml 溶解后取 5ml（0.25g）溶解后药液加至 100ml 生理盐水中进行稀释。准备工作完成后该护士进行床旁输液，输液前与家长核对患儿姓名、登记号，输液时根据医嘱与家长双人核对姓名、登记号、药物名称、剂量后进行输注。30min 后，液体输注完毕，家长诉患儿颜面部及躯干部潮红，患儿自诉稍燥热。责任护士立即报告护士长及主治医生，予持续心电监护，患儿心率 82~108 次 /min，呼吸 21~28 次 /min，经皮血氧饱和度 96%~99%。2h 后，患儿颜面部及躯干部潮红逐渐消退，自诉燥热缓解，遵医嘱继续观察。事后调查该护士，回复不知晓万古霉素的品种区别及使用的注意事项。

问题反思

1. 该案例用药错误的原因是什么？如何预防？
2. 该案例药物在使用过程中存在的问题有哪些？如何持续改进？

第一节 抗感染药物概述

一、抗感染药物的基本概念及分类

（一）基本概念

1. **抗感染药物** 是用于治疗由细菌、病毒、真菌和寄生虫等病原体引起的感染性疾病的一类药物。主要包括抗生素（针对细菌）、抗病毒药、抗真菌药和抗寄生虫药等。

2. **抗菌药物** 是一类用于治疗由细菌、真菌等微生物引起的感染性疾病的药物。包括抗生素和抗真菌药等。

3. **抗生素**　是一类用于治疗由细菌引起的感染性疾病的药物,它们能够抑制或杀灭细菌,控制感染。包括 β- 内酰胺类、大环内酯类、氨基糖苷类等。

（二）分类

1. **β- 内酰胺类**　指化学结构中具有 β- 内酰胺环的一大类抗生素,包括临床较常用的青霉素、头孢菌素以及其他非典型 β- 内酰胺类。此类抗生素具有杀菌活性强、毒性低、适应证广及临床疗效好的优点。

（1）青霉素类:青霉素是最早研制成功的抗生素,其出现开创了使用抗生素治疗疾病的新纪元。青霉素是一种高效、低毒的抗生素,目前仍被广泛使用。主要分为以下 4 种类型:①天然青霉素:有青霉素 G,青霉素 V。②氨基青霉素类:常见氨苄西林、阿莫西林等。③耐青霉素酶青霉素类:常见甲氧西林、苯唑西林、萘夫西林等。④抗假单胞菌青霉素类:如哌拉西林、替卡西林等。

（2）头孢菌素类:头孢菌素类抗生素是广谱半合成抗生素,具有抗菌谱广、抗菌作用强、临床疗效高、毒性小、变态反应较青霉素少等优点,是目前我国广泛使用的抗生素。根据药物的抗菌谱和抗菌作用等,将头孢菌素类分为四代。①一代头孢菌素:常见的有头孢唑林、头孢拉定、头孢氨苄等。②二代头孢菌素:常见的有头孢呋辛、头孢替安、头孢克洛等。③三代头孢菌素:常见的有头孢噻肟、头孢曲松、头孢他啶、头孢哌酮等。④四代头孢菌素:头孢吡肟、头孢匹罗等。

（3）其他非典型 β- 内酰胺类:包括头霉素类、碳青霉烯类、单酰胺菌素类、氧头孢烯类、青霉素类或头孢菌素类 β- 内酰胺酶抑制药复合制剂等。常见的药物有头孢西丁、头孢美唑、亚胺培南、美罗培南、阿莫西林克拉维酸、头孢哌酮舒巴坦、氨苄西林舒巴坦、氨曲南等。

2. **氨基糖苷类**　氨基糖苷类抗生素是目前国内临床上常用的药物,抗菌谱广,主要抑制细菌合成蛋白质,胃肠道吸收差,注射给药后大部分经肾脏以原形排出,具有不同程度的肾毒性和耳毒性。常见氨基糖苷类抗生素主要有链霉素、新霉素、卡那霉素、庆大霉素、阿米卡星、奈替米星等。

3. **四环素类**　四环素类抗生素包括四环素、土霉素、金霉素以及四环素的多种衍生物——半合成四环素。半合成四环素有多西环素、美他环素等。由于四环素类抗生素在二十世纪六七十年代无指征滥用者甚多,以致细菌耐药现象严重,且口服制剂吸收不完全,不良反应多,所以目前已不再作为常见细菌感染的首选药物。主要适应证为立克次体病、布氏菌病、支原体感染、衣原体感染、霍乱、回归热等。半合成四环素类也可用于某些敏感菌所致轻症感染,但是 8 岁以下儿童需避免使用。

4. **酰胺醇类**　目前临床主要使用的有氯霉素和甲砜霉素。氯霉素对细胞内病原微生物有效,也容易通过血脑屏障进入脑脊液,但是氯霉素对造血系统有毒性,所以不宜用作轻症感染的首选药物,更不能作为预防用药,适用于重症感染、低毒性药物治疗无效或有禁忌的患儿。甲砜霉素对造血系统有影响,且抗菌作用比氯霉素弱,所以也不宜作为常见感染的首选药物。

5. **大环内酯类** 主要有红霉素、罗红霉素、克拉霉素、阿奇霉素、螺旋霉素、地红霉素等。其抗菌谱基本相似,主要对多数革兰氏阳性菌、军团菌属、衣原体属、支原体属、厌氧菌等具有较好的抗菌作用,但不易通过血脑屏障,新生儿应避免使用。

6. **林可霉素类** 也称林可酰胺类,包括林可霉素和其半合成衍生物克林霉素。主要用于治疗厌氧菌和革兰氏阳性球菌所致的感染。

7. **多肽类** 包括糖肽类和多黏菌素类,糖肽类抗生素有万古霉素、去甲万古霉素、替考拉宁。多肽类抗生素抗菌谱窄、抗菌作用强,具有不同程度的肾毒性,主要用于敏感的多重耐药菌所致的重症感染。

8. **磺胺类** 该类抗生素为化学合成,根据其药代动力学特点,分为口服易吸收、口服不易吸收及局部用药三类。常见的口服易吸收药物有磺胺甲噁唑、磺胺嘧啶等,用于治疗全身各系统感染;口服不吸收者仅作为肠道感染用药;局部用药作为皮肤、黏膜感染用药。

9. **喹诺酮类** 该类抗生素在感染性疾病治疗中发挥着重要的作用,具有抗菌谱广、药物在组织和体液中浓度高、体内分布广及消除半衰期相对较长的特点。国内常用的有诺氟沙星、氧氟沙星、环丙沙星、左氧氟沙星、加替沙星等。

10. **抗结核药** 根据作用的不同将其分成三种类型:①对结核分枝杆菌具有抑制作用,如乙胺丁醇、对氨基水杨酸、氨硫脲、乙硫异烟胺等。②对结核分枝杆菌具有杀菌作用,如异烟肼、利福平、链霉素。③对结核分枝杆菌具有灭菌作用,即能清除病灶中半休眠状态和隐藏于吞噬细胞内及酸性环境中的结核分枝杆菌,如吡嗪酰胺和利福平。

11. **抗真菌药** 目前市面上高效、低毒、廉价的口服和静脉抗真菌药物较少,常用的药物有两性霉素 B、两性霉素 B 脂质复合体、氟胞嘧啶,吡咯类抗真菌药物如氟康唑、伏立康唑、克霉唑、咪康唑等,棘白菌素类抗真菌药物如卡泊芬净、米卡芬净等。

12. **抗病毒药** 通常分为抗非逆转录病毒类和抗逆转录病毒类 2 种:①抗非逆转录病毒类,常见的有阿昔洛韦、更昔洛韦、伐昔洛韦、金刚烷胺、利巴韦林、奥司他韦、拉米夫定、恩替卡韦等。②抗逆转录病毒类,常见的有齐多夫定、去羟肌苷、阿巴卡韦、奈韦拉平、依非韦伦等,多用于治疗人类免疫缺陷病毒(human immunodeficiency virus, HIV)感染的获得性免疫缺陷综合征(acquired immune deficiency syndrome, AIDS)。

二、抗感染药物使用现状

感染性疾病是儿童最常见的疾病类型,抗感染药物是目前临床使用较广泛的药物之一,在临床治疗过程中起着非常重要的作用。但是随着抗感染药物的广泛使用,不合理使用的现象也非常严重,这是非常严峻的问题,也是医护人员应该共同努力解决的问题。儿科抗感染药物使用不规范的问题主要有以下情况。

(一)超说明书用药

1. 超说明书用药的定义　美国药师协会将"超说明书用药"定义为适应证、给药方法或剂量在美国食品药品监督管理局(Food and Drug Administration, FDA)批准的药品说明书之外的用法。广东省药学会在2010年出台了我国首个《药品未注册用法专家共识》,将药品未注册用法定义为药品使用的给药剂量、适应人群、适应证、给药途径等与药品说明书不同的使用方法。

2. 超说明书用药的现状　儿童作为一特殊群体,用药常缺乏可用的安全数据、药代动力学数据、各年龄组适用的剂量等,导致儿童用药无法准确地衡量,超说明书用药在临床中往往不可避免。而抗感染药物涉及全科用药,所以超说明书用药的现象就更普遍、更常见。儿童超说明书用药的情况主要有如下情况。

(1)超适用年龄用药:临床医师用药前,对药物具体要求不熟悉,可能会忽略某些药物对使用年龄的限制;某些药物说明书未对儿童的年龄进行准确的划分,导致用药不准确情况的发生。

(2)超说明书剂量用药:研究表明,1~8岁是超剂量用药的主要年龄。某些药品说明书对用药剂量有说明,但对用药频次及疗程未进行补充,临床医师使用药物时,未按照说明书限定的剂量及患儿体质量计算给药剂量,或者按成人剂量的缩小版计算剂量;某些医师凭执业经验下医嘱给药,也容易造成超剂量用药。

3. 超说明书用药的管理　在儿科临床实践中超说明书用药现象频发,为更好地规范儿童超说明书用药,建议如下。

(1)各级医疗机构应对超说明书用药做好内部规范管理,制订相应的儿科超说明书用药的申请流程,避免可能出现的法律风险。

(2)医护人员在用药前应详细询问患儿的年龄、体重等,并且熟悉药品说明书中的儿童用法,制订正确合理的用药医嘱。

(3)相关部门应给出儿童药物使用剂量标准,并督促药品生产企业对药品说明书儿童使用方法部分进行补充和完善,医师可根据药品说明书开具合理的用药处方。

目前学术界仍在对儿科超说明书用药不断探索,加大儿科用药的研发,建立和完善相关的法律法规及管理制度,以更好地加强超说明书用药的管理,保障儿童用药安全。

(二)给药途径不规范

1. 静脉给药占比高　较多研究结果显示,患儿静脉给药占比均较高。可能原因：患儿年龄小，其他给药途径依从性较差；家长对患儿的病情过度担心，导致医师用药时压力过大；儿童病情变化快，医师选用能够快速达到药物血药浓度的方法给药以控制病情的恶化等。但是静脉给药不良反应较多，可引起静脉炎、局部疼痛、肺水肿、变态反应、血栓等，增加感染机会和医疗费用，应给予重视。

2. **给药途径不正确**　某些特殊用药，医务人员未掌握其正确的给药方法，用药时未给予正确的给药途径，容易诱发不良反应。规范儿童给药途径，应加强相关法律及规章制度的完善，做好正确给药途径的监测和管理，并加强医务人员对药物使用方法的学习，掌握正确的给药途径，保证儿童用药安全。

（三）给药频次与时间不规范

1. **静脉给药频次偏低**　儿童静脉给药频次较低，不符合说明书要求的现象较为普遍。可能原因：医务人员对药物使用方法掌握不全面；儿童用药依从性较差，尤其是门急诊患儿；我国护士缺口较大，护士工作量经常处于超负荷状态，为了减轻护士工作负担而减少药物使用频次等。应加强医师、护士药物使用方法的学习，规范医嘱开具和执行，同时按患儿数量配制护士人力，从而保证护理工作质量。

2. **静脉给药间隔时间不规范**　药物的使用应符合药物在人体的药物动力学规律、药效学特性及理化特性，所以大部分抗感染药物都有严格的时间间隔要求，但是临床中往往偏重药物的选择，而忽视了药物使用的间隔要求。严格执行用药间隔时间，夜间静脉用药的数量明显增加，会增加夜班护士的工作量、加大夜班工作风险，也会影响患儿及陪护人员的休息，尤其是门急诊需静脉给药的患儿更是难以保证夜间进行治疗，所以静脉给药间隔时间不规范问题普遍存在。但是药物血药浓度波动太大，给药间歇期超出细菌生长抑制期，达不到良好的治疗效果。

（四）预防用药不合理

术前使用抗感染药物不符合规范，如I类切口常规预防用药、术前用药时间超过2h等。预防用药应严格遵守《抗菌药物临床应用管理办法》，合理使用可以降低术后并发症，有效促进术后恢复。

（五）药物选用不规范

1. **广谱抗菌药物使用过多**　医师用药前未按要求采集微生物标本送检，而单纯根据经验使用广谱抗菌药物的现象较多。抗菌药物的选用应根据药敏试验结果针对性用药，防止因滥用广谱抗生素导致耐药细菌的产生。

2. **价格昂贵药品选用不规范**　价格昂贵的抗菌药物使用较常见，而未根据微生物标本检测结果及患儿的临床表现选用恰当的药物。抗菌药物的使用不能一味地追求高档次和高价格，合适的才是最优的选择，应根据药敏试验结果选择针对性的药物使用。

（六）联合用药不规范

1. 联合用药种类过多 为保证临床治疗效果,采用 3 种以上非必需药物联合使用,浪费药物的同时还给患儿身体造成更大的排泄负担。应严格遵循联合用药指征,防止非必需联合用药情况的出现。

2. 联合用药不合理 两种或多种具有相同作用的药物联合使用会加大药物疗效过度治疗;或两种药物存在拮抗,联合用药反而降低了药物本身的疗效。应严格遵循药物使用说明,规范联合用药。

3. 未关注配伍禁忌 未关注药物之间的配伍禁忌,导致用药后出现药物不良反应的概率增加。在用药前应严格遵照药物使用说明,掌握药物配伍禁忌,避免因药物配伍导致不良反应的发生。

（七）用药指征不规范

1. 盲目选择抗生素抗感染 部分患儿的感染单纯由病毒或真菌感染引起,但感染症状较重,医生盲目选择抗生素进行治疗,既达不到治疗效果又造成了医疗资源的浪费。应严格掌握抗菌药物的用药指征,选用合适的药。

2. 未根据药物本身的特性合理选择用药 不同药物进入人体后重点的靶向位点不同,医生未关注药物的靶向作用,造成不合理用药。如将尿药浓度较高的药物用于败血症的治疗,将不能通过血脑屏障的药物用于颅内感染的治疗等。在用药前应熟悉药物的药理作用及药物在人体内的浓度分布特点,针对靶向器官,做到精准用药。

三、抗菌药物临床应用管理及基本原则

（一）抗菌药物临床应用管理

抗菌药物(本文指治疗细菌、支原体、衣原体、立克次体、螺旋体、真菌等所致感染性疾病病原的药物)临床应用管理的宗旨是通过科学、规范、常态化的管理,促进抗菌药物的合理使用,减少和遏制细菌耐药,安全、有效、经济地治疗患儿。

1. 建立抗菌药物临床应用管理体系 各级医疗机构均应建立抗菌药物临床应用管理体系,制定符合本机构实际情况的抗菌药物临床合理应用的管理制度。制度应明确医疗机构负责人和各临床科室负责人在抗菌药物临床应用管理的责任,并将其作为医院评审、科室管理和医疗质量评估的考核指标,确保抗菌药物临床应用管理得到有效的行政支持。

（1）设立抗菌药物管理工作组:医疗机构应由医务部、药学部、护理部、临床微生物室、感染科、医院感染管理科、信息科、质量控制部门等多学科专家组成抗菌药物管理工作组,多部门、多学科合作,各部门职责、分工明确,并明确管理工作的牵头部门。

（2）建立抗菌药物临床应用管理专业技术团队:医疗机构应建立包括感

染性疾病、药学(尤其临床药学)、临床微生物、医院感染管理等相关专业人员组成的专业技术团队,为抗菌药物临床应用管理提供专业技术支持,对临床科室抗菌药物的临床应用进行技术指导,为医务人员和下级医疗机构提供抗菌药物临床应用相关专业培训。不具备条件的医疗机构可与邻近医院合作,通过聘请兼职感染科医师、临床药师,共享微生物诊断平台等措施,弥补抗菌药物临床应用管理专业技术力量的不足。

(3)制订抗菌药物供应目录和处方集:医疗机构应严格控制抗菌药物供应目录的品种、品规和数量。抗菌药物购用品种选择应以"优化结构、确保临床合理需要"为目标,保证抗菌药物类别多元化,在同类产品中择优选择抗菌活性强、药动学特性好、不良反应少、性价比高、循证医学证据多和权威指南推荐的品种。同时建立抗菌药物供应目录定期评估、调整制度,及时清退存在安全隐患、疗效不确定、耐药严重、性价比低和违规使用频繁发生的抗菌药物品种或品规。临时采购抗菌药物供应目录以外的品种应理由充分,并按相关制度和程序备案。

(4)制订感染性疾病诊疗指南:各临床科室应结合本地区、本医疗机构病原构成及细菌耐药监测数据,制定或选用适合本医疗机构感染性疾病诊治与抗菌药物应用指南,并定期更新,科学引导抗菌药物临床合理应用。

(5)抗菌药物临床应用监测

1)定期开展抗菌药物临床应用基本情况调查:医疗机构应每月对院、科两级抗菌药物临床应用情况开展调查。调查项目:①住院儿童抗菌药物的使用情况,包括总体使用率、使用强度,以及特殊级抗菌药物的使用率和强度。②I类切口手术抗菌药物预防使用率和品种选择,给药时机和使用疗程合理率。③门诊抗菌药物处方比例、急诊抗菌药物处方比例。④抗菌药物联合应用情况。⑤感染患儿微生物标本送检率。⑥抗菌药物品种、剂型、规格、使用量、使用金额,抗菌药物占药品总费用的比例。⑦分级管理制度的执行情况。⑧其他反映抗菌药物使用情况的指标。⑨临床医师抗菌药物使用合理性评价。

2)医疗机构应按《抗菌药物临床应用监测技术方案》,定期向全国抗菌药物临床应用监测网报送本医疗机构相关抗菌药物临床应用数据信息。

(6)信息化管理:医疗机构应充分利用信息化管理手段,通过信息技术实施抗菌药物临床应用管理,抗菌药物临床应用的信息化管理主要体现在以下方面。

1)抗菌药物管理制度、各类临床指南、监测数据等相关信息的发布。

2)抗菌药物合理应用与管理的网络培训与考核。

3)实现医师抗菌药物处方权限和药师抗菌药物处方调剂资格管理。

4)对处方者提供科学实时更新的药品信息。

5）通过实施电子处方系统，整合患儿病史、临床微生物检测报告、肝肾功能检查结果、药物处方信息和临床诊疗指南等形成电子化抗菌药物处方系统，根据条件自动过滤不合理使用的处方和医嘱；辅助药师对处方、医嘱进行审核，促进用药的合理性。

6）加强医嘱管理，实现抗菌药物临床应用的全过程控制。控制抗菌药物使用的品种、时机、疗程等，动态监测抗菌药物处方的开具和执行。

7）实现院、科两级抗菌药物使用率、使用强度等指标信息化手段实时统计、分析、评估和预警。

2. 实行抗菌药物临床应用分级管理　抗菌药物临床应用的分级管理是抗菌药物管理的核心策略，有助于减少抗菌药物的过度使用，降低抗菌药物的选择性压力，延缓细菌耐药性的上升趋势。医疗机构应建立并健全抗菌药物临床应用分级管理制度，按照"非限制使用级""限制使用级"和"特殊使用级"的分级原则，明确各级抗菌药物临床应用的指征，落实各级医师使用抗菌药物的处方权限。

（1）抗菌药物的分级原则：根据安全性、疗效、细菌耐药性、价格等综合因素，将抗菌药物分为三级。

1）非限制使用级：经长期临床应用证明安全、有效，对病原菌耐药性影响较小，价格相对较低的药物。

2）限制使用级：经长期临床应用证明安全、有效，对病原菌耐药性影响较大，或价格相对较高的药物。

3）特殊使用级：具有明显或者严重不良反应，不宜随意使用的药物；需要严格控制使用，防止细菌过快产生耐药的药物；临床资料关于疗效、安全性方面较少的药物；价格昂贵的药物。

（2）制定抗菌药物分级管理目录：因不同地区社会经济状况、疾病谱、细菌耐药性存在差异，各省级卫生健康行政主管部门制定抗菌药物分级管理目录时，需结合本地区实际状况，不同级别医院的抗菌药物分级管理应有所区别。各级、各类医疗机构应结合本机构的情况，根据省级卫生健康行政主管部门制定的抗菌药物分级管理目录，制定本机构抗菌药物供应目录，并报卫生健康委备案。此外，还应定期（原则上为2年，最短不少于1年）调整抗菌药物供应目录品种结构，并在每次调整后15个工作日内向卫生健康委备案。

（3）处方权限与临床应用

1）处方权限：①具有高级专业技术职务任职资格的医师，可授予特殊使用级抗菌药物处方权。②具有中级以上专业技术职务任职资格的医师，可授予限制使用级抗菌药物处方权。③具有初级专业技术职务任职资格的医师或在乡镇卫生机构独立从事一般执业活动的执业助理医师及乡村医生，可授予非限制使用级抗菌药物处方权。

2）处方权限资格认证：①二级以上医院应每年对医师和药师进行抗菌药物临床应用知识和规范化管理的培训，按专业技术职称授予医师相应处方权和药师抗菌药物处方调剂资格。②其他医疗机构依法享有处方权的医师、乡村医生和从事处方调剂工作的药师，由县级以上地方卫生行政部门组织相关培训、考核。经考核合格者方可授予相应的抗菌药物处方权或者抗菌药物调剂资格。

3）临床应用抗菌药物根据感染部位、严重程度、致病菌种类以及细菌耐药情况、患儿病理生理特点、药物价格等综合因素考虑，对轻度或局部感染患儿应首选非限制使用级抗菌药物；严重感染、免疫力低下者合并感染或病原体只对限制使用级或特殊使用级抗菌药物敏感时，方可选用限制使用级或特殊使用级抗菌药物。

4）特殊使用级抗菌药物的选用应严格控制。临床应用特殊使用级抗菌药物应严格掌握用药指征，经抗菌药物管理工作机构指定的专业技术人员会诊同意后，按程序由具有相应处方权的医师开具处方：①特殊使用级抗菌药物会诊人员应由医疗机构内部授权，具有抗菌药物临床应用经验的感染科、呼吸科、重症医学科、微生物检验科、药学部门等具有高级专业技术职务任职资格的医师和抗菌药物等相关专业临床药师担任。②特殊使用级抗菌药物不得在门诊使用。③若有以下情况之一可考虑越级使用特殊使用级抗菌药物：感染病情严重者；免疫功能低下患儿发生感染时；已有证据证实病原菌只对特殊使用级抗菌药物敏感的感染。越级使用抗菌药物应详细记录用药指征，并于24h内补办越级使用抗菌药物的必要手续。

3. 病原微生物检测

（1）加强病原微生物检测工作，提高病原学诊断水平：医师应根据临床微生物标本检测结果合理选用抗菌药物，因此需不断提高微生物标本特别是无菌部位标本的送检率和标本合格率，重视临床微生物室规范化建设，提高病原学诊断的能力、效率和准确性。促进目标治疗、减少经验治疗，以达到更具针对性的治疗目的。符合质量管理标准的临床微生物室，应具备下列条件：①检测项目涵盖细菌、真菌、病毒、非典型病原体、寄生虫等。②配备相应设备及专业技术人员。③制订临床微生物检验标本采集、细菌鉴定和药敏试验等环节的质量控制流程规范。④正确开展病原微生物的形态学检查、分离、培养、鉴定和抗菌药物敏感性试验，采用先进技术，做好病原微生物快速检测和鉴定工作，及时报告结果并加以正确解释。⑤定期参加国家或省、市级临床检验中心组织的微生物室间质控。⑥符合生物安全管理有关规定。

（2）耐药细菌监测：医疗机构、地区和全国性的细菌耐药监测有助于掌握临床重要病原菌对抗菌药物的敏感性，为抗感染经验治疗、耐药菌感染防控、新药开发及抗菌药物的选择提供参考依据。医疗机构的临床微生物室应对本医疗机构常见病原微生物（特别是细菌）的耐药性进行动态监测，在医疗机构内定期公布监测数据并检测数据，定期报送地区和全国细菌耐药监测网。临床微生物室应按照所在机构细菌耐药情况，设定重点监测耐药菌，定期向临床科室发布耐药警示信息，并与抗菌药物管理工作组和医院感染管理科协作开展预防控制工作。抗菌药物临床应用管理工作组应根据本机构监测结果提出各类病原菌感染治疗的抗菌药物品种选择建议，优化临床抗菌药物治疗方案。

4. 注重综合措施，预防医院感染　医院感染是抗菌药物过度使用与细菌耐药性增长恶性循环的重要因素。抗菌药物管理工作组应与医院感染管理科密切合作，制订并完善手术部位感染、导管相关性血流感染、呼吸机相关性肺炎、导尿管相关性尿路感染等各类医院感染的预防制度，纠正过度依赖抗菌药物预防感染的理念和医疗行为。通过加强全院控制感染的环节管理，如手卫生、无菌操作、消毒隔离和耐药菌防控、缩短术前住院时间、控制基础疾病、纠正营养不良和低蛋白血症、控制患儿术中血糖水平、重视术中患儿保温等综合措施，降低医院感染的发生率，减少抗菌药物过度的预防性使用。

5. 培训、评估和督查

（1）加强各级人员抗菌药物临床应用和管理培训：医疗机构应强化对医务人员的培训，严格掌握抗菌药物特别是联合用药的适应证，尽可能采取目标治疗，减少经验治疗，确保抗菌药物应用适应证、品种选择、给药途径、剂量和疗程对患儿是最合适的。

（2）评估抗菌药物使用合理性：①根据医疗机构实际情况及各临床科室不同专业特点，科学设定医院和科室的抗菌药物临床应用控制指标，对抗菌药物使用趋势进行分析。②重视抗菌药物处方、医嘱的专项评估。抗菌药物管理工作组应组织感染、临床微生物、药学等相关专业技术人员组成评估小组，结合医院实际情况设定评估目标，重点关注特殊使用级抗菌药物、围手术期（尤其是Ⅰ类切口手术）的预防用药以及重症医学科、感染科、血液科、外科、呼吸科等科室抗菌药物应用情况。

（3）反馈与干预：根据评估结果对不合理使用抗菌药物的突出问题在全院通报批评并告知责任人，对问题频发的责任人，按规定进行责罚。①根据处方点评结果，研究制订针对性的临床用药质量管理等药事管理改进措施，并责成相关部门和科室予以落实。②对存在问题的相关科室、个人进行重点监测以跟踪其改进情况，通过监测 - 反馈 - 干预 - 追踪模式，促进抗菌药物临床应用的持续改进。

（4）加强监督检查：卫生健康行政部门应当将医疗机构抗菌药物临床应用情况纳入医疗机构考核指标体系，将抗菌药物临床应用情况作为医疗机构定级、评审、评价的重要指标。各级卫生健康行政部门应建立抗菌药物临床应用情况公布和诫勉谈话制度，对本行政区域内医疗机构抗菌药物使用量、使用率和使用强度等情况进行监测,定期向本行政区域进行社会公布,并报上级卫生健康行政部门备案;县级以上地方卫生健康行政部门负责对辖区内包括乡镇卫生院(村卫生室)、社区卫生服务中心(站)抗菌药物临床应用使用量、使用率等情况进行监控,并予以公示。

(二)抗菌药物临床应用的基本原则

抗菌药物应用广泛,涉及临床各个科室,抗菌药物的合理应用是提高药物疗效、降低不良反应发生率及减少或延缓细菌耐药发生的关键。抗菌药物临床应用合理与否,取决于两个方面,即有无抗菌药物应用指征和是否合理选用药品及给药方案。

1. 治疗性应用抗菌药物的基本原则

(1)需诊断为细菌、真菌等病原微生物感染的患儿才可应用抗菌药物:根据患儿的临床表现、体征、各种辅助检查结果诊断为细菌、真菌感染者才是应用抗菌药物的指征。此外,由结核分枝杆菌、非结核分枝杆菌、支原体、衣原体、螺旋体、立克次体及部分原虫等病原微生物所致的感染也是应用抗菌药物的指征。若缺乏细菌及其他同前所述病原微生物感染的临床或实验室证据或诊断不能成立或病毒感染所致,均无应用抗菌药物的指征。

(2)应尽早查清感染病原体,根据病原体种类和药物敏感试验(以下简称药敏试验)结果合理选用抗菌药物:原则上应根据病原体种类及药敏试验的结果来决定抗菌药物品种的选用。所以在有条件的医疗机构,在对临床诊断为细菌性感染的患儿开始抗菌治疗前及时留取相应合格的标本(如血液、痰液等)送病原学检查,以尽早明确病原体和药敏结果,并根据结果调整抗菌药物治疗方案。

(3)抗菌药物的经验性治疗:对于临床诊断为细菌性感染的患儿,在细菌培养及药敏结果未获知之前,或因患儿不配合等原因无法获取检验标本时,可根据患儿的感染部位、基础疾病、发病情况、发病场所、既往抗菌药物用药史及其治疗反应等推测可能的病原体,并结合当地细菌耐药性监测数据,先进行抗菌药物经验性的治疗。待病原学检测及药敏结果得知后,再结合经验性治疗的反应调整抗菌药物治疗方案;若患儿的培养结果为阴性,则可根据经验治疗的效果和患儿情况采取进一步诊疗措施。

(4)根据药物的抗菌作用及其在体内的药动学特点决定用药:不同抗菌药物的药效学和人体药动学特点各有不同,所以临床适应证也各有不同。临床医师需根据各抗菌药物的药学特点,按临床适应证正确选用抗菌药物。

(5)综合患儿病情、病原体种类及抗菌药物的特点制订抗菌治疗方案:根据病原体、感染的部位及严重程度、患儿的生理病理情况及抗菌药物药效学和药动学证据制订抗菌治疗方案,包括药品选择、给药剂量、给药途径、给药频次、疗程及联合用药等。在制订治疗方案时应遵循以下原则。

1）药品选择：根据病原体种类及药敏试验结果尽可能选择针对性强、窄谱、安全、价格合适的抗菌药物。进行经验性治疗则应根据可能的病原体及当地耐药情况选用抗菌药物。

2）给药剂量：一般应按各种抗菌药物的治疗剂量范围给药。治疗重症感染（如血流感染等）和抗菌药物不易到达部位的感染（如中枢神经系统感染等），抗菌药物的剂量宜大但不应超过治疗剂量范围高限；相反，治疗单纯性下尿路感染时，由于多数药物尿药浓度远高于血药浓度，应用的剂量宜小，一般使用治疗剂量范围低限。

3）给药途径：对于大多数轻、中度感染的患儿，选取口服吸收较好的抗菌药品口服治疗，无需采用静脉或肌内注射给药。若有以下情况，可先予注射给药：①不能口服或不能耐受口服给药的患儿（如吞咽困难的患儿）。②患儿存在明显可能影响口服药物吸收的情况（如严重腹泻、呕吐、胃肠道病变或肠道吸收功能障碍等）。③所选药品有合适抗菌谱，但无口服剂型。④需在感染组织或体液中迅速达到高药物浓度以达到杀菌作用者（如感染性心内膜炎、化脓性脑膜炎等）。⑤感染严重、病情进展迅速，需给予紧急治疗者（如血流感染、重症肺炎等）。⑥患儿对口服治疗的依从性差。

肌内注射给药时较大剂量的使用较困难，药物吸收也受到药动学等因素的影响，所以肌内注射只适用于不能口服给药的轻、中度感染者，不适用于重症感染患儿。接受注射给药的感染患儿经初始注射治疗病情好转并能口服时，应尽早转为口服给药。

治疗全身性感染或脏器感染时抗菌药物应尽量避免局部用药，皮肤黏膜局部应用抗菌药物后，吸收较差，且在感染部位不能达到有效浓度，反而容易产生耐药菌。

抗菌药物的局部应用只限于少数情况，如：①全身给药后在感染部位难以达到有效治疗浓度时加用局部给药作为辅助治疗（如治疗中枢神经系统感染时某些药物可同时鞘内给药）。②眼部及耳部感染的局部用药等。③某些皮肤表层及口腔、阴道等黏膜表面的感染可采用抗菌药物局部应用或外用，但应避免将主要供全身应用的药品作局部用药。

局部用药应采用刺激性小、不易吸收、不易导致耐药和变态反应的抗菌药物。青霉素类、头孢菌素类等较易产生变态反应的药物不可用作局部用药。氨基糖苷类等耳毒性药不可用作滴耳。

4）给药频次：应根据药动学和药效学相结合的原则给药以保证药物在体内能发挥最大药效，杀灭感染灶病原体。青霉素类、头孢菌素类和其他 β- 内酰胺类、红霉素、克林霉素等时间依赖性抗菌药，应一日多次给药。氟喹诺酮类和氨基糖苷类等浓度依赖性抗菌药可一日给药一次。

5）疗程：抗菌药物的使用疗程因感染不同而不同，一般应用至体温正常、症状消退后72~96h,有局部病灶者需用药至感染灶控制或完全消散。但血流感染、感染性心内膜炎、化脓性脑膜炎、伤寒、布鲁菌病、骨髓炎、B组链球菌咽炎和扁桃体炎、侵袭性真菌病、结核病等需较长的疗程才能彻底治愈,且需注意减少或防止感染复发。

6）抗菌药物的联合应用:单一药物即可有效治疗的感染不需要联合用药。以下情况则有联合用药的指征:①病原体尚未查明的严重感染,包括免疫缺陷患儿的严重感染。②单一抗菌药物不能控制的严重感染,需氧菌及厌氧菌混合感染,两种及两种以上的复杂菌感染,多重耐药或泛耐药菌感染等。③需长疗程治疗,但病原体易对某些抗菌药物产生耐药的感染(如某些侵袭性真菌病),或病原体含有不同生长特点的菌群,需要应用不同抗菌机制的药物联合使用(如结核和非结核分枝杆菌)。

毒性较大的抗菌药物,联合用药时剂量可适当减少,但需有临床资料证明其同样有效(如两性霉素B与氟胞嘧啶联合治疗隐球菌脑膜炎时,前者的剂量可适当减少,以减少其毒性反应)。联合用药时应选用具有协同或相加作用的药物联合(如青霉素类、头孢菌素类或其他β-内酰胺类与氨基糖苷类联合)。联合用药多采用两种药物联合,三种及三种以上药物联合仅适用于个别情况(如结核病的治疗)。此外,联合用药后药物不良反应可能增多,需密切监测。

2. 预防性应用抗菌药物的基本原则

（1）非手术患儿抗菌药物的预防性应用

1）预防用药目的:预防特定病原体所致的或特定人群可能发生的感染。

2）预防用药基本原则:①适用于尚无细菌感染征象但暴露于致病菌感染的高危人群。②预防用药适应证和抗菌药物的选择应基于循证医学证据。③应针对一种或两种最可能的病原菌感染进行预防用药,不应盲目选用广谱抗菌药或联合用药预防多种细菌或多部位感染。④应限于针对某一特定时间段内可能发生的感染,而非任何时候可能发生的感染。⑤应积极纠正导致感染风险增加的原发疾病或基础病变。可以治愈或纠正者,预防用药价值较大;不能治愈或纠正者,预防用药效果有限,须权衡利弊决定是否预防用药;下列情况原则上不宜预防用药:病毒感染性疾病如普通感冒、麻疹、水痘等患儿;昏迷、休克、中毒、心力衰竭、肿瘤、应用肾上腺皮质激素等患儿;留置尿管、留置深静脉导管以及建立人工气道(包括气管插管或气管切开)患儿。

（2）围手术期抗菌药物的预防性应用

1）预防用药目的:主要为预防手术部位感染,包括浅表及深部切口感染和手术所涉及的器官、腔隙感染,不包括与手术无直接关系的、术后可能发生的其他部位感染。

2）预防用药基本原则:围手术期是否预防用药取决于手术的切口类别、

创伤程度、持续时间及可能的污染病原菌种类、感染发生的机会和后果的严重程度、抗菌药物预防效果的循证医学证据、对细菌耐药性的影响和经济学评估等综合因素。抗菌药物的预防用药不能代替严格的消毒、灭菌技术和精细的无菌操作,也不能代替术中保温和血糖控制等其他预防措施。

3)药品选择指导原则:①根据手术切口类别、可能的污染病原菌种类及其对抗菌药物敏感性、药物能否在手术部位达到有效浓度等综合因素考虑。②选用对可能的污染病原菌针对性强、有充分的预防有效的循证医学证据、安全、使用方便及价格适宜的药品。③尽量选择单一抗菌药物,避免不必要的联合用药。不同手术路径可能存在的污染病原菌不同,应针对性预防用药。④对头孢菌素过敏的患儿,针对革兰氏阳性菌可用万古霉素、去甲万古霉素、克林霉素;针对革兰氏阴性杆菌可用氨曲南、磷霉素或氨基糖苷类抗生素。⑤对某些手术部位感染会引起严重后果者(如心脏人工瓣膜置换术、人工关节置换术等),若术前发现有耐甲氧西林金黄色葡萄球菌定植的可能或该医疗机构耐甲氧西林金黄色葡萄球菌感染发生率高,可选用万古霉素、去甲万古霉素预防感染,但须严格控制用药持续时间。⑥不应随意选择广谱抗菌药物作为围手术期的预防用药。

4)给药方案:①给药方法:给药途径绝大多数为静脉输注,少数为口服给药。静脉输注应在皮肤、黏膜切开前 0.5~1.0h 内或麻醉开始时给药,在输注完毕后开始手术,保证手术部位暴露时局部组织中抗菌药物已达到足以杀灭术中沾染细菌的药物浓度。万古霉素或氟喹诺酮类等因输注时间长,应在术前 1~2h 开始给药。②预防用药维持时间:抗菌药物的有效覆盖时间应包括整个手术过程。手术时间较短(<2h)的清洁手术只需术前给药一次。若手术时间较长(>3h)或超过所用药物半衰期的两倍以上,术中应追加一次用药。清洁手术的预防用药时间≤24h,心脏手术可根据具体情况延长至 48h。清洁 - 污染手术和污染手术的预防用药时间也为 24h,污染手术必要时可延长至 48h。过度延长用药时间不能提高预防效果,且预防用药时间超过 48h,会增加耐药菌感染的机会。

3. 抗菌药物在特殊病理、生理状况患儿中应用的基本原则

(1)儿童患儿抗菌药物的应用注意事项

1)避免应用氨基糖苷类药物:因该类药物有明显耳毒性和肾毒性。只有在临床有明确应用指征但又无其他毒性低的抗菌药物可供选用时,才可选用该类药物,并且在治疗过程中须严密观察不良反应。有条件的医疗机构应进行血药浓度监测,根据监测结果个体化给药。

2)仅在有明确指征时才可选用糖肽类药物:因该类药物有一定的肾毒性和耳毒性。在治疗过程中应严密观察不良反应,有条件的医疗机构应进行血药浓度监测,个体化给药。

3）四环素类可导致牙齿黄染及牙釉质发育不良,不可用于 8 岁以下儿童。

4）喹诺酮类药物可能会对骨骼发育产生不良影响,避免用于 18 岁以下未成年人。

（2）新生儿患儿抗菌药物的应用:因新生儿期一些重要器官发育尚未成熟,其生长发育随日龄增加而迅速变化,故新生儿感染患儿使用时需注意以下情况。

1）新生儿期肝、肾均未发育成熟,肝代谢酶的产生不足或缺乏且肾清除功能较差,应避免应用毒性大的抗菌药物,包括主要经肾排泄的氨基糖苷类抗生素、万古霉素、去甲万古霉素等,以及主要经肝代谢的氯霉素等。若确需使用,应进行血药浓度监测,并根据监测结果调整给药方案,通过个体化给药,保证治疗安全有效。

2）避免应用可能发生严重不良反应的抗菌药物,包括可影响新生儿生长发育的四环素类、喹诺酮类,可导致脑性核黄疸及溶血性贫血的磺胺类和呋喃类等。

3）由于新生儿期肾功能尚不完善,为防止药物在体内蓄积发生严重中枢神经系统毒性反应,主要经肾排出的青霉素类、头孢菌素类等 β- 内酰胺类药物需减量使用。

4）新生儿的组织器官日益成熟,抗菌药物在新生儿的药动学也随日龄增长而变化,所以使用抗菌药物时应按日龄调整给药方案。

（3）儿童肾功能减退患儿抗菌药物的应用

1）基本原则:大多药物在人体内主要经肾脏排出,但某些药物具有肾毒性,因此肾功能减退的感染患儿应用抗菌药物的原则有所不同。①应尽量避免使用肾毒性药物,若确实需要使用,则须严密监测肾功能情况。②尽量根据感染的严重程度、病原菌种类及药敏试验结果等综合因素选用无肾毒性或肾毒性较低的药物。③若使用主要经肾脏排泄的药物,则须根据患儿肾功能减退程度及药物在人体内清除途径调整相应的给药剂量及方法。

2）药物的选择及给药方案调整:根据抗菌药物在人体内的过程特点及肾毒性,肾功能减退患儿抗菌药物的选用情况如下。①主要由肝胆系统排出,或经肾脏和肝胆系统同时排出的抗菌药物,维持原治疗剂量或剂量稍减。②主要经肾排出,但药物本身无肾毒性,或肾毒性较轻的药物,肾功能减退患儿可使用,使用时按照肾功能减退程度(以内生肌酐清除率为准)调整用药方案。③尽量避免将肾毒性药物用于肾功能减退患儿,若确有指征使用该药,则应进行血药浓度监测,根据监测结果相应调整用药方案,以达到个体化给药,治疗过程中还应严密监测患儿肾功能情况。④接受肾脏替代治疗患儿应根据腹膜透析、血液透析和血液滤过对药物的清除情况调整给药方案。

（4）儿童肝功能减退患儿抗菌药物的应用：肝功能减退患儿抗菌药物的选用及剂量调整需考虑肝功能减退对该类药物体内过程的影响程度，以及肝功能减退时该类药物及其代谢物发生毒性反应的可能性。由于药物在肝脏代谢过程复杂，不少药物的体内代谢过程尚未完全阐明，根据现有资料，肝功能减退时抗菌药物的应用情况如下。

1）主要经肝脏或有大部分经肝脏清除或代谢，肝功能减退时清除减少，并可导致毒性反应发生的药物应避免使用，如氯霉素、利福平、红霉素酯化物等。

2）主要由肝脏清除，肝功能减退时清除明显减少，但无明显毒性反应发生的药物可正常应用，但使用时需谨慎，必要时可减量给药，治疗过程中需严密监测肝功能，如红霉素等大环内酯类（不包括酯化物）、克林霉素、林可霉素等。

3）经肝脏和肾脏两种途径清除，但药物本身的毒性反应不大的药物，严重肝病患儿，尤其肝、肾功能同时减退的患儿需减量应用，如青霉素类、头孢菌素类等。

4）主要经肾脏清除的药物无需调整药物剂量，如氨基糖苷类抗生素、糖肽类等。

知识点归纳

1. 抗感染药物分类　共 12 类，包括 β- 内酰胺类、氨基糖苷类、四环素类、酰胺醇类、大环内酯类、林可霉素类、多肽类、磺胺类、喹诺酮类、抗结核药、抗真菌药、抗病毒药。

2. 抗感染药物使用现状　①超说明书用药。②给药途径不规范。③给药频次与时间不规范。④预防用药不合理。⑤药物选用不规范。⑥联合用药不规范。⑦用药指征不规范。

3. 抗菌药物临床应用管理　①建立抗菌药物临床应用管理体系。②实行抗菌药物临床应用分级管理。③实行病原微生物检测。④注重综合措施、预防医院感染。⑤加强培训、评估和督查。

（高利红　游　娇）

第二节　儿童注射用抗感染药物的安全应用

一、儿童常用抗感染药物的稀释方法

大部分注射使用的抗感染药物,溶媒及稀释的液体都有特殊的要求。抗感染药物原药多为粉末,使用溶媒稀释后的药液总量一般会比加入的溶媒量增加。儿童药物使用剂量主要根据体重进行计算,大部分患儿都只需要使用稀释后的部分药液,所以药品稀释后液体量的增加会导致用药剂量的不准确。精确的稀释药物,可以更好地保证儿童的精准剂量用药。儿童常用的抗感染药物的溶媒及稀释方法见表9-2-1。

表9-2-1　儿童常用抗感染药物的稀释方法

药物种类	常用药物名称	单位及剂量	溶媒	加入稀释液体量 / ml	稀释后总量 / ml
青霉素类	注射用青霉素钠	0.48g(80万U)/支	肌注:灭菌注射水	3.8	4
	注射用氨苄西林钠	1.0g/支	肌注:灭菌注射水 静滴:葡萄糖溶液中稳定性会降低	9.5	10
	注射用氨苄西林钠	0.5g/支	肌注:灭菌注射 静滴:葡萄糖溶液中稳定性会降低	4.8	5
	注射用苯唑西林钠	0.5g/支	肌注:灭菌注射水	4.8	5
	注射用哌拉西林钠他唑巴坦钠	1.125g/支	灭菌注射用水、NS	11	11.25
	注射用美洛西林钠舒巴坦钠	0.625g/支	灭菌注射用水、NS	6	6.25
	注射用美洛西林钠舒巴坦钠	1.25g/支	灭菌注射用水、NS	11.5	12.5

续表

药物种类	常用药物名称	单位及剂量	溶媒	加入稀释液体量/ml	稀释后总量/ml
β-内酰胺类	注射用氨曲南	0.5g/支	肌注:灭菌注射用水或NS 静滴或推注:灭菌注射用水	4.6	5
	注射用亚胺培南西司他丁钠	1.0g/支	NS、5%GS、10%GS、GNS	9.5	10
	注射用美罗培南(美平)	0.5g/支	推注:灭菌注射用水 静滴:NS、5%GS、10%GS、GNS	4.75/9.75	5/10
	注射用美罗培南(倍能)	0.5g/支	推注:灭菌注射用水 静滴:NS、5%GS、10%GS、GNS	5/10	5/10
	注射用拉氧头孢钠	0.5g/支	灭菌注射用水、NS、5%GS	4.8	5
	注射用拉氧头孢钠	0.25g/支	灭菌注射用水、NS、5%GS	5	5
	注射用替加环素	50mg/支	NS、5%GS、乳酸林格氏注射液	5.3	5.5
一代头孢	注射用头孢唑林钠	0.5g/支	溶解:灭菌注射用水 静滴:NS、5%GS	4.6	5
	注射用头孢硫脒	0.5g/支	灭菌注射用水、NS	4.8	5
	注射用头孢硫脒	1.0g/支	灭菌注射用水、NS	9.5	10
二代头孢	注射用头孢西丁钠	0.5g/支	肌注:0.5%盐酸利多卡因 静注:灭菌注射用水 静滴:NS、5%GS或10%GS	4.8	5

续表

药物种类	常用药物名称	单位及剂量	溶媒	加入稀释液体量/ml	稀释后总量/ml
二代头孢	注射用头孢西丁钠	1.0g/支	肌注：0.5%盐酸利多卡因；静注：灭菌注射用水；静滴：NS、5% GS 或 10% GS	9.5	10
	注射用头孢他啶	0.5g/支	灭菌注射用水	4.75	5
三代头孢	注射用头孢曲松钠	0.5g/支	肌注：1%盐酸利多卡因静注：灭菌注射用水静滴：NS、5%GS、10% GS、灭菌注射用水	5	5
	头孢哌酮钠他唑巴坦钠	1.125g/支	溶解：灭菌注射用水、NS静滴：NS、5%GS	10.75	11.25
	注射用头孢哌酮钠他唑巴坦钠	1g/支	溶解：灭菌注射用水、NS静滴：NS、5%GS	9.5	10
	头孢哌酮钠舒巴坦钠	1g/支	灭菌注射用水、NS、5%GS	9.5	10
多肽类	万古霉素	500mg/支	灭菌注射用水	9.5	10
抗病毒类	注射用阿昔洛韦	0.25g/支	灭菌注射用水、NS、5%GS	5	5

注：NS,0.9% 氯化钠溶液；GS,葡萄糖溶液；肌注,肌内注射；静滴,静脉滴注；静注,静脉注射。以上药物稀释方法,以其中某一产品进行试验,仅供参考。

二、儿童常用抗感染药物管理及使用注意事项

1. 储存

（1）储存条件：储存药品的房间,宜保持适宜的温湿度,一般情况下温度应为 10~30℃,湿度应为 35%~75%。具体的药品应按照其说明书的具体要求储存。

（2）标识管理：药品应该按照不同的药品名称及剂型进行分类存放,且要有明确的标识；相同的药品应集中放置,且标明药品的名称、剂量等信息；不同

级别的抗菌药物,应该根据国家药品管理的要求,按照不同的颜色进行标识管理;一品多规、看似听似的药品也要按照要求进行醒目标识。

2. **使用**

（1）注射使用抗微生物药品应现配现用,避免长时间配制后药品效价降低、过敏成分增加、药物变质等。

（2）青霉素类药品使用前需要进行皮肤试验,一般情况下结果阴性方可使用。

（3）注射使用抗微生物药品应根据药品的具体要求,使用恰当的溶媒进行溶解和稀释,保证药品的充分溶解、化学成分不被破坏、减少药物不良反应等。

（4）静脉用药,要根据药品的使用要求,控制输液浓度和速度,减少不良反应。

（5）儿童用药剂量一般根据体重进行计算,所以用药前应准确测量患儿体重,住院患儿还应定期复测体重,调整用药剂量,保证用药准确。

三、儿童常用静脉抗感染药物种类及使用规范

1. **青霉素类**

（1）注射用青霉素钠

【性状】本品为白色结晶性粉末。

【规格型号】0.12g（20万U）/支;0.24g（40万U）/支;0.48g（80万U）/支;0.6g（100万U）/支;0.96g（160万U）/支;2.4g（400万U）/支。

【贮藏】密闭,在干燥处保存。

【适应证】敏感细菌所致的各种感染:①溶血性链球菌感染,如咽炎、扁桃体炎、猩红热、丹毒、蜂窝织炎等。②肺炎链球菌感染,如肺炎、中耳炎、脑膜炎和菌血症等。③草绿色链球菌和肠球菌感染导致的心内膜炎。④梭状芽孢杆菌感染,如破伤风、气性坏疽、梅毒、钩端螺旋体病、白喉等。

【禁忌证】有青霉素类药物过敏史或青霉素皮肤试验阳性患儿。

【用法用量】①可肌内注射或静脉给药。②肌内注射时,每50万U青霉素钠溶解于1ml灭菌注射用水,若超过50万U则应加灭菌注射用水2ml。③静脉滴注时给药速度不能超过50万U/min,以免发生中枢神经系统毒性反应。④儿童:肌内注射每次2.5万U/kg,每12h给药一次;静脉给药每日5万~20万U/kg,分2~4次给药。⑤足月新生儿:静脉给药每次5万U/kg,出生第1周每12h给药一次,>7d每8h给药一次,严重感染者每6h给药一次。⑥早产儿:静脉滴注,第1周3万U/kg,每12h给药一次;第2~4周每8h给药一次;之后每6h给药一次。

【不良反应】①变态反应:较常见,在各种抗感染药物中居首位。包括荨麻疹等各类皮疹、白细胞减少、哮喘发作、间质性肾炎等;偶可发生过敏性休

克,发生率为 0.004%~0.015%,若不及时抢救,病死率较高。②毒性反应:少见,肌内注射区可发生周围神经炎;静脉大剂量滴注或鞘内给药时,可引起肌肉痉挛、抽搐、昏迷及严重精神症状等(青霉素脑病)。③电解质紊乱:高钾血症、钾中毒、高钠血症等。④赫氏反应和治疗矛盾:用于治疗梅毒、钩端螺旋体病等疾病时可因病原体死亡导致症状加重,称为赫氏反应;治疗矛盾见于梅毒患儿,治疗后梅毒病灶消失过快,而组织修复较慢或病灶纤维组织收缩,妨碍器官功能所致。⑤二重感染:出现耐青霉素金黄色葡萄球菌、革兰氏阴性杆菌或白色念珠球菌感染。

【注意事项】①用药前必须详细询问药物过敏史,并做青霉素皮肤试验。②使用大剂量青霉素治疗的患儿,应定期检查血清钾或钠。③青霉素水溶液在室温下不稳定,应现配现用。④动物生殖试验未发现引起胎儿损害,孕妇应在确有必要时使用;可经乳汁排出少量,可使婴儿致敏和引起腹泻、皮疹、念珠菌属感染等,哺乳期妇女使用时应权衡利弊。⑤与重金属,特别是铜、锌、汞呈配伍禁忌。⑥氯霉素、红霉素、四环素类、磺胺类可干扰青霉素的活性,不宜合用。⑦加入林可霉素、四环素、万古霉素、维生素 B 族、维生素 C 等后将出现混浊,不可同瓶滴注。⑧与氨基糖苷类抗生素同瓶滴注可降低两者的抗菌活性,因此不能置于同一容器内给药。

(2)注射用苯唑西林钠

【性状】本品为白色粉末或结晶性粉末;无臭或微臭。

【规格型号】0.5g/ 支;1g/ 支。

【贮藏】密闭,在干燥处保存。

【适应证】①治疗产青霉素酶葡萄球菌感染,如败血症、呼吸道感染、脑膜炎、软组织感染等。②化脓性链球菌或肺炎链球菌与耐青霉素葡萄球菌导致的混合感染。

【禁忌证】①有青霉素类药物过敏史或青霉素皮肤试验阳性患儿禁用。②有过敏性疾病、肝病或新生儿尤其是早产儿慎用。

【用法用量】①可肌内注射和静脉滴注。②肌内注射时,每 0.5g 加灭菌注射用水 2.8ml。③体重超过 40kg 患儿,给予成人剂量,每 4~6h 给药 1 次,每次 0.5~1g。④体重 40kg 以下患儿,每 6h 给药 12.5~25mg/kg。⑤新生儿体重低于 2kg 者,出生 1~14d 每 12h 给药 25mg/kg;15~30d 每 8h 给药 25mg/kg。⑥新生儿体重超过 2kg 者,出生 1~14d 每 8h 给药 25mg/kg;15~30d 每 6h 给药 25mg/kg。⑦早产儿每日 25mg/kg,分次给药且需谨慎。

【不良反应】①变态反应:荨麻疹等各类皮疹较常见,白细胞减少、间质性肾炎、哮喘发作等和血清病型反应少见。②偶可见恶心、呕吐和血清氨基转移酶水平升高。③大剂量静脉滴注可引起抽搐等中枢神经系统毒性反应。④婴儿大剂量使用后可出现血尿、蛋白尿和尿毒性。

【注意事项】①用药前必须详细询问药物过敏史,并做青霉素皮肤试验。②严重肾功能减退者,避免过大剂量使用,以防发生神经系统等毒性反应。③与庆大霉素、四环素、去甲肾上腺素、苯巴比妥、维生素 B 族、维生素 C 等有配伍禁忌,不宜同瓶滴注。④与氨基糖苷类抗生素同瓶滴注可降低二者的抗菌活性,因此不能置于同一容器内给药。

（3）注射用阿莫西林钠克拉维酸钾

【性状】本品为白色或类白色粉末。

【规格型号】0.6g/ 支；1.2g/ 支。

【贮藏】25℃以下干燥、密闭保存。

【适应证】①上呼吸道感染:耳、鼻、喉,如反复发作的扁桃体炎。②下呼吸道感染:慢性支气管炎急性发作、大叶性肺炎、支气管肺炎。③生殖泌尿系统感染:膀胱炎、尿道炎、肾盂肾炎。④皮肤及软组织感染:疖、脓肿、蜂窝织炎、外伤感染等。⑤其他:骨髓炎、鼻窦炎、中耳炎、腹腔感染等。⑥预防大手术感染:胃肠、盆腔、头、颈、关节移植、胆管手术等术前预防感染。

【禁忌证】①有青霉素类药物过敏史或青霉素皮肤试验阳性、传染性单核细胞增多症患儿。②曾出现过阿莫西林钠克拉维酸钾相关胆汁淤积或肝功能受损的患儿。

【用法用量】①应采用静脉注射或静脉滴注,不适用于肌内注射。②0~3 个月:围生期的早产儿及足月新生儿,每 12h 给药一次,每次 30mg/kg。③3 个月 ~12 岁:常用剂量为每 8h 给药一次,每次 30mg/kg;严重感染时可增加至每 6h 给药一次,每次 30mg/kg。④12 岁以上:常用剂量为每 8h 给药一次,每次 1.2g;严重感染时可增加至每 6h 给药一次,每次 1.2g;随后增加至每 8h 给药一次,每次 30mg/kg。

【不良反应】①生殖泌尿系统:阴道瘙痒、溃疡、异常分泌物及尿结晶。②消化道反应:腹泻、消化不良、恶心、呕吐等。③肝功能改变、肝炎、胆汁淤积性黄疸。④变态反应:荨麻疹、红斑疹、多形性红斑、过敏性血管炎、间质性肾炎等。⑤血液学改变:白细胞减少症、可逆性血小板减少症等。⑥中枢神经系统反应:兴奋、头晕、头痛、惊厥等。⑦局部反应:注射部位出现静脉炎。

【注意事项】①用药前必须详细询问药物过敏史,并做青霉素皮肤试验。②静脉注射时配制好的注射液应在 20min 内使用,于 3~4min 内缓慢注射;静脉滴注时配制好的溶液应在 4h 内使用,30~40min 完成滴注。③未经重新检查,治疗不可超过 14d。④在含有葡萄糖、葡聚糖或酸性碳酸盐的溶液中会降低稳定性,所以不能与含有上述物质的溶液混合。⑤不应与血液制品及其他蛋白液相混合。⑥不应与氨基糖苷类抗生素在同一注射器或点滴容器内混合。

（4）注射用美洛西林钠舒巴坦钠

【性状】本品为白色或类白色结晶性粉末或疏松块状物。

【规格型号】0.625g/支；1.25g/支；2.5g/支；3.75g/支。

【贮藏】密闭,凉暗(避光且≤20℃)干燥保存。

【适应证】①呼吸系统感染:中耳炎、鼻窦炎、扁桃体炎、咽炎、肺炎、急性支气管炎、慢性支气管炎急性发作、支气管扩张等。②泌尿系统感染:肾盂肾炎、膀胱炎、尿道炎等。③腹腔感染:胆道感染等。④皮肤及软组织感染:蜂窝织炎、伤口感染、脓疱病等。⑤盆腔感染:妇科感染等。⑥严重系统感染:脑膜炎、细菌性心内膜炎、腹膜炎、败血症、脓毒症等。

【禁忌证】①有青霉素类药物或舒巴坦过敏者禁用。②青霉素皮肤试验阳性患儿禁用。③过敏性体质患儿出现变态反应的机会更大,应慎用。

【用法用量】①宜采用静脉给药。②静脉滴注前,使用灭菌注射用水或氯化钠注射液溶解,再加入0.9%氯化钠注射液或5%葡萄糖氯化钠注射液或5%~10%葡萄糖注射液100ml中静脉滴注,每次滴注30~50min。③1岁~14岁儿童及体重超过3kg的婴儿:每次75mg/kg,每日2~3次。④体重<3kg者,每次75mg/kg,每日2次。

【不良反应】①消化道反应:腹泻、恶心、呕吐等。②变态反应:荨麻疹、嗜酸性粒细胞增多、药物热、急性间质性肾炎、脉管炎等。③血液系统反应:血小板功能紊乱、白细胞减少、粒细胞缺乏症、贫血、血小板减少症等。④中枢神经系统:焦虑、肌肉痉挛、惊厥等。⑤局部反应:注射部位出现血栓性静脉炎或疼痛。⑥其他:转氨酶一过性升高、低血钾、肌酐升高等。

【注意事项】①用药前必须详细询问药物过敏史,并做青霉素皮肤试验。②可透过胎盘和进入乳汁,妊娠和哺乳期妇女慎用。③避免与酸性、碱性较强(pH4.0以下或pH8.0以上)的药物配伍使用。④与高剂量肝素、抗凝血药物同时使用时,应监测凝血参数。

2. 头孢菌素类

(1)注射用头孢唑啉钠

【性状】本品为白色或类白色的粉末或结晶性粉末。

【规格型号】0.25g/支；0.5g/支；0.75g/支；1g/支；2g/支；3g/支。

【贮藏】密闭,在凉暗干燥处保存。

【适应证】①呼吸道感染:中耳炎、支气管炎、肺炎等。②尿路感染、皮肤软组织感染、骨和关节感染、感染性心内膜炎等。③外科手术前预防切口感染。

【禁忌证】①对本品及其他头孢菌素类抗生素过敏者禁用,对青霉素过敏性者慎用。②过敏体质患儿慎用。③早产儿及1个月以下新生儿不推荐使用。④肾功能不全者慎用。⑤有胃肠道疾病者,尤其是结肠炎患儿应慎用。

【用法用量】①可肌内注射、静脉注射和静脉滴注。②1个月以上婴儿及儿童,每日25~50mg/kg,分3~4次给药;重症患儿每日100mg/kg,分2~4次给药。

【不良反应】①静脉注射可发生血栓性静脉炎、肌内注射可出现注射区疼痛。②可发生药疹、嗜酸性粒细胞增多、药物热、腹泻等。③血清氨基酸转移酶、碱性磷酸酶水平升高。④肾功能减退患儿大剂量使用时可出现脑病反应。

【注意事项】①使用前询问药物过敏史。②长期使用可导致对本品耐药细菌过度生长,治疗期间如发生二重感染,应及时采取适当措施。③孕妇使用无不良反应报道,使用前仍需权衡利弊;在乳汁中含量低,但哺乳期妇女使用时宜停止哺乳。④与硫酸阿米卡星、硫酸卡拉霉素、盐酸金霉素、葡萄糖酸钙等有配伍禁忌,不可同瓶滴注。

（2）注射用头孢拉定

【性状】本品为白色或类白色粉末,易溶于水。

【规格型号】0.5g/ 支；1g/ 支；2g/ 支。

【贮藏】密闭,凉暗处保存。

【适应证】①敏感菌所致的急性咽炎、急性扁桃体炎、中耳炎、支气管炎和肺炎等呼吸道感染、泌尿生殖系统感染、皮肤软组织感染等。②预防术后伤口感染。

【禁忌证】①对本品及其他头孢菌素类抗生素过敏者禁用,对青霉素过敏性者慎用。②肾功能减退者和儿童应慎用,并在监测下用药。③有胃肠道疾病者,特别是结肠炎患儿,应慎用。

【用法用量】①可肌内注射、静脉注射和静脉滴注。②肌内注射,儿童每次 12.5~25mg/kg,每 6~8h 给药 1 次。③静脉滴注,儿童每日 50~150mg/kg,每 6~8h 给药 1 次。

【不良反应】①消化道反应:恶心、呕吐、腹泻、上腹部不适等。②药疹、假膜性肠炎、嗜酸性粒细胞增多、周围血象白细胞及中性粒细胞减少等。③血尿素氮升高,血清氨基转移酶、血清碱性磷酸酶水平升高。④血尿、精神异常、听力减退、迟发型变态反应、排尿困难等。⑤肌内注射疼痛明显,静脉注射可发生静脉炎。

【注意事项】①使用前询问药物过敏史。②肌内注射时,应进行深部肌内注射。③肾功能减退者应减少剂量或延长给药间期。④孕妇用药可进入胎儿血液循环,用药需有确切适应证;可少量进入乳汁,哺乳期妇女使用时须权衡利弊。⑤与氨基糖苷类抗生素可相互灭活,同时给药时应在不同部位给药,且两类药不能混入同一容器内。⑥不能与其他抗生素混合给药。

（3）注射用头孢硫脒

【性状】本品为白色至微黄色结晶性粉末。

【规格型号】0.5g/ 支；1g/ 支；2g/ 支。

【贮藏】密闭,在凉暗干燥处保存。

【适应证】①呼吸道疾病:咽炎、扁桃体炎、肺炎、肺脓肿等。②腹腔内感染:肝胆系统感染、腹膜炎等。③泌尿生殖系统感染。④皮肤及软组织感染。⑤血流感染等。

【禁忌证】①对本品及其他头孢菌素类抗生素过敏者禁用,对青霉素过敏性者慎用。②有胃肠道疾病史,特别是溃疡性结肠炎、局限性肠炎或抗生素相关性结肠炎者应慎用。

【用法用量】①肌内注射或静脉给药。②儿童每日 25~50mg/kg,分 3~4 次给药。

【不良反应】①全身性损害:过敏性休克、过敏样反应、晕厥、乏力等。②皮肤及其附件:皮疹、斑丘疹、红斑疹、血管性水肿、剥脱性皮炎等。③呼吸系统:呼吸困难、胸闷、呼吸急促、喉水肿等。④神经系统:头晕、头痛、抽搐、震颤、局部麻木等。⑤消化系统:恶心、呕吐、腹痛、腹泻、肝功能异常。⑥精神紊乱:意识模糊、精神障碍、嗜睡等。⑦泌尿系统:肾功能异常、血尿等。⑧血液系统:白细胞减少、粒细胞减少等。⑨其他:眼睑水肿、视觉异常、耳鸣、注射部位疼痛等。

【注意事项】①使用前询问药物过敏史。②肾功能减退患儿应适当减量。③长期使用可致菌群失调,发生二重感染。④哺乳期使用尚无不良报道,应权衡利弊。⑤应现配现用,不宜长时间放置。⑥应单独使用,不得与其他药物混合在同一容器内。

(4)注射用头孢噻肟钠

【性状】本品为白色至微黄色结晶或粉末。

【规格型号】0.5g/ 支;1g/ 支;2g/ 支。

【贮藏】密闭,在凉暗干燥处保存。

【适应证】①敏感细菌所致的肺炎及其他下呼吸道感染、尿路感染、脑膜炎、败血症、腹腔感染、盆腔感染、皮肤软组织感染、生殖道感染、骨和关节感染等。②儿童脑膜炎的选用药物。

【禁忌证】①对头孢菌素过敏者及有青霉素过敏性休克或即刻反应史者禁用。②肾功能减退者或有胃肠道疾病者应慎用。

【用法用量】①可用于肌内注射、静脉注射及静脉滴注;婴幼儿不宜作肌内注射。②新生儿:≤7d 者,每 12h 给药 50mg/kg;>7d 者,每 8h 给药 50mg/kg。③1 个月以上儿童:每 8h 给药 50mg/kg;治疗脑膜炎时剂量增至每 6h 给药 75mg/kg,均予静脉给药。

【不良反应】①皮疹、药物热、静脉炎、腹泻、恶心、呕吐、食欲减退等较常见。②碱性磷酸酶或血清氨基转移酶轻度升高、暂时性血尿素氮和肌酐升高等少见。③白细胞减少、嗜酸性粒细胞增多或血小板减少等罕见。④偶有头痛、麻木、呼吸困难、面部潮红等。

【注意事项】①使用前询问药物过敏史。②快速静脉注射(<60s)可能引起致命性心律失常。③可进入胎儿血液循环,孕妇应有确切适应证,并权衡利弊后使用;可经乳汁排出,哺乳期妇女使用时宜暂停哺乳。④长期使用可能发生二重感染,如出现需予以相应处理。⑤疗程超过10d者,应监测血常规。⑥与氨基糖苷类不可同瓶滴注。⑦可与氯化钠注射液或葡萄糖注射液稀释,但不能与碳酸氢钠液混合。

（5）注射用头孢曲松钠

【性状】本品为白色或类白色结晶性粉末。

【规格型号】0.25g/支;0.5g/支;1.0g/支;2g/支;4g/支。

【贮藏】遮光,密闭,在阴凉干燥处保存。

【适应证】敏感致病菌引起的感染:①脓毒症、脑膜炎;播散性莱姆病(早、晚期)。②腹部感染(腹膜炎、胆道及胃肠道感染)。③骨、关节、软组织、皮肤及伤口感染。④免疫力低下患儿感染。⑤肾脏及泌尿系统感染。⑥呼吸系统感染:肺炎、耳鼻喉感染。⑦生殖系统感染,包括淋病。⑧术前预防感染。

【禁忌证】①对本品及其他头孢菌素类抗生素过敏者禁用,对青霉素过敏性者慎用。②新生儿高胆红素血症患儿禁用。③矫正胎龄<41周的早产儿禁用。④有胃肠道疾病史,尤其是结肠炎病史者,应慎用。

【用法用量】①可肌内注射和静脉滴注。②新生儿、婴儿及儿童(5~12岁):每日20~80mg/kg,分1~2次给药;脑膜炎患儿可增至每日100mg/kg,分2次给药。③体重>50kg或年龄12岁以上的儿童:每24h给药1~2g或每12h给药0.5~1g。

【不良反应】①消化系统:腹泻、恶心、呕吐、腹痛、消化不良等。②血液系统:嗜酸性粒细胞增多、白细胞减少、血小板增多或减少等。③肝、肾功能异常。④神经系统:惊厥。⑤其他:皮疹、瘙痒、发热等。

【注意事项】①使用前询问药物过敏史。②新生儿静脉输液时间应>60min,可降低发生胆红素脑病的潜在风险。③可通过胎盘屏障,也可在乳汁中少量排出,孕妇和哺乳期妇女用药应权衡利弊。④用药期间,饮酒或应用含乙醇的药物时,可出现"双硫仑样反应"。⑤禁止与含钙的药品同时静脉给药,可能会导致致死性结局的不良事件;如前后使用,用药之间应有其他静脉输液间隔,新生儿应至少间隔48h。⑥不能与其他抗菌药物混合在同一溶液中。

（6）注射用头孢哌酮钠

【性状】本品为白色至微黄色结晶性粉末。

【规格型号】0.5g/支;1.0g/支;1.5g/支;2.0g/支;3.0g/支。

【贮藏】25℃以下避光保存。

【适应证】治疗由铜绿假单胞菌和大肠埃希菌等敏感肠杆菌导致的感染：下呼吸道感染及肺炎、泌尿系统感染、胆道感染（胆囊炎、胆管炎）、腹膜炎和其他腹腔内感染、皮肤及软组织感染、盆腔感染等。

【禁忌证】对本品和其他头孢菌素类抗生素过敏者。

【用法用量】①可肌内注射、静脉注射或静脉滴注。②婴儿及儿童：每日100~150mg/kg，分 2~4 次给药。

【不良反应】①以皮疹、注射部位疼痛、静脉炎多见。②少数患儿可出现腹泻、腹痛、嗜酸性粒细胞增多、轻度中性粒细胞减少、暂时性血清氨基转移酶、碱性磷酸酶、尿素氮或肌酐水平升高。③偶见血小板减少、凝血酶原时间延长、凝血酶原活力降低、维生素 K_1 缺乏、胃肠道出血等。

【注意事项】①使用前询问药物过敏史。②治疗婴儿感染疗效较好，但在新生儿和早产儿应用时，应充分权衡利弊。③用药期间应进行出血时间、凝血酶原时间和部分凝血酶原时间监测，同时应用维生素 K_1 预防出血症状。④用药期间饮用含乙醇饮料或静脉注射含乙醇药物，可出现"双硫仑样反应"。表现为患儿出现面部潮红、头痛、眩晕、腹痛、恶心、呕吐、心悸、气急、心率加速、血压下降及嗜睡、幻觉等。症状出现于饮酒后 15~30min 或静脉输注含乙醇溶液时，数小时后可自行消失。因此在用药期间和停药后 5d 内，患儿不能饮酒或含乙醇饮料以及口服或静脉输注含乙醇药物。⑤孕妇及哺乳期妇女使用应权衡利弊。⑥与阿米卡星、庆大霉素、卡那霉素 B、多西环素、氨茶碱、细胞色素 C、胶体制剂、碱性制剂、氨基糖苷类抗生素等不能同瓶滴注。

（7）注射用头孢他啶

【性状】本品为白色或类白色结晶性粉末。

【规格型号】0.25g/ 支；0.5g/ 支；1.0g/ 支；1.5g/ 支；2.0g/ 支；3.0g/ 支。

【贮藏】25℃以下，避光保存。

【适应证】敏感革兰氏阴性杆菌导致的感染：①全身重度感染，如败血症、菌血症、腹膜炎、免疫抑制患儿的感染、重症监护患儿的感染等。②下呼吸道感染，包括肺炎。③耳鼻喉感染。④尿路感染。⑤骨和关节感染。⑥中枢神经系统感染。⑦包括脑膜炎，胃肠道、胆道和腹部感染等。

【禁忌证】①对本品和其他头孢菌素类抗生素过敏者禁用。②有胃肠道疾病史，尤其是结肠炎患儿慎用。

【用法用量】①可缓慢静脉推注（3~5min）、快速静脉滴注（溶解于 100ml 稀释液中 20~30min）或深部肌内注射给药。②儿童每日 50~150mg/kg，分 2~3 次给药。

【不良反应】①感染和侵袭性疾病：念珠菌病（包括阴道炎和口腔鹅口疮）。②血液和淋巴系统：嗜酸性粒细胞增多、血小板增多较常见，白细胞减少、中性粒细胞减少、血小板减少较少见，淋巴细胞增多、溶血性贫血、粒细胞缺乏罕见。③免疫系统：变态反应（包括支气管痉挛或低血压）。④神经系统：头痛、眩晕、皮肤感觉异常等。⑤消化系统：腹泻、恶心、呕吐、腹痛、结肠炎等。⑥皮肤及皮下组织：斑丘疹、荨麻疹、瘙痒等。⑦其他：肝功能紊乱、注射部位疼痛或发炎等。

【注意事项】①使用前询问药物过敏史。②长期使用会引起非敏感菌过度生长，发生二重感染。③肾功能不全者，应减量应用。④在碳酸氢钠注射液中稳定性较差，不宜作为稀释液。⑤哺乳期妇女应慎用。⑥与氨基糖苷类抗生素不应混在一个容器内给药。⑦与万古霉素混合会出现沉淀，先后给药时应冲洗给药装置。

（8）注射用头孢西丁钠

【性状】本品为白色或类白色粉末。

【规格型号】1.0g/ 支；2.0g/ 支。

【贮藏】密闭，在凉暗干燥处保存。

【适应证】敏感菌引起的感染：上下呼吸道感染；泌尿系统感染包括无并发症的淋病；腹膜炎以及其他腹腔内、盆腔内感染；败血症（包括伤寒）；骨、关节、软组织感染等。

【禁忌证】①对本品和其他头孢菌素类抗生素过敏者禁用。②3 个月内婴儿不宜使用。③有胃肠道疾病史，尤其是结膜炎患儿慎用。④肾功能损害者慎用。

【用法用量】①可肌内注射、静脉注射或静脉滴注。②3 个月以上儿童每 6~8h 给药 13.3~26.7mg/kg，或每 8h 给药 20~40mg/kg，静脉滴注。

【不良反应】①局部反应：血栓性静脉炎，肌注局部疼痛、硬结。②变态反应：皮疹、荨麻疹、瘙痒、嗜酸性粒细胞增多、药物热、呼吸困难、血管神经性水肿等，偶可发生过敏性休克。③消化道反应：腹泻、肠炎、恶心、呕吐等。④血液系统：中性粒细胞减少、贫血、血小板减少等。⑤其他：高血压、使重症肌无力患儿症状加重等。

【注意事项】①使用前询问药物过敏史。②肾功能减退者，需根据内生肌酐清除率调整给药剂量。③哺乳期妇女使用时应停止母乳。④不宜与氨基糖苷类抗生素混在同一容器内给药。

3. 其他 β- 内酰胺类

（1）注射用氨曲南

【性状】本品为白色或类似于白色的粉末或疏松块状物。

【规格型号】0.5g/ 支，1.0g/ 支，2.0g/ 支。

【贮藏】密闭，避光，凉暗处（遮光且温度≤20℃）。

【适应证】①用于敏感需氧革兰氏阴性菌所致的各种感染（如尿路感染、下呼吸道感染、皮肤软组织感染、败血症等）。②院内感染中的上述类型感染

（如免疫缺陷患儿的院内感染）。

【禁忌证】对氨曲南过敏者。

【用法用量】①用法：静脉滴注，每克氨曲南需至少使用 3ml 注射用水溶解；静脉推注：每瓶用 6~10ml 注射用水溶解，并于 3~5min 内缓慢推注完成；肌内注射，每克氨曲南至少用 3ml 注射用水或 0.9% 氯化钠注射液溶解后于深部进行肌内注射。②用量：尿路感染间隔 8h（或 12h）用 0.5g（或 1g）；中重度感染间隔 8h（或 12h）用 1g（或 2g）；危及生命或铜绿假单胞菌严重感染间隔 6h（或 8h）用 2g。若患儿单次剂量 >1g 或患败血症、其他全身严重感染或危及生命的感染时，应采用静脉给药，且每日最高剂量为 8g。

【不良反应】常见不良反应包括胸闷、腹痛、呕吐、碱性磷酸酶水平升高、氨基转移酶水平升高、血清肌酐水平升高、咳嗽、鼻塞、喉咙痛、气喘、发热等，严重不良反应包括多形性红斑、中毒性表皮坏死松解症、假膜性肠炎、艰难梭菌性腹泻及胃肠道出血、中性粒细胞减少症、全血细胞减少症、血小板减少症、肝炎、黄疸、变态反应、耳毒性、肾毒性及血管神经性水肿等。

【注意事项】①对青霉素、头孢菌素过敏及过敏体质者需慎用。②对肝功能受损患儿用药期间应动态观察其变化。③与萘夫西林、头孢拉定、甲硝唑有配伍禁忌。④与氨基糖苷类抗生素联合使用时应监测肾功能。⑤哺乳期慎用，若必须使用应停止哺乳。

（2）注射用亚胺培南西司他丁钠

【性状】本品为白色至类白色粉末。

【规格型号】1.0g/ 支：亚胺培南 0.5g 和西司他丁钠 0.5g（以西司他丁计）；0.5g/ 支：亚胺培南 0.25g 和西司他丁钠 0.25g（以西司他丁计）。

【贮藏】密闭，25℃以下。

【适应证】本品为广谱抗生素，适用于治疗多种病原体所致的感染：①敏感菌所致感染（腹腔内感染、下呼吸道感染、妇科感染、败血症、泌尿生殖系统感染、骨关节感染、皮肤软组织感染、心内膜炎等）。②敏感的需氧菌及厌氧菌株引起的混合感染。③耐氨基糖苷类抗生素和 / 或耐青霉素类抗生素细菌所致的感染。也可用于已经污染或具有潜在污染性外科手术或一旦发生术后感染将带来严重后果患儿的预防性用药。

【禁忌证】对本品任何成分过敏的患儿。

【用法用量】①用法：仅可用于静脉滴注。使用不含有乳酸盐的稀释液 10ml 将本品稀释至混悬液，再将混悬液转移至 100ml 合适的输注液中，充分振摇输注容器直至溶液澄清方可使用。每次静脉滴注剂量≤500mg 时，滴注时间应≥20~30min；剂量 >500mg 时，滴注时间不应少于 40~60min；若滴注时出现恶心症状，可减慢滴注速度。②用量：本品的推荐剂量以亚胺培南的使用量表示，也表示同等剂量的西司他丁。体重≥40kg 的儿童大多数感染的推荐治疗剂量为每日 1~2g,分 3~4 次滴注;中度感染者可每次 1g,每日 2 次;对不敏感病原菌引起的感染,本品最多可增至每日 4g,或每日 50mg/kg,两者中择较低剂量使用。体重 <40kg 的儿童,可按 15mg/kg,每 6h 一次给药,每日总剂量不超过 2g;对 3 个月以内的婴儿或肾功能损害的儿科患儿(血清肌酐 >2mg/dl)尚无足够的临床资料作为推荐依据。不推荐本品用于治疗脑膜炎,对患脓毒症的儿童,只有能排除脑膜炎的可能时可使用本品。

【不良反应】一般情况下本品的耐受性良好,不良反应大多轻微而短暂,局部反应最常见。①局部反应:红斑、局部疼痛和硬结,血栓性静脉炎。②皮肤及变态反应:皮疹、瘙痒、荨麻疹、多形性红斑、约翰逊综合征、血管性水肿、中毒性表皮坏死(罕见)、表皮脱落性皮炎(罕见)、念珠菌病、药物热及变态反应。③消化系统:恶心、呕吐、腹泻、牙齿和 / 或舌色斑及假膜性结肠炎等。④血液系统:嗜酸细胞增多、白细胞减少、中性粒细胞减少、粒细胞缺乏、血小板减少或增多、血红蛋白水平降低、全血细胞减少、凝血酶原时间延长等,部分患儿可出现直接 Coombs 试验阳性反应。⑤肝功能:血清转氨酶、胆红素和 / 或血清碱性磷酶水平升高、肝衰竭(罕见)、肝炎(罕见)、急性重型肝炎(暴发性肝炎,极罕见)。⑥肾功能:少尿、无尿、多尿、急性肾坏死(罕见)、血清肌酐和血尿素氮水平升高。⑦神经系统:肌阵挛、幻觉、错乱状态或癫痫发作、感觉异常、脑病等。⑧感知觉异常:听觉丧失、味觉异常等。

【注意事项】①本品与其他 β- 内酰胺类抗生素、青霉素类和头孢菌素类抗生素有部分交叉变态反应,在使用本品前应详细询问患儿既往有无对 β- 内酰胺类抗生素的过敏史。②一般不推荐与丙戊酸 / 双丙戊酸钠同时给药,如必须联合使用,应考虑抗惊厥治疗。③用药过程中如发生病灶性震颤、肌阵挛或癫痫时,应做神经病学检查评价,若原来未行抗惊厥治疗应给予治疗,若中枢神经系统症状持续存在应减少本品的剂量或停药。④肌酐清除率 $\leqslant 5ml/(min \cdot 1.73m^2)$ 的患儿不应使用本品,除非在 48h 内行血液透析,血液透析患儿仅在使用本品的益处大于癫痫发作的危险性时才考虑使用。⑤哺乳期慎用,若必须使用应停止哺乳。⑥该产品含亚胺培南和西司他丁钠两种成分,使用时以两种成分的合计剂量为准。

(3)注射用美罗培南

【性状】本品为白色至淡黄白色结晶性粉末。

【规格型号】0.25g/ 支;0.5g/ 支;1.0g/ 支。

【贮藏】密闭,室温保存。

【适应证】单一或多种对美罗培南敏感的细菌引起的感染,包括肺炎(包括院内获得性肺炎)、尿路感染、妇科感染(如子宫内膜炎和盆腔炎等)、皮肤软组织感染、脑膜炎、败血症等。对粒细胞减少症伴发热患儿,可单用本品或联合抗病毒药或抗真菌药使用;对多重感染患儿可单用本品或联合其他抗微生物制剂使用。

【禁忌证】对本品成分及其他碳青霉烯类抗生素过敏者,使用丙戊酸患儿。

【用法用量】①用法:静脉推注,使用无菌注射用水配制为浓度 50mg/ml(即每 5ml 含 250mg 本品),推注时间应超过 5min;静脉滴注:使用 0.9% 氯化钠溶液、5% 或 10% 葡萄糖溶液、葡萄糖氯化钠注射液等溶解后滴注,滴注时间超过 15~30min。尽量现配现用,若特殊情况需放置,仅能用生理盐水溶解后室温下放置最多 6h。②用量:3 个月 ~12 岁儿童,应根据感染类型的严重程度、致病菌敏感性和患儿的具体情况,每 8h 给药一次,10~20mg/kg;体重 >50kg 的患儿,按成人剂量给药;脑膜炎患儿每 8h 给药一次,40mg/kg。3 个月以内患儿不推荐使用美罗培南,肝、肾功能异常患儿无使用该品进行治疗的经验。

【不良反应】常见不良反应包括注射部位炎症、皮疹、便秘、腹泻、恶心、贫血、头痛等,严重不良反应包括心搏骤停、心力衰竭、心肌梗死、休克、晕厥、肠梗阻、艰难梭菌腹泻、胃肠道出血、创伤性腹膜炎、出血、胆汁淤积性黄疸综合征、黄疸、肝衰竭、过敏、超敏反应、癫痫发作、肾衰竭、低氧血症、胸腔积液、肺水肿、肺栓塞、血管性水肿、败血症等。

【注意事项】①变态反应极少见,但严重时可致死。②不得随意连续给药,连续给药 1 周以上时,应注意监测肝功能。③哺乳期慎用,若必须使用应停止哺乳。

4. 氨基糖苷类

注射用硫酸阿米卡星

【性状】本品为白色或类白色结晶性粉末或疏松块状。

【规格型号】0.2g(20 万 U)/ 支。

【贮藏】密闭,干燥处保存。

【适应证】铜绿假单胞菌及其他假单胞菌、大肠埃希菌、变形杆菌属、克雷伯菌属、肠杆菌属、沙雷菌属、不动杆菌属等敏感革兰氏阴性杆菌与葡萄球菌属(甲氧西林敏感株)所致的严重感染(如菌血症、败血症、细菌性心内膜炎、下呼吸道感染、骨关节感染、胆道感染、腹腔感染、复杂性尿路感染、皮肤软组织感染等),尤其是革兰氏阴性杆菌对卡那霉素、庆大霉素或妥布霉素耐药菌株所致的严重感染。

【禁忌证】对阿米卡星或其他氨基糖苷类抗生素过敏的患儿。

【用法用量】①用法:肌内注射或静脉滴注。配制时每 500mg 加入氯化钠注射液或 5% 葡萄糖注射液或其他灭菌稀释液 100~200ml。成人须在 30~60min 内缓慢滴注,婴儿患儿稀释液量可相应减少。②用量:儿童首剂 10mg/kg,继续使用以每 12h 给药 7.5mg/kg 或每 24h 给药 15mg/kg。

【不良反应】①耳毒性:可导致听力减退、耳鸣或耳部饱满感,少数发生眩晕、步履不稳等。②肾毒性：血尿、排尿次数减少、尿量减少、血尿素氮及血肌酐水平增高等，个别可出现肾衰竭。③神经肌肉阻滞作用：软弱无力、嗜睡、呼吸困难等，少见。④其他：头痛、麻木、针刺感、震颤、抽搐、关节痛、药物热、嗜酸性粒细胞增多、肝功能异常、视物模糊等。

【注意事项】①可出现交叉过敏现象，即对一种氨基糖苷类抗生素过敏则可能对其他氨基糖苷类抗生素也过敏。②用药过程中注意监测尿常规、肾功能，防止出现严重肾毒性。③应注意行听力检查，防止出现听力损害。④有条件者应监测血药浓度。⑤有失水、第Ⅷ对脑神经损害、重症肌无力或帕金森病、肾功能损害患儿应慎用。⑥与 β- 内酰胺类抗生素混合使用时必须分瓶滴注。⑦用药时注意补充足够的水分。⑧哺乳期慎用，若必须使用应停止哺乳。

5. 酰胺醇类

氯霉素注射液

【性状】本品为无色或微黄色澄清液体。

【规格型号】（ 2ml：0.25g ）/ 支。

【贮藏】密闭，遮光保存。

【适应证】①伤寒和其他沙门菌属感染。②耐氨苄西林 B 型流感嗜血杆菌脑膜炎或对青霉素过敏患儿的肺炎链球菌、脑膜炎奈瑟菌脑膜炎、敏感的革兰氏阴性杆菌脑膜炎。③脑脓肿，尤其是耳源性的脑脓肿。④严重厌氧菌感染。⑤无其他低毒性抗菌药可替代时对敏感菌所致的各种严重感染的治疗。⑥立克次体感染。

【禁忌证】对本品过敏者。

【用法用量】①用法：稀释后静脉滴注。②用量：儿童每日 25~50mg/kg，分 3~4 次给予；新生儿每日不超过 25mg/kg，分 4 次给予。

【不良反应】①对造血系统的毒性反应最严重，可出现与剂量有关的可逆性骨髓抑制（ 贫血并可伴有白细胞和血小板减少 ）、与剂量无关的骨髓毒性反应（ 严重不可逆性的再生障碍性贫血 ）。②某些葡萄糖 -6- 磷酸脱氢酶（ glucose-6- phosphate dehydrogenase，G6PD ）缺乏患儿易发生溶血性贫血。③早产儿或新生儿应用大剂量本品时易发生灰婴综合征。④长疗程治疗可诱发出血倾向、周围神经炎、视神经炎等。⑤变态反应（ 较少见 ）。⑥二重感染。⑦消化道反应（ 腹泻、恶心、呕吐等 ）。

【注意事项】①避免重复疗程使用，防止不可逆性骨髓抑制。②肝肾功能损害患儿应避免使用，若必须使用时须减量，且行血药浓度监测。③用药过程中定期监测周围血象。④哺乳期慎用，若必须使用应停止哺乳。

6. 林可霉素类

盐酸克林霉素注射液

【性状】本品为无色或几乎无色的澄清液体。

【规格型号】[2ml:0.15g(以克林霉素计)]/支。

【贮藏】密闭,阴凉处(≤20℃)保存。

【适应证】链球菌属、葡萄球菌属及厌氧菌(脆弱拟杆菌、产气荚膜杆菌、放线菌等)所致的中、重度感染,如吸入性肺炎、脓胸、肺脓肿、骨髓炎、腹腔感染、盆腔感染、败血症等。

【禁忌证】①对本品和林可霉素类过敏者。②4周以内患儿。

【用法用量】①用法:肌内注射或静脉滴注。肌内注射的剂量一次不能超过600mg,若超过该剂量则改为静脉给药。静脉给药速度不宜过快,600mg应加入≥100ml的液体中,滴注≥20min,1h输入药量不得超过1 200mg。②用量:4周及以上儿童每日15~25mg/kg,分3~4次给予,严重感染时每日25~40mg/kg,分3~4次给予。

【不良反应】①消化道反应:恶心、呕吐、腹痛、腹泻等,较常见。②血液系统:偶可发生白细胞减少、中性粒细胞减少、嗜酸性粒细胞增多、血小板减少等,再生障碍性贫血罕见。③变态反应:皮疹、瘙痒等可见,荨麻疹、血管神经性水肿和血清病反应等偶见,剥脱性皮炎、大疱性皮炎、多形性红斑和Steven-Johnson综合征罕见。④肝肾功能异常:血清氨基转移酶水平升高、黄疸等。⑤静脉滴注可引起静脉炎,肌内注射可出现局部疼痛、硬结和无菌性脓肿。⑥其他:耳鸣、眩晕、念珠菌感染等。

【注意事项】①有胃肠道疾病或既往史者、肝肾功能减退者、哮喘或其他过敏史者应慎用。②对本品过敏者也可能对其他克林霉素类过敏。③服药期间须密切注意排便次数,警惕假膜性肠炎的发生。④用本品治疗溶血性链球菌感染时,疗程至少为10d。⑤疗程长者需定期监测肝肾功能及血常规。⑥严重肝肾功能减退伴代谢异常者,使用高剂量时需监测血药浓度。

7. 多肽类

(1)注射用盐酸万古霉素

【性状】本品为白色粉末或冻干块状物。

【规格型号】来可信:0.5g(50万U)/支;稳可信:500mg/支。

【贮藏】来可信:密闭,30℃以下保存,10ml注射用水配制后的溶液应保存于冰箱内,并在24h内使用;稳可信:室温(1~30℃)保存,10ml注射用水配制后的溶液可在室温或冰箱内保存,并在24h内使用。

【适应证】耐甲氧西林金黄色葡萄球菌及其他细菌所致的感染,如败血症、感染性心内膜炎、骨髓炎、关节炎、灼伤、手术创伤等浅表性继发感染、肺炎、肺脓肿、脓胸、腹膜炎、脑膜炎等。

【禁忌证】对本品有既往过敏性休克患儿。

【用法用量】①用法:静脉滴注,配制时将10ml注射用水加入含0.5g本品的小瓶中溶解,再以≥100ml的生理盐水或5%葡萄糖注射液稀释后使用,滴注时间≥60min。②用量：儿童、婴儿每日 40mg/kg，分 2~4 次给予；新生儿每次给药 10~15mg/kg，出生 1 周以内每 12h 给药一次，出生 1 周至 1 个月每 8h 给药一次。

【不良反应】包括心搏骤停、低血压、艰难梭菌感染性腹泻、粒细胞缺乏症、中性粒细胞减少症、血小板减少症、过敏、嗜酸性粒细胞增多、全身症状的药物反应、耳毒性和肾毒性等。

【注意事项】①用药期间需监测血药浓度。②滴注过快会出现红人综合征（面部、颈躯干红斑性充血、瘙痒等）、低血压等不良反应，应保证每次静脉滴注在 60min 以上。③不能与氨茶碱、5- 氟尿嘧啶混合滴注。④不同生产厂家药物的剂量和单位有所不同，使用时应注意查对。

（2）注射用硫酸多黏菌素 B

【性状】本品为白色或类白色粉末或疏松块状物。

【规格型号】50 万 U/ 支。

【贮藏】密闭，避光，冷处保存。

【适应证】主要用于革兰氏阴性杆菌（主要为绿脓杆菌）引起的感染，包括泌尿系统感染、脑膜炎、肺部感染、败血症、皮肤、软组织、眼、耳、关节等的感染。对其他阴性菌如产气杆菌、大肠埃希菌、肺炎杆菌、流感杆菌等引起的感染也有较好的疗效。

【禁忌证】对多黏菌素过敏者。

【用法用量】①用法：肌内注射，以适量灭菌注射用水或氯化钠注射液溶解后使用；静脉滴注，以适量氯化钠注射液或葡萄糖注射液溶解和稀释后使用；鞘内注射，以适量氯化钠注射液溶解后使用。②用量：肌内注射每日 1 万 ~2 万 U/kg，分三次给予；静脉滴注每日 50 万 ~100 万 U，分两次给予；鞘内注射儿童每日 0.5 万 ~2 万 U，3~5d 后改为隔日一次，疗程 2~3 周。

【不良反应】①肾毒性：蛋白尿、管型尿、氮质血症。②神经毒性：同时使用筒箭毒碱肌肉松弛药、其他神经毒性药物或过量使用时或出现面部潮红、头晕、共济失调、嗜睡、外周感觉异常、呼吸暂停等症状。③鞘内给药可能会出现脑膜刺激症状，如发热、头痛、颈部僵硬、脑脊液细胞计数和蛋白升高等。④其他：药物热、荨麻疹、肌内注射剧烈疼痛、静脉炎等。

【注意事项】①治疗期间密切监测肾功能和血药浓度。②避免与筒箭毒碱肌肉松弛剂和其他神经毒性药物合用以防止呼吸抑制。③尽量按要求给药或者保证疗程完整。

8. 喹诺酮类

左氧氟沙星氯化钠注射液

【性状】本品为淡黄色的澄清液体。

【规格型号】150ml/ 瓶：左氧氟沙星 0.75g 与氯化钠 1.35g；100ml/ 瓶：左

氧氟沙星 0.3g 与氯化钠 0.95g。

【贮藏】密闭,避光,室温保存。

【适应证】治疗或预防已证明或高度怀疑由敏感细菌引起的感染:①对甲氧西林敏感的金黄色葡萄球菌、铜绿假单胞菌、黏质沙雷菌、大肠埃希菌、肺炎克雷伯菌、流感嗜血杆菌或肺炎链球菌引起的医院获得性肺炎。②由对甲氧西林敏感的金黄色葡萄球菌、肺炎链球菌、流感嗜血杆菌、副流感嗜血杆菌、肺炎克雷伯菌、卡他莫拉菌、肺炎衣原体、肺炎军团菌或肺炎支原体引起的社区获得性肺炎。③由肺炎链球菌、流感嗜血杆菌及卡他莫拉菌引起的急性细菌性鼻窦炎。④由甲氧西林敏感的金黄色葡萄球菌、肺炎链球菌、流感嗜血杆菌、副流感嗜血杆菌或卡他莫拉菌引起的慢性支气管炎的急性细菌性发作。⑤由甲氧西林敏感的金黄色葡萄球菌、粪肠球菌、化脓性链球菌或奇异变形杆菌引起的复杂性皮肤及皮肤软组织感染。⑥由甲氧西林敏感的金黄色葡萄球菌或化脓性链球菌引起的非复杂性皮肤及皮肤软组织感染(如脓肿、蜂窝织炎、疖、伤口感染等)。⑦由大肠埃希菌、粪肠球菌或甲氧西林敏感的表皮葡萄球菌引起的慢性细菌性前列腺炎。⑧由大肠埃希菌、肺炎克雷伯菌、奇异变形杆菌、粪肠球菌、阴沟肠杆菌或铜绿假单胞菌引起的复杂性尿路感染及大肠埃希菌、肺炎克雷伯菌或腐生葡萄球菌引起的非复杂性尿路感染。⑨由大肠埃希菌引起的急性肾盂肾炎。⑩吸入性炭疽(暴露后)的治疗。

【禁忌证】对喹诺酮类药物过敏者。

【用法用量】①用法:仅可用于静脉滴注,可直接使用本品原液(左氧氟沙星浓度为 5mg/ml)静脉滴注,滴注时间根据剂量不同至少 60~90min 以上。②用量:一般不推荐 18 岁内的儿童患儿使用本品,但吸入性炭疽(暴露后)患儿除外。对吸入性炭疽(暴露后)患儿,年龄≥6 个月且体重 >50kg,24h 给药一次,每次 500mg,连续使用 60d;年龄≥6 个月且体重≤50kg,每 12h 给药一次,每次 8mg/kg(≤250mg),连续使用 60d。

【不良反应】常见腹泻、恶心、呕吐、头晕、头痛、失眠等,严重不良反应包括主动脉瘤或主动脉夹层、心搏骤停、QT 间期延长、室性心动过速、多形性红斑、Stevens-Johnson 综合征、低血糖、再生障碍性贫血、全血细胞减少症、血小板减少性紫癜、肝炎、肝衰竭、类变态反应、超敏反应、重症肌无力、原发病恶化、肌腱断裂、肌腱炎、吉兰 - 巴雷综合征、周围神经病变、假性脑瘤、颅内压升高、癫痫发作、视网膜脱落、急性肾坏死等。

【注意事项】有周围神经病变病史的患儿应避免使用。

9. 其他抗生素

利奈唑胺葡萄糖注射液

【性状】本品为无色至淡褐色的澄清液体。

【规格型号】300ml/袋：利奈唑胺 0.6g 与葡萄糖 13.7g；100ml/袋：利奈唑胺 0.2g 与无水葡萄糖 4.6g；100ml/袋：利奈唑胺 0.2g 与无水葡萄糖 5.0g。

【贮藏】密闭，避光，15~30℃保存，避免冷冻。

【适应证】由特定微生物敏感株引起的感染：①由金黄色葡萄球菌（甲氧西林敏感和耐药菌株）或肺炎链球菌引起的院内获得性肺炎。②由肺炎链球菌或对甲氧西林敏感的金黄色葡萄球菌引起的社区获得性肺炎。③由金黄色葡萄球菌（甲氧西林敏感和耐药菌株）、化脓性链球菌或无乳链球菌引起的复杂性皮肤和皮肤软组织感染。④由对甲氧西林敏感的金黄色葡萄球菌或化脓性链球菌引起的非复杂性皮肤和皮肤软组织感染。⑤万古霉素耐药的屎肠球菌感染，包括伴发的菌血症。

【禁忌证】对利奈唑胺或本品其他成分过敏的患儿。

【用法用量】①用法：静脉滴注或口服，应在 30~120min 输注完毕，不可再此溶液中加入其他药物。②用量：对院内获得性肺炎、社区获得性肺炎、复杂性皮肤和皮肤软组织感染，出生至 11 岁的患儿推荐每 8h 给药一次，每次 10mg/kg，12 岁及以上的患儿，每 12h 给药一次，每次 600mg，连续治疗 10~14d；对万古霉素耐药的屎肠球菌感染包括伴发的菌血症，剂量同前，但推荐连续治疗 14~28d；对非复杂性皮肤和皮肤软组织感染，建议口服，<5 岁儿童每 8h 给药一次，每次 10mg/kg，5 岁 ~11 岁儿童每 12h 给药一次，每次 10mg/kg，青少年每 12h 一次，每次 600mg，连续治疗 10~14d。

【不良反应】常见腹泻、恶心、呕吐和头痛，严重不良反应包括乳酸酸中毒、艰难梭菌相关性腹泻、骨髓抑制、肝损伤、周围神经病、癫痫、视神经损伤、血清素综合征等。

【注意事项】①与两性霉素 B、盐酸氯丙嗪、地西泮、喷他脒异硫代硫酸盐、红霉素乳糖酸酯、苯妥英钠、甲氯苄啶 - 磺胺甲基异噁唑、头孢曲松钠存在配伍禁忌，联合使用前后应冲洗。②禁止与 5- 羟色胺类药物合用。③长期使用（≥3 个月）应对视觉功能进行监测。④用药期间避免进大量富含酪胺的食物及饮料（如发酵或风干的肉类、泡菜、酱油、红酒等）。

10. 抗结核药

（1）异烟肼注射液

【性状】本品为无色或微黄色的澄清液体。

【规格型号】（2ml：100mg）/ 支；（2ml：50mg）/ 支。

【贮藏】密闭，避光。

【适应证】各种结核病。

【禁忌证】对本品过敏患儿。

【用法用量】①用法：肌内注射、静脉滴注或气管内滴注。②用量：每日 0.1~0.3g。

【不良反应】常用剂量的不良反应发生率较低,当剂量增至 6mg/kg 时不良反应的发生率明显增加,主要为周围神经炎及肝脏毒性,加用维生素 B_6 可减少毒性反应,但相应的疗效会下降。此外,还会有皮疹、粒细胞缺乏、贫血、血小板减少、系统性红斑狼疮、横纹肌溶解、惊厥等。

【注意事项】①精神病、癫痫、肝功能损害及严重肾功能损害者应慎用或酌情减量。②本品与乙硫异烟胺、吡嗪酰胺、烟酸或其他化学结构有关药物存在交叉过敏。③用药前及疗程中应定期检查肝功能。④疗程中若出现视神经炎症状需立即进行眼部检查,并定期复查。

（2）利福平注射液

【性状】本品为红色或暗红色澄清液体。

【规格型号】［5ml: 0.3g（以利福平计）］/ 支。

【贮藏】避光、凉暗处（遮光且 ≤20℃）保存。

【适应证】不能耐受口服给药治疗的急症患儿,如术后、昏迷、胃肠道吸收功能受损;与其他抗结核药物联合可用于治疗各种类型结核;难治性军团菌属及重症耐甲氧西林葡萄球菌感染。

【禁忌证】对利福平过敏的患儿。

【用法用量】①用法:静脉滴注,使用 5% 葡萄糖注射液或 0.9% 氯化钠注射液 500ml 稀释后静脉滴注,建议滴注时间超过 2~3h,4h 内滴完。②用量:儿童一般每日单次 20mg/kg,日总剂量 ≤600mg,肝功能损害者每日剂量不应超过 8mg/kg。

【不良反应】严重不良反应主要有粒细胞缺乏症、弥散性血管内凝血、肝毒性、变态反应、药物反应伴嗜酸性粒细胞增多和系统症状综合征、超敏反应、肾毒性、肾衰竭等。

【注意事项】①本品可导致肝功能损害,本身有肝功能损害患儿仅在必需时使用该品。②用药过程中注意监测肝功能。③用药过程中,患儿的尿液、汗液、痰液和泪液等可能变为浅红色。④必须强调规律、全程治疗。

11. 抗真菌药

（1）注射用两性霉素 B 脂质体

【性状】本品为黄色冻干无菌块状物。

【规格型号】10mg/ 支;50mg/ 支;100mg/ 支。

【贮藏】避光,15~30℃保存。

【适应证】①深部真菌感染的患儿。②因肾损伤或药物毒性不能使用有效剂量的两性霉素 B 的患儿。③两性霉素 B 治疗无效的患儿。

【禁忌证】对本品任何成分过敏者。

【用法用量】①用法:静脉滴注或静脉注射。先使用无菌注射用水溶解（50mg/ 瓶加 10ml 注射用水,100mg/ 瓶加 20ml 注射用水）,再将溶解的液体加入 5% 葡萄糖注射液稀释至浓度约 0.6mg/ml 静脉滴注。每个疗程第一次用药前建议做试验注射,以少量药(10ml 稀释液含 1.6~8.3mg)于 15~30min 注射,再严密观察 30min 无不良反应后,输注液体时可将输注时间缩短至不少于 2h。输注过程中若出现急性反应或不能耐受,则输注时间相应延长。②用量:一般建议每日 3~4mg/kg,若无改善或真菌感染恶化可增至每日 6mg/kg。

【不良反应】常见不良反应包括低血压、血栓性静脉炎、注射部位疼痛、腹泻、消化不良、食欲减退、恶心、呕吐、血红蛋白水平正常的贫血、白细胞计数下降、关节痛、肌痛、头痛、呼吸急促、发热、输液反应、乏力、寒战。严重不良反应包括心搏骤停、心律失常、心室颤动、Stevens-Johnson 综合征、中毒性表皮坏死松解症、低钾血症、粒细胞缺乏症、变态反应、周围神经炎、皮疹、脑病、癫痫、肾毒性、蛋白尿、管型尿、肝损害等。

【注意事项】①本品不能与含有电解质的溶液混合,输液前后须使用 5% 葡萄糖溶液冲管或单独使用输液管,不要使用有内置过滤器的输液器。②在用 5% 葡萄糖注射液进一步稀释后,药液须存于 2~8℃保存,并于 24h 内使用,禁止冷冻。③避免快速输注。④治疗过程中注意监测肝肾功能、电解质、血常规及凝血功能。

(2)氟康唑氯化钠注射液

【性状】本品为无色澄清液体。

【规格型号】50ml/ 瓶:氟康唑 0.1g 与氯化钠 0.45g;100ml/ 瓶:氟康唑 0.2g 与氯化钠 0.9g。

【贮藏】30℃以下贮存。

【适应证】主要用于抗真菌感染的治疗,如黏膜念珠菌病、侵袭性念珠菌病、隐球菌性脑膜炎的治疗;预防免疫功能受损患儿的念珠菌感染;预防复发风险高的患儿隐球菌性脑膜炎复发的维持治疗。

【禁忌证】对氟康唑及其活性成分或其他唑类药物过敏的患儿。

【用法用量】①用法:口服或静脉滴注,静脉滴注速度不应超过 10ml/min。②用量:每日 1 次,最大剂量≤400mg。具体用量:治疗黏膜念珠菌病初始剂量 6mg/kg,后续计量 3mg/kg;治疗侵袭性念珠菌病和隐球菌性脑膜炎剂量为 6~12mg/kg;预防复发风险高的患儿隐球菌性脑膜炎复发的维持治疗剂量为 6mg/kg;预防免疫功能受损患儿的念珠菌感染的剂量为 3~12mg/kg。

【不良反应】常见不良反应包括头痛、腹痛、腹泻、恶心、呕吐、氨基转移酶水平升高、血碱性磷酸酶水平升高和皮疹。严重不良反应包括 QT 间期延长、尖端扭转型室性心动过速、中毒性表皮坏死松解症、Stevens-Johnson 综合征。

【注意事项】①接受氟康唑每日 400mg 或更高剂量治疗的患儿禁止同时服用特非那定。②接受氟康唑治疗的患儿禁止同时服用西沙比利、阿司咪唑、匹莫齐特、奎尼丁、红霉素等可延长 QT 间期和经过 CYP3A4 酶代谢的药物。③肝肾功能不全及限钠饮食患儿应慎用。

（3）注射用伏立康唑

【性状】本品为白色或类白色疏松块状物或粉末。

【规格型号】0.1g/ 支；0.2g/ 支。

【贮藏】密闭，避光，干燥处保存。

【适应证】免疫缺陷患儿进行性、可能威胁生命的真菌感染：①侵袭性曲霉病。②对氟康唑耐药的念珠菌引起的严重侵袭性感染（包括克柔念珠菌）。③由足放线病菌属和镰刀菌属引起的严重感染。④非中性粒细胞减少患儿的念珠菌血症。

【禁忌证】对乙醇过敏者；对伏立康唑或任何一种赋形剂有过敏史者。

【用法用量】①用法：静脉滴注。在静脉滴注前应先使用 5ml 专用溶媒溶解（强力振荡药瓶 30s，静置 30min，再强力振荡 30s，确认完全溶解），再用 5% 葡萄糖注射液（若患儿不能耐受葡萄糖时才采用 0.9% 氯化钠注射液）稀释至 2mg/ml。建议滴注速度最快不超过每小时 3mg/kg，稀释后每瓶滴注时间须 1~2h 以上，且输液过程中避免强光照射。②用量：不推荐 2 岁以下小儿应用本品；2 岁以上儿童该药物的安全性和有效性经验不丰富，可参考每 12h 给药一次，每次 4mg/kg，实际情况应当在有经验的医生指导下权衡利弊后谨慎使用。

【不良反应】常见的不良反应为视觉障碍、发热、皮疹、恶心、呕吐、腹泻、头痛、败血症、周围性水肿、腹痛、幻觉以及呼吸功能紊乱等。严重的不良反应包括心搏骤停、心律失常、QT 间期延长、心源性猝死、尖端扭转型室性心动过速、多形性红斑、恶性黑色素瘤、鳞状细胞癌、Stevens-Johnson 综合征、中毒性表皮坏死松解症、胰腺炎、胆汁淤积、暴发性肝衰竭、肝炎、高胆红素血症、胆红素水平升高、转氨酶水平升高、黄疸、肝功能异常、变态反应、中毒性脑病、视神经盘水肿、视神经炎、肾功能不全、恶性黑色素瘤等。

【注意事项】①若连续使用本品超过 28d 须监测视觉功能。②使用本品前应纠正电解质紊乱，使用过程中需监测肝、肾功能。③先天性半乳糖不耐受、Lapp 乳糖酶缺乏或葡萄糖 - 半乳糖吸收障碍者不宜使用本品。④用药期间避免强烈的直接的阳光照射。⑤本品禁止与 CYP3A4 底物（特非那定、阿司咪唑、西沙必利、匹莫齐特或奎尼丁）利福平、卡马西平、苯巴比妥、麦角生物碱类药物、西罗莫司、利托那韦、依非韦伦、利福布汀合用。

（4）注射用米卡芬净钠

【性状】本品为白色块状物。

【规格型号】50mg/ 支。

【贮藏】密闭，避光，室温（10~30℃）保存。

【适应证】由曲霉菌和念珠菌引起的真菌血症、呼吸道真菌病及胃肠道真菌病。

【禁忌证】对米卡芬净、本产品内的任一成分或其他棘白菌素类药物过敏者。

【用法用量】①用法：静脉滴注。输注本品时，可将其溶于生理盐水、葡萄糖注射液或补充液，剂量 75mg 以下输注时间不少于 30min，75mg 以上输注时间不少于 1h。②用量：食管念珠菌病：3mg/（kg·d）（最大剂量 150mg/d），疗程≥14 天；侵袭性念珠菌病：2~4mg/（kg·d）（最大剂量 200mg/d），疗程至症状缓解后 14 天。

【不良反应】常见不良反应：①消化系统：腹痛、恶心、肝功能异常、肝炎。②血液系统：溶血性贫血、中性粒细胞减少、血小板减少。③泌尿系统：肾功能异常、肾损害、尿量减少、血尿。④皮肤：皮疹、瘙痒、静脉炎。⑤心血管系统：心房颤动、心动过速、高血压。⑥其他：念珠菌感染、面部肿胀等。

【注意事项】①有药物过敏史、肝功能不全患儿慎用。②本品易起泡且泡沫不易消失，溶解本品时勿用力摇晃。③本品光线下可慢慢分解，应避免阳光直射，若配制到输液结束需超过 6h，则应将输液袋避光（输液管可不必遮光）。

12. 抗病毒药

（1）注射用阿昔洛韦

【性状】本品为白色疏松块状物或粉末。

【规格型号】0.25g/支；0.5g/支。

【贮藏】避光，密闭保存。

【适应证】①单纯疱疹病毒感染：用于免疫缺陷患儿初发或复发性黏膜皮肤感染的治疗及反复发作病例的预防、单纯疱疹性脑炎的治疗等。②带状疱疹：用于免疫缺陷患儿严重带状疱疹感染或免疫功能正常者的弥散性带状疱疹的治疗。③免疫缺陷合并水痘患儿的治疗。④急性视网膜坏死的治疗。

【禁忌证】对本品过敏者。

【用法用量】①用法：静脉滴注，先用注射用水将本品溶解成浓度为 50g/L，再使用氯化钠注射液或 5% 葡萄糖注射液稀释至≥100ml，最后药物浓度不超过 7g/L，每次滴注时间须 >1h。②用量：重症生殖器疱疹初治患儿，12 岁以下每次 250mg/m²（体表面积），每 8h 一次，连续 5d；免疫缺陷患儿皮肤黏膜单纯疱疹，12 岁以下每次 250mg/m²（体表面积），每 8h 一次，连续 7d，12 岁以上每次 5~10mg/kg，每 8h 一次，连续 7~10d；单纯疱疹性脑炎患儿每次 10mg/kg，每 8h 一次，连续 10d；免疫缺陷患儿合并水痘，每次 10mg/kg（体重）或 500mg/m²（体表面积），每 8h 一次，连续 10d。

【不良反应】常见不良反应有接触性皮炎、腹泻、呕吐、恶心、头痛、精神萎靡等，严重不良反应包括血栓性血小板减少性紫癜、溶血性尿毒综合征、肾衰竭。

【注意事项】①急性及慢性肾功能不全患儿不宜使用。②静脉滴注后2h应给患儿补充充足的水分,防止药物沉积于肾小管。③用药前及用药期间应监测肾功能。

（2）注射用更昔洛韦

【性状】本品为白色疏松块状物或粉末,有引湿性。

【规格型号】0.05g/支;0.125g/支;0.15g/支;0.25g/支;0.5g/支。

【贮藏】避光,密闭,常温（10~30℃）保存。

【适应证】预防有巨细胞病毒感染风险的器官移植受者的巨细胞病毒感染及治疗免疫缺陷患儿的巨细胞病毒性视网膜炎。

【禁忌证】对更昔洛韦或阿昔洛韦过敏者。

【用法用量】①用法:静脉滴注,先用注射用水或氯化钠注射液将本品溶解成浓度50mg/ml,再使用氯化钠注射液或5%葡萄糖注射液、复方氯化钠注射液、复方乳酸钠注射液稀释至≥100ml,最后药物浓度不超过10mg/ml,每次滴注时间须>1h。②用量:初始剂量5mg/kg,每12h一次;维持剂量5mg/kg,每日一次,每周7d或者6mg/kg,每日一次,每周5d。

【不良反应】常见不良反应有瘙痒、出汗、腹泻、食欲下降、呕吐、贫血、中性粒细胞减少、血小板减少、感染性疾病、神经病变、血肌酐升高、发热、寒战等,严重不良反应包括心搏骤停、尖端扭转型室性心动过速、Stevens-Johnson综合征、胃肠道穿孔、胰腺炎、肝衰竭、过敏症、脓毒症、横纹肌溶解症、脑血管意外、视网膜脱落、肾衰竭、多器官功能衰竭等。

【注意事项】建议治疗期间最少4~6周进行一次眼科随访检查。

案例解析

1. 该案例导致用药错误的原因是什么？如何预防？

解析:(1)用药错误原因。①存放:科室未对不同品种和不同规格的药品分开存放,且未做好特殊警示标识。②培训:科室未对特殊药品或听似、看似、一品多规格等易混淆药品进行重点培训。③责任护士配制药物时未严格执行查对制度,对药物名称及剂量查对错误。

（2）预防。①存放:对化学名称相同但生产厂家不同或规格不同的药品分开存放,做好特殊警示标识。②培训:对特殊药品、听似、看似、一品多规格等易混淆药品重点培训,加强用药错误案例警示教育;加强查对制度的培训。③查对:正确执行查对制度,查对药物名称时除查对药物化学名称外,还应查对商品名称及规格,确保用药准确。

2. 该案例药物在使用过程中存在的问题有哪些? 如何持续改进?

解析:(1)存在问题:输注速度过快。应严格遵照药物使用说明书用药,该药物输注时间应 >1h,输注过程中应加强巡视。

(2)持续改进:①针对特殊药物的使用注意事项进行重点培训。②对初次使用的药物,要求责任护士仔细阅读药物使用说明书,严格按要求使用。③对已发生的用药错误案例进行根本原因分析,加强案例警示教育。④整理科室特殊药品使用要求,便于护士查阅学习。

(高利红 游娇)

第十章 儿童抗肿瘤药物安全应用

案例回放

患儿,男,3岁1个月,因"确诊间变性大细胞淋巴瘤65d"入院。10:30护士遵医嘱予化疗药物:输注注射用硫酸长春地辛静脉,输注时所用的静脉留置针为刚刚植入,回血好,穿刺部位未见红肿渗液。10:40患儿右手输注部位出现轻微肿胀,未见发红、破溃,未诉疼痛,检查回血好,为慎重起见立即停止输液,并回抽出血液约2ml丢弃,予碘伏局部常规消毒后,遵医嘱予无菌纱布加硫酸镁湿热敷、多磺酸粘黏多糖乳膏外用,指导患儿抬高患肢。之后每日密切观察渗漏部位情况。第2天,右手渗漏部位出现1个水疱,沿静脉走向,周围皮肤发红,未见明显破溃。患儿疼痛明显,遵医嘱抽吸水疱后予磺胺嘧啶银外敷。第4天,患儿右手背疼痛明显减轻,继续予磺胺嘧啶银外敷,并密切观察局部情况。第6天,患儿疼痛明显减轻,局部仍有渗液,继续予磺胺嘧啶银外敷。第10天,患儿右手背疼痛评分下降,未见渗液,后创面逐渐结痂;第15天,患儿外渗处创面已痊愈。

问题反思

1. 该患儿发生化疗药物外渗的原因是什么?

2. 可以通过哪些方法来减少化疗药物外渗的发生?

第一节 抗肿瘤药物的概述

一、抗肿瘤药物的概念及分类

抗肿瘤药物(anti-tumor drug)是指治疗肿瘤疾病的一类药物,是通过细胞杀伤、免疫调控及内分泌调节等途径,在细胞、分子水平作用,从而达到抑制肿瘤生长或消除肿瘤的药物,主要包括化学治疗(化疗)药物、分子靶向治疗药物、免疫治疗药物及内分泌治疗药物等。传统的抗肿瘤药物是指化疗药物,在临床上应用最多,下文所述的抗肿瘤药物均代表化疗药物。目前临床上常用的抗肿瘤药物有几十种,按照不同的机制有多种分类方法,常见的分类方式有三种:一是传统分类,根据药物来源和化学结构分类;二是根据药物作用的分子靶点分类;三是根据药物对细胞增殖动力学的影响来分类。分类概述如下。

（一）按照药物来源和化学结构分类

1. **烷化剂类**　在各种抗肿瘤药物中，烷化剂是应用最广泛的一类。烷化剂属于细胞毒类药物，由烷基和功能基团结合而成。可与细胞中的多种有机物如 DNA、RNA 或蛋白质的亲核基团（如核酸的磷酸根、羟基、氨基，蛋白质的羧酸根、巯基、氨基）结合，以烷基取代这些基团的氢原子，使这些对生命有重要意义的生化物质和核酸、酶等不能进行正常代谢。这类细胞毒性药物能与多种细胞成分起作用，增生快的细胞首先被杀伤，浓度足够大时可杀伤各种类型的细胞。其缺点是选择性不强，对骨髓、消化道细胞和生殖细胞也有很强的杀伤作用。烷化剂类代表药物有亚硝脲类药物（卡莫司汀、洛莫司汀等）、氮芥类药物（环磷酰胺、异环磷酰胺等）和甲烷磺酸酯类药物如白消安。

2. **抗代谢类**　抗代谢类药物化学结构与机体内某些代谢物相似，但不具备它们的功能。抗代谢药物是一类通过干扰必需的生化过程而起效的抗肿瘤药物，主要通过阻碍脱氧嘌呤核苷或脱氧嘧啶核苷的合成、互换、还原，干扰 DNA 的合成，抑制细胞生长，最终导致其死亡。包括胸苷酸合成酶抑制剂（常见有氟尿嘧啶）、DNA 多聚酶抑制剂（主要有阿糖胞苷，临床上用于各类急性白血病）、二氢叶酸还原酶抑制剂（主要为甲氨蝶呤）、核苷酸还原酶抑制剂（主要有羟基脲、肌苷二醛、腺苷二醛）、嘌呤核苷酸合成抑制剂（6- 巯嘌呤为嘌呤类衍生物，属于细胞周期特异性药物，临床上用于治疗白血病，也可作为免疫抑制剂，用于肾病综合征的治疗）。

3. **植物类**　抗肿瘤植物药属于细胞周期特异性药物，根据其主要作用机制，可分为四类。

（1）作用于细胞中微管蛋白的聚合使细胞有丝分裂停止于中期，代表药物有长春新碱、长春地辛。

（2）直接抑制 DNA 生物合成和蛋白质合成，代表药物有高三尖杉酯碱，用于治疗血液病，如急性白血病。

（3）作用于 DNA 拓扑异构酶，干扰 DNA 合成，抑制肿瘤细胞的增殖和分裂，包括喜树碱和鬼臼毒类，代表药物有伊立替康、拓扑替康、依托泊苷等。

（4）促进微管聚合并抑制其解聚，干扰细胞分裂和增殖，代表药物有紫杉醇和多西他赛等。

4. **抗肿瘤抗生素类**　抗肿瘤抗生素类药物是多数联合化疗治疗方案中均会用到的一类药物，是由微生物产生的具有抗肿瘤活性的化学物质，是在抗感染抗生素研究基础上发展起来的药物。其作用机制是通过影响 DNA、RNA 及蛋白质的生物合成，使细胞发生变异，影响细胞分裂，最终导致细胞死亡。抗肿瘤抗生素类药物可分为蒽环类（代表药物有多柔比星、柔红霉素、米托蒽醌等）、放线菌素类、博来霉素类、丝裂霉素类、普卡霉素类等。研究表明，抗生素类药物对恶性肿瘤具有较好的治疗效果。目前大多数抗肿瘤抗生素药物仍处于快速发展时期,价格相对较便宜,因此合理应用该类药物可以使更多的肿瘤患儿受益。

5. 抗肿瘤激素类 抗肿瘤激素类药物选择性作用于激素受体,阻断其与受体的结合,从而抑制肿瘤生长,该类药物对正常组织无抑制作用。目前常用的抗肿瘤激素类药物主要包括选择性雌激素受体拮抗剂、孕激素类、芳香化酶抑制剂、雄激素受体拮抗剂、促黄体生成激素释放激素类似物等。代表药物有他莫昔芬、屈洛昔芬、来曲唑、氨鲁米特、亮丙瑞林、戈舍瑞林及皮质激素(泼尼松、甲泼尼龙、地塞米松)等。

6. 杂类

(1)铂类:属于细胞周期非特异性药物,可与 DNA 双链或单链交联,影响 DNA 链合成、复制,通过破坏 DNA 结构和功能引起癌细胞死亡,从而发挥抗肿瘤作用,包括顺铂和卡铂等。从 1979 年引入顺铂以来,铂类抗肿瘤药物被广泛用于各种恶性肿瘤的临床治疗。顺铂是第一代铂类抗肿瘤药物,也是应用广泛的抗癌药物之一。卡铂为第二代铂类抗癌药,可代替顺铂用于某些肿瘤的治疗,它与非铂类抗肿瘤药物无交叉耐药性,可以和多种抗肿瘤药物联合使用。铂类抗肿瘤药物的不良反应主要为心脏毒性和肾毒性,临床常与其他抗肿瘤药物联合运用以减少其不良反应。

(2)门冬酰胺酶:其作用机制是将血清中的门冬酰胺分解,使肿瘤细胞因缺乏门冬酰胺而抑制蛋白质合成,干扰 DNA、RNA 合成,抑制肿瘤的生长与增殖,是细胞周期特异性药物,主要用于治疗急性淋巴细胞性白血病、急性粒细胞性白血病、急性单核细胞性白血病、慢性淋巴细胞性白血病、恶性淋巴瘤等。不良反应常见的有变态反应、肝损害、胰腺炎、食欲减退等。变态反应的主要表现为突然发生的呼吸困难、关节肿痛、皮疹、皮肤瘙痒、面部水肿。严重者可发生呼吸窘迫、休克,甚至致死。变态反应一般多次反复注射者易发生,肝脏损害通常发生在开始治疗的 2 周内,患儿如感觉剧烈的上腹痛并伴有恶心、呕吐,应怀疑有急性胰腺炎,其中暴发型胰腺炎可能致命。

(3)达卡巴嗪:达卡巴嗪又称氮烯咪胺、氮烯唑胺,作用机制为抑制嘌呤核苷酸合成,在体内经酶催化释放甲基正离子发挥烷化剂作用,干扰 DNA、RNA 和蛋白质的合成,属于细胞周期非特异性药物,主要作用于有丝分裂前期。不良反应主要为消化道反应,如食欲减退、恶心呕吐、腹泻等,还有骨髓抑制,可致白细胞和血小板计数下降等。

(二)根据药物作用的分子靶点不同分类

1. **作用于 DNA 化学结构的药物** 包括烷化剂、蒽环类以及铂类化合物。

2. **影响核酸合成的药物** 主要为抗代谢药物。

3. **抑制 RNA 合成的药物** 如抗肿瘤抗生素中的放线菌素 D。

4. **影响蛋白质合成的药物** 如高三尖杉酯碱、紫杉类、长春新碱和鬼臼碱类等。

5. **其他类型的药物**　如激素,常用的有泼尼松及地塞米松。

（三）根据药物对细胞增殖动力学的影响分类

根据对肿瘤细胞增殖周期及其各时相的作用不同,可分为细胞周期非特异性药物和细胞周期特异性与时相特异性药物。细胞增殖周期分为 DNA 合成前期(G1)、DNA 合成期(S)、合成后期(G2)、有丝分裂期(M)和休止期(G0)。

1. **细胞周期非特异性药物**　作用机制是通过在大分子水平上直接破坏 DNA 双链,并与之结合形成复合物,从而影响 RNA 转录与蛋白质的合成;可以杀伤包括休止期细胞在内的各种增殖状态的细胞,包括烷化剂和抗肿瘤抗生素和铂类药物等。这类药物对癌细胞的作用较强较快,能迅速杀伤癌细胞。

2. **细胞周期特异性与时相特异性药物**　通过在小分子水平上阻断 DNA 的合成,从而影响 RNA 转录与蛋白质的合成,只针对杀伤处于增殖周期中特定的某个或某几个时相的细胞。这类药物作用较弱较慢,需要一定的时间才能发挥其杀伤作用。其中,作用于 M 期的药物有长春碱类药物,作用于 G1 期的药物有杂类,如门冬酰胺酶及肾上腺皮质激素,作用于 G2 期的主要为抗肿瘤抗生素,作用于 S 期的药物有伊立替康、依托泊苷、氟尿嘧啶、甲氨蝶呤、阿糖胞苷等。

二、抗肿瘤药物的刺激性、渗透压及酸碱度

（一）抗肿瘤药物的刺激性

抗肿瘤药物大多有一定刺激性,按照对血管和组织刺激程度的不同,可分为发疱性药物和非发疱性药物,非发疱性药物包括刺激性药物及无明显刺激性药物。发疱性药物要求通过中心静脉输注,刺激性药物建议采用中心静脉输注,对于无明显刺激性药物最好也采用中心静脉输注。

1. **发疱性药物**　指能够引起皮肤或者黏膜起疱的药物,如多柔比星、表柔比星、柔红霉素、米托蒽醌、放线菌素 D、丝裂霉素、长春新碱、长春地辛、长春瑞滨、白消安等。

2. **刺激性药物**　指能引起刺激性或炎性反应的药物,如卡莫司汀、异环磷酰胺、链霉素、达卡巴嗪、多柔比星脂质体、柔红霉素脂质体、依托泊苷、氟尿嘧啶、卡铂、顺铂、奥沙利铂、伊立替康、拓扑替康等。

3. **无明显刺激性药物**　如三氧化二砷、门冬酰胺酶、博来霉素、硼替佐米、克拉屈滨、阿糖胞苷、依托泊苷、吉西他滨、氟达拉滨、干扰素、白细胞介素 -2、甲氨蝶呤、环磷酰胺等。

（二）抗肿瘤药物的渗透压及酸碱度

血管内溶液渗透压影响血管壁细胞水分子的移动。当溶液为低渗溶液时,水分子向血管壁细胞内移动,细胞内水分过多导致血管壁细胞受损引起静

脉炎;当溶液为等渗溶液时,血管内输入与血浆渗透压一致,则不会造成细胞壁水分子移动;当溶液为高渗溶液时,血管内膜直接暴露于高渗溶液中,高渗溶液吸取血管细胞内水分,使血管内膜脱水,造成静脉炎、静脉痉挛及血栓形成,药物的渗透压越高,对静脉刺激越大。当溶液渗透压 >600mOsm/L 时,静脉呈高危险状态。正常血清 pH 为 7.35~7.45,低于 7.35 为酸性,高于 7.45 为碱性。随着溶液酸碱性的增加,对静脉的刺激也增加。pH 低于 4.1 或高于 8.0 会损伤静脉内膜。当一种化合物与另一种化合物酸碱度不相容时,药物产生沉淀能阻塞导管。常见抗肿瘤药物的渗透压及酸碱度见表 10-1-1。

表 10-1-1　常见抗肿瘤药物的渗透压及酸碱度

药物名称	渗透压(mOsm/L)	pH
注射用盐酸柔红霉素	280	3
注射用盐酸多柔比星	—	3.8~6.5
氟尿嘧啶注射液	650	9.2
多西他赛注射液	—	2.7~3.3
注射液硫酸长春新碱	610	3.5~5.5
注射用环磷酰胺	352	3.0~9.0
注射用异环磷酰胺	—	6
注射用紫杉醇	—	4.4~6.5
注射用丝裂霉素	—	6.0~8.0
注射用盐酸吉西他滨	—	2.7~3.3
克拉屈滨注射液	—	5.5~8.0
盐酸伊立替康注射液	—	3.5
顺铂注射液	—	3.9~5.0
卡铂注射液	—	5.0~7.0
注射用盐酸博来霉素	—	4.5~6.0
注射用阿糖胞苷	—	7.0~9.0
注射用磷酸氟达拉滨	—	7.2~8.2
注射用甲氨蝶呤	—	8.5

三、抗肿瘤药物常见不良反应及预防

药物的不良反应是指在常规的用法和用药剂量下出现的与用药目的无关的有害反应。抗肿瘤药物在杀伤肿瘤细胞、控制肿瘤进展的同时,也可能对正常细胞有损伤,尤其是对生长速度较快的细胞,如骨髓造血干细胞、黏膜细胞、毛发细胞、肝脏细胞等,常导致骨髓抑制、消化道反应、脱发、神经毒性、肝脏毒性、泌尿系统毒性、心脏毒性等不良反应,静脉给药时药物外渗还会导致皮肤

组织局部毒性反应。因此在给药后要密切观察患儿可能出现的与药物相关的不良反应,及时给予对症处理,从而保证用药安全。常见抗肿瘤药物的不良反应如下。

(一)骨髓抑制

骨髓抑制是化疗药物最常见的限制性毒性反应,大多数化疗药物会引起不同程度的骨髓抑制,程度和持续时间可能与药物的种类、剂量及患儿的个体因素有关。骨髓抑制对于肿瘤疾病的治疗具有双重效应:骨髓抑制有助于彻底杀死肿瘤细胞,但是,严重的骨髓抑制又可增加患者重症贫血、感染和出血的风险,甚至危及生命。

1. 临床表现　通常表现为白细胞减少,尤其是中性粒细胞计数的下降导致感染发生,患儿可能出现发热,体温超过38℃,也可伴有其他部位的感染症状和体征。当血小板减少时,患儿会有出血的危险。

2. 发病机制　化疗是针对快速分裂的细胞,在杀伤肿瘤细胞的同时,也常常会导致正常的骨髓细胞受到抑制。

3. 预防　严格掌握适应证,化疗前检查血象。若血象低(通常白细胞计数 $<3.5 \times 10^9$/L,血小板计数 $<80 \times 10^9$/L)则不宜使用骨髓抑制的化疗药物,如阿糖胞苷等。

4. 处理

(1)白细胞计数 $<1.0 \times 10^9$/L 或中性粒细胞计数 $<0.5 \times 10^9$/L 时,可考虑适当应用抗菌药物来预防感染,出现发热行血培养检查,同时做好保护性隔离,尽量让患儿住单间或层流病房。

(2)注意手卫生,加强医护人员手卫生,协助患儿或指导患儿家长做好患儿个人卫生,培养良好的生活习惯,减少探视人员。

(3)保持口腔及肛周会阴部卫生,进食前后漱口,每次便后清洗肛周及会阴部,防止感染。

(4)健康指导:注意饮食卫生,避免食用未蒸熟的肉类、蛋类及未洗净的水果蔬菜。

(二)消化道毒性反应

大多数抗肿瘤药物都能引起不同程度的消化道毒性反应。

1. 临床表现　恶心及呕吐是最常见的消化道毒性反应。恶心,主要为胃或喉咙的翻腾样感觉,可伴随呕吐的发生。使用门冬酰胺酶类药物后可能导致的胰腺炎,症状包括腹痛、腹胀、腹泻、便秘等,严重可能会导致患儿脱水、电解质紊乱、营养失调以及焦虑、抑郁情绪等。抗肿瘤药物所致呕吐主要取决于药物的催吐潜能。一般可将抗肿瘤药物分为高度、中度、低度和轻微4个催吐风险等级,是指如不予预防处理呕吐发生率分别为 >90%、30%~90%、10%~30% 和 <10%,常见抗肿瘤药物的催吐性分级见表10-1-2。

表 10-1-2 常见抗肿瘤药物的催吐性分级

级别	药物（静脉给药）	药物（口服给药）
高度催吐风险 （呕吐发生率 >90%）	顺铂注射液 注射用盐酸多柔比星 + 注射用环磷酰胺 注射用环磷酰胺≥1 500mg/m² 注射用达卡巴嗪 注射用异环磷酰胺≥2g/m²	丙卡巴肼 六甲蜜胺
中度催吐风险 （呕吐发生率 30%~90%）	卡铂注射液 注射用盐酸伊达比星 注射用异环磷酰胺 <2g/m² 注射用盐酸柔红霉素 注射用阿糖胞苷 >200mg/m² 注射用环磷酰胺 <1 500mg/m² 注射用甲氨蝶呤≥250mg/m²	环磷酰胺 替莫唑胺
低度催吐风险 （呕吐发生率 10%~30%）	注射用阿糖胞苷 100~200mg/m² 依托泊苷注射液 氟尿嘧啶注射液 注射用盐酸米托蒽醌 注射用紫杉醇 注射用甲氨蝶呤 50~250mg/m²	氟达拉滨 依托泊苷
轻微催吐风险 （呕吐发生率 <10%）	注射用左旋门冬酰胺酶 注射用盐酸博来霉素 克拉屈滨注射液 注射用阿糖胞苷 <100mg/m² 注射用地西他滨	硫鸟嘌呤 甲氨蝶呤

2. 发病机制

（1）药物损伤消化道上皮黏膜,刺激肠道嗜铬细胞释放神经递质,与相应受体结合,由迷走神经和交感神经传入呕吐中枢而导致呕吐。

（2）药物及其代谢产物直接刺激化学感受器触发区,进而传递至呕吐中枢引起呕吐。

（3）心理精神因素直接刺激大脑皮质通路导致呕吐。

（4）胰腺炎发病机制可能为门冬酰胺酶过度分解门冬酰胺,导致体内蛋白合成重要脏器（如胰腺、肝脏等）损伤,以及继发全身炎症反应综合征。

3. 预防

（1）充分评估呕吐发生风险,制订个体化的呕吐防治方案:如在用药前给予预防性的镇吐治疗。基于抗肿瘤药物的催吐风险、既往使用镇吐药的经历以及患儿本身因素选择镇吐药物。使用多药方案时应基于催吐风险最高的药物来选择镇吐药。高度催吐性化疗方案在化疗前可采用三药方案,包括单剂量 5-HT$_3$ 受体拮抗剂、地塞米松和 NK-1 受体拮抗剂;中度催吐性化疗方案化疗前使用 5-HT$_3$ 受体拮抗剂联合地塞米松;低度催吐性化疗方案建议使用单一镇吐药物;轻微催吐性化疗方案中,对于无恶心和呕吐史的患儿,不必在化疗前常规给予镇吐药物。

（2）饮食:少食多餐,避免进油腻、辛辣、口味重的食物。进食时间尽量在使用镇吐药后并在不感到恶心和呕吐的时候进喜欢的食物。

4. 处理

（1）根据情况使用镇吐药物。

（2）发生呕吐时应做好生活护理,评估病情,预防误吸,必要时记录出入量。

（3）非药物干预措施:可采用穴位按摩、自我催眠法、渐进性肌肉放松等分散注意力。

（4）确诊发生胰腺炎后立即予对症处理,禁食、胃肠减压、生长抑素类药物治疗等。

（三）皮肤毒性和脱发

抗肿瘤药物导致的皮肤反应包括皮肤干燥、瘙痒、色素沉着、毛发脱落等,以手足皮肤反应和脱发表现最明显。

1. 临床表现　用药后出现感觉异常或感觉麻木,手足部位烧灼感、疼痛。可出现红斑及肿胀,大小鱼际肌隆起部分变红,甚至扩展到整个手掌及足跟。毛发脱落可发生在身体任何部位,如头部、面部、四肢、腋下等,头发、眉毛、睫毛有不同程度的脱落。

2. 发病机制　引起皮肤手足反应确切机制尚不明确,可能与手掌和足底表皮基底细胞高增殖率有关,使细胞对抗肿瘤药物的毒性特别敏感。脱发是由于抗肿瘤药物容易损伤人体增殖活跃的毛囊细胞,其受损后引起脱发。

3. 预防及处理

（1）穿戴宽松鞋袜、手套,外出时避免长时间阳光直射,保持皮肤的清洁,用温水清洗,避免用手挠抓。

（2）出现脱发后的心理护理:①评估患儿对脱发的感受和认识,鼓励其表达内心的感受。②指导患儿使用假发或戴帽子。③帮助患儿重视自身的能力和优点,并予正向回馈。④鼓励亲友共同支持。⑤介绍有类似经验的病友共同分享经验。⑥鼓励患儿参与正常的社交活动。

（四）神经毒性

多数抗肿瘤药物都有不同程度的神经毒性,主要包括中枢神经系统毒性、外周神经系统毒性和感受器毒性3个方面。

1. **临床表现**　双侧、远端、对称性的感觉障碍,感觉丧失、迟钝麻木和神经性刺痛,腱反射消失,呈现"袜子和手套"样分布,通常从足部开始对称发展,但也可能同时出现在双手和双足,可影响平衡、力量和运动水平。

2. **发病机制**　目前抗肿瘤药物导致神经毒性的发病机制不很明确,不同药物导致神经毒性的假说不一样。

3. **预防及处理**

(1)患儿出现相关症状时及早评估,并给予相应的对症处理。

(2)神经损害发生时根据医嘱减少药物剂量、停止使用药物或更换药物。

(3)若患儿出现肢体活动或感觉障碍时加强生活护理,避免烫伤、刺伤等。

（五）肝脏毒性

肝脏作为机体重要的代谢器官,在肿瘤患儿治疗期间容易被损伤。

1. **临床表现**　主要表现为疲乏、精神萎靡、厌食、不同程度的恶心伴呕吐,血清转氨酶、胆红素水平升高,皮肤瘙痒,可能出现不同程度的黄疸等。严重者可能出现肝性脑病的表现,如精神状态改变、记忆力下降及轻微谵妄,甚至昏迷。

2. **发病机制**

(1)抗体介导诱发的细胞毒性。

(2)细胞内应激触发一连串的细胞凋亡。

(3)药物对肝脏的直接毒性作用。

(4)药物引起转运蛋白改变,阻碍胆汁流出从而引发胆汁淤积。

3. **预防**　用药前行肝功能检查,必要时给予保肝药物。

4. **处理**

(1)观察病情,评估患儿是否有肝功能受损的相关表现,根据患儿主诉给予对症支持。

(2)保证患儿足够时间休息。

(3)使用保肝药物,复查肝功能。

(4)遵医嘱用药,静脉用药时严格掌握正确剂量,指导、协助患儿遵医嘱正确服用药物,避免自行服药增加肝脏负担或加重肝功能损害。

（六）泌尿系统毒性

抗肿瘤药物所致的泌尿系统毒性包括尿道刺激反应和肾实质损害两类。

1. **临床表现**　出血性膀胱炎表现为尿频、尿急、排尿困难,镜下血尿或肉眼血尿。肾毒性表现为少尿、蛋白尿、血尿、肌酐水平升高,肌酐清除率降低等。

2. **发病机制**

(1)膀胱刺激征:环磷酰胺和异环磷酰胺的代谢产物丙烯醛作用于膀胱

黏膜导致膀胱刺激征、炎症及溃疡。

（2）肾脏毒性：抗肿瘤药物可以直接损伤肾小球、肾小管、肾间质或微循环系统，直接导致肾脏损伤。肿瘤细胞崩解后产生大量尿酸，浓度急速上升，超过尿液溶解能力而在输尿管内形成结晶，导致输尿管闭塞。

3. 预防及处理

（1）用药前进行肾功能检查，用药期间监测血清电解质及肾功能。

（2）碱化尿液并遵医嘱给予尿路保护剂。

（3）指导患儿在用药过程中多饮水，不能饮水或经口摄入困难者，给予静脉水化，使尿量维持在每日 2 000~3 000ml 以上，年龄较小的患儿则量入为出。

（4）观察尿液的性质、量，记录出入量并维持出入量平衡。

（七）心脏毒性

抗肿瘤药物引起的心脏毒性主要表现为心律失常、心肌缺血、充血性心力衰竭及心包疾病等。其中蒽环类药物（常见有多柔比星、柔红霉素、米托蒽醌）引起的心力衰竭是最常见的毒性反应。

1. 表现 心律失常患儿常有心悸、胸闷不适、心前区疼痛、呼吸困难或头晕等。室性心律失常的患儿常会出现晕厥。

2. 发病机制 可能是由于产生过多的自由基使脂质过氧化，导致线粒体、内质网和核酸的损伤，或多柔比星与铁形成复合物交联 DNA 而损伤细胞，破坏心肌细胞膜，造成心肌细胞损伤。

3. 预防

（1）使用抗肿瘤药物前全面评估患儿的心功能状态再决定是否使用该药物。

（2）控制用药量，根据患儿实际情况调整剂量。

（3）使用蒽环类药物前应用右丙亚胺预防心脏毒性。

（4）使用前后监测心功能、心电图、超声心动图、血清心肌酶学等，以便早期发现心肌损害。

4. 处理

（1）使用保护心脏功能的药物，如辅酶 Q10、维生素 E 等。

（2）严密观察患儿病情变化，必要时予心电监测。

（3）指导保持健康的生活习惯，营养饮食。

（八）局部毒性反应

静脉给药是抗肿瘤药物最常见的给药途径。静脉给药时，由于抗肿瘤药物的刺激或渗出，会导致局部皮肤组织的毒性反应，症状轻者可引起局部肿胀和疼痛，严重者会引起周围组织坏死，甚至造成功能障碍。

1. 临床表现 药物外渗表现为局部皮肤组织出现红、肿、热、痛等，穿刺部位烧灼感，注射部位发生渗漏、肿胀或硬结。发疱性药物外渗后 1~2 周会起疱,出现皮肤剥脱,之后出现组织坏死。

2. 发病机制　发疱性药物外渗后通过以下两种主要作用机制造成继发性组织损伤。

(1)发疱性药物能与组织中正常细胞的 DNA 结合,从而导致细胞死亡。结合后的复合物又从死亡细胞中释放出来,再次被周围的健康细胞吸收。结合了正常细胞 DNA 的发疱性药物在组织中持续存在,不断重复摄取与释放,造成组织长期的损害。此类药物有蒽环类药物如柔红霉素、多柔比星等。

(2)发疱性药物还可通过间接作用来影响正常组织细胞,最终被组织代谢。这类药物有紫杉醇、植物碱类如长春新碱等。

3. 预防　通过有效的干预措施能降低药物外渗发生的风险。

(1)培训:对静脉治疗的护士进行规范化的专业培训,包括系统化操作流程及药物外渗管理标准化程序。输注抗肿瘤药物前先确认回血,药物输注后要充分冲洗静脉通路,在整个药物输注期间要严密观察穿刺部位有无异常情况。

(2)合理选择静脉通路及穿刺部位:根据患儿的血管情况、治疗方案和药物,尽量选用中心静脉导管输注。若没有建立中心静脉血管通路,外周静脉应选择前臂粗、直、弹性好的血管,尽量一针见血,避免反复穿刺造成血管内膜损伤。

(3)确定给药顺序:应根据药物之间的相互作用,合理确定给药顺序,尽量减少药物外渗的发生。发疱性药物同时输注时,先输注稀释度最小的一种,每两种药物之间,用等渗液快速冲管,间隔时间一般≥20min。

(4)妥善固定:由于儿童好动,保护意识、耐受性及配合度差,在静脉穿刺时对血管通路的固定非常重要,粘贴敷贴前确保皮肤干燥,输注药物前再次检查敷贴是否固定稳妥。

(5)输注期间的观察与评估:在抗肿瘤药物输注期间应严密观察输液部位是否出现红肿、渗液等情况,询问患儿主诉,有无疼痛等不适。如有异常及时处理并更换输液通道。

4. 处理　具体见本章第三节抗肿瘤药物外渗的处理。

知识点归纳

1. 抗肿瘤药物是指治疗肿瘤疾病的一类药物,是通过细胞杀伤、免疫调控及内分泌调节等途径,在细胞、分子水平进行作用,从而达到抑制肿瘤生长或消除肿瘤的药物。

2. 按照药物来源和化学结构分类,抗肿瘤药物可分为烷化剂类、代谢类、植物类、抗肿瘤抗生素类、激素类和杂类。

　　3. 抗肿瘤药物常见不良反应有骨髓抑制、消化道毒性反应、皮肤毒性和脱发、神经毒性、肝脏毒性、泌尿系统毒性、心脏毒性及局部毒性反应等。需要密切监测不良反应，及时与医生及患儿或家长沟通，必要时调整治疗方案。

（陆　凤　张雅玲）

第二节　儿童抗肿瘤药物安全应用

一、儿童常见抗肿瘤药物

1. 注射用环磷酰胺

【性状】本品为白色结晶或结晶性粉末。

【规格型号】200mg/瓶。

【贮藏】避光，密闭，在 30℃以下保存。

【适应证】白血病、恶性淋巴瘤、转移性和非转移性的恶性实体瘤、进行性自身免疫性疾病、器官移植时的免疫移植治疗。

【禁忌证】已知对本品及其代谢产物过敏；严重骨髓功能损害、膀胱炎、尿路阻塞以及急性感染。

【用法用量】静脉给药或肌内注射。静脉注射每次 10~15mg/kg，加 0.9%氯化钠注射液 20ml 稀释后缓慢注射。

【不良反应】①骨髓抑制：白细胞减少较常见。②消化道反应：食欲减退、恶心呕吐等。③泌尿系统反应：出血性膀胱炎，表现为膀胱刺激症状、少尿、血尿及蛋白尿，系其代谢产物丙烯醛刺激膀胱所致。④其他不良反应：脱发、口腔炎、肝功能受损、中毒性肝炎、皮肤色素沉着等。

【注意事项】①骨髓抑制期应做好保护性隔离，包括佩戴口罩，注意个人卫生，医护人员注意手卫生及严格无菌技术操作，最好单间隔离或与非感染患儿居住，预防感染；定期监测血常规。②消化道反应严重者，进清淡易消化软食，或根据患儿喜好，选择烹饪方式。③为减轻泌尿系统反应，预防出血性膀胱炎，可适当增加饮水量，监测尿量，观察排尿情况；大剂量使用时应持续静脉水化碱化，同时给予尿路保护剂美司钠，必要时给予利尿剂。④其他不良反应，如脱发、口腔炎等，均为可逆性反应，停药后可恢复。

2. 注射用异环磷酰胺

【性状】本品为白色结晶性粉末。

【规格型号】0.5g/瓶；1g/瓶。

【贮藏】在25℃以下保存。

【适应证】恶性淋巴瘤。

【禁忌证】严重骨髓抑制；对本品过敏。

【用法用量】静脉给药。分次给药：1.2~2.4g/m²，静脉输注，连续5d。单次大剂量给药：5~8g/m²，持续24h静脉输注。

【不良反应】①骨髓抑制：白细胞减少、伴发热的继发性细菌感染、血小板减少和出血等。②消化道反应：恶心、呕吐、食欲减退、腹泻、便秘、黏膜炎等。③泌尿系统反应：出血性膀胱炎（肉眼或镜下血尿）是较常见的剂量相关的不良反应。④其他不良反应：脱发等。

【注意事项】①骨髓抑制期应做好保护性隔离，戴口罩，预防感染；定期监测血常规。②消化道反应严重者，进清淡易消化软食，或根据患儿喜好，选择烹饪方式。③为减轻泌尿系统反应，预防出血性膀胱炎，可适当增加饮水量，监测尿量，观察排尿情况；大剂量使用本品时应持续静脉水化碱化，同时给予尿路保护剂美司钠，必要时给予利尿剂。④其他反应，如脱发、口腔炎等，均为可逆性反应，停药后可恢复。

3. 注射用甲氨蝶呤

【性状】本品为不含防腐剂的黄色至橙色无菌澄明液体。

【规格型号】50mg：2ml/瓶；1 000mg：10ml/瓶。

【贮藏】在25℃以下避光保存。

【适应证】白血病、淋巴瘤。

【禁忌证】已知对本品中任一成分过敏；严重肝、肾功能损害；血液系统损伤，如骨髓发育不全、白细胞减少、血小板减少或贫血；严重急性或慢性感染。

【用法用量】静脉给药、肌内注射或鞘内注射。本品在治疗不同适应证时，用法用量有所不同。

【不良反应】①皮肤反应：口腔溃疡、肛周破损、剥脱性皮炎、皮肤溃疡等。②骨髓抑制：骨髓造血功能衰竭、白细胞减少、中性粒细胞减少、血小板减少、血红蛋白减少等。③消化道反应：食欲减退（厌食症）、恶心、呕吐、腹泻等。④其他不良反应：肝功能检查结果改变、严重的肾病、心包炎、感染等。

【注意事项】①化疗期间注意个人卫生，包括皮肤清洁卫生及完整性，加强口腔及肛周护理。②骨髓抑制期应做好保护性隔离如佩戴口罩，注意手卫生，严格无菌技术操作等预防感染；定期监测血常规。③消化道反应严重者，进清淡易消化软食，或根据患儿喜好，选择烹饪方式。④其他反应，停药后可恢复。

4. 注射用阿糖胞苷

【性状】本品为白色或类白色块状物。

【规格型号】100mg/瓶；500mg/瓶。

【贮藏】未配制药品在室温下贮藏（15~25℃）。

【适应证】白血病和淋巴瘤。

【禁忌证】对本品有效成分过敏的患儿；不是因肿瘤引起的白细胞和/或血小板缺乏的患儿。

【用法用量】静脉给药、皮下注射或鞘内注射。本品在治疗不同适应证时，用法用量有所不同。

【不良反应】①阿糖胞苷综合征：多出现于用药后6~12h，有骨痛、肌痛、咽痛、发热、皮疹、眼睛发红等表现。②骨髓抑制：白细胞及血小板减少，严重者可发生再生障碍性贫血或巨幼细胞性贫血。③其他不良反应：口腔炎、食管炎、肝功能异常、发热反应及血栓性静脉炎等。

【注意事项】①伴有阿糖胞苷综合征患儿，可在使用阿糖胞苷前，静脉滴注地塞米松，以减轻阿糖胞苷综合征；有眼睛发红患儿，可在使用阿糖胞苷期间，使用地塞米松滴眼液滴眼。②骨髓抑制期应做好保护性隔离，包括佩戴口罩，注意手卫生以及无菌技术操作等预防感染；定期监测血常规。③其他反应，停药后可恢复。

5. 酒石酸长春瑞滨注射液

【性状】本品为无色至微黄色澄明液体。

【规格型号】1ml∶10mg/瓶；5ml∶50mg/瓶。

【贮藏】置于药用冰箱内（2~8℃），避光保存。开启后或配制后的稀释液，在密封的玻璃瓶或输液软袋内，于室温下可保存24h。

【适应证】非小细胞肺癌。

【禁忌证】已知对本品或其他长春花生物碱，或本品中任何成分过敏的患儿；目前或最近（2周内）发生严重感染的患儿。

【用法用量】静脉给药。药物必须溶于0.9%氯化钠注射液（125ml）并于短时间内（15~20min）静脉输入。然后输入大量0.9%氯化钠注射液冲洗静脉。

【不良反应】①神经系统反应：外周神经毒性一般限于深腱反射消失，长期用药可出现下肢无力，小肠麻痹引起的便秘。②骨髓抑制：白细胞及血小板减少，严重者可发生再生障碍性贫血或巨幼细胞性贫血。③消化道反应：便秘。④其他不良反应：呼吸困难和支气管痉挛等。

【注意事项】①用药期间监测腱反射情况。②骨髓抑制期应做好保护性隔离，包括佩戴口罩、注意手卫生、严格无菌技术操作等预防感染；定期监测血常规。③患儿超过 3d 未排便,或腹胀明显时,应及时行腹部彩超,排除因小肠麻痹引起的肠梗阻;及时给予排便指导及处理。④用药期间监测呼吸情况。

6. 注射液硫酸长春新碱

【性状】本品为白色或类白色疏松状或无定形固体。

【规格型号】1mg/ 瓶。

【贮藏】置于药用冰箱内(2~8℃),避光保存。

【适应证】急性白血病、霍奇金病、恶性淋巴瘤、支气管肺癌、软组织肉瘤、神经母细胞瘤等疾病。

【禁忌证】不能作为肌内、皮下或鞘内注射。

【用法用量】静脉给药。儿童 $2mg/m^2$,每周 1 次,单次用药不可超过 2mg。

【不良反应】①神经系统反应:主要引起外周神经症状,如手指、神经毒性等,与累积量有关;足趾麻木、腱反射迟钝或消失、外周神经炎;腹痛、便秘,麻痹性肠梗阻偶见。②局部组织刺激反应:药液不能外渗,如外渗可引起局部组织坏死。③其他不良反应:脱发、血压改变等。

【注意事项】①用药期间应注意观察心率、肠鸣音及肌腱反射等。②使用本品时,优先选择中心静脉通路,注意密切观察输液部位,并做好健康教育,护患共同做好预防药物外渗。如注射时药液外渗至血管外,应立即停止注射,给予局部封闭治疗。③其他反应,停药后可恢复。

7. 注射用硫酸长春地辛

【性状】本品为白色或类白色疏松状或无定形固体。

【规格型号】1mg/ 瓶。

【贮藏】置于药用冰箱内(2~8℃),避光保存。

【适应证】非小细胞肺癌、小细胞肺癌、恶性淋巴瘤、乳腺癌、食管癌及恶性黑色素瘤等恶性肿瘤。

【禁忌证】骨髓功能低下和严重感染的患儿禁用或慎用。

【用法用量】静脉给药。单一用药每次 $3mg/m^2$,每周 1 次。0.9% 氯化钠注射液或 5% 葡萄糖注射液稀释后使用,单次用药不可超过 4mg。

【不良反应】①骨髓抑制:最常见的为白细胞计数降低,其次为血小板计数降低,对血红蛋白有一定影响。②消化道反应:轻度食欲减低,恶心和呕吐。③神经毒性反应:可逆的末梢神经炎、腹胀、便秘等。④局部组织刺激反应:可引起静脉炎,应避免外渗至血管外和溅入眼内。

【注意事项】①骨髓抑制期应做好保护性隔离,包括戴口罩,注意个人卫生及手卫生,严格无菌技术操作,单间或与非感染患儿居住等预防感染;定期监测血常规。②消化道反应严重者,进清淡易消化软食,或根据患儿喜好,选择烹饪方式。③用药期间应注意观察心率、肠鸣音及肌腱反射等。④使用本品时,优先选择中心静脉通路。注意密切观察输液部位,并做好健康教育,护患共同做好预防药物外渗。如注射时药液漏至血管外,应立即停止注射,给予局部封闭治疗。

8. 注射用盐酸柔红霉素

【性状】本品为橘红色疏松冻干块状物。

【规格型号】20mg/瓶。

【贮藏】避光、密闭,在阴凉处(≤20℃)保存。

【适应证】急性粒细胞性白血病、急性淋巴细胞性白血病、其他肿瘤。

【禁忌证】对蒽环类药物的活性成分或辅料过敏的患儿;有持续的骨髓抑制、存在严重感染、严重的肝脏或肾脏功能损伤及心肌功能不全的患儿。

【用法用量】静脉注射或滴注。使用前加0.9%氯化钠注射液10ml溶解。静脉滴注用0.9%氯化钠注射液250ml溶解后滴注,滴注时间根据化疗方案选择。

【不良反应】①骨髓抑制及心脏毒性是最重要的不良反应。②消化道反应:口腔炎、恶心、呕吐、腹泻。③局部组织刺激反应:如注射过程中药液外渗,可导致局部组织坏死。④其他不良反应:脱发等。

【注意事项】①骨髓抑制期应做好保护性隔离,包括戴口罩,注意个人卫生及手卫生,严格无菌技术操作,单间或与非感染患儿居住等预防感染;定期监测血常规;第一次使用本品前应做心电图及24h动态心电图检查,以后每次使用本品前均应复查心电图。②消化道反应严重者,进清淡易消化软食或根据患儿喜好,选择烹饪方式。③使用本品时,优先选择中心静脉通路。注意密切观察输液部位,并做好健康教育,护患共同做好预防药物外渗。如注射时药液漏至血管外,应立即停止注射,给予局部封闭治疗。④脱发为可逆性不良反应,停药后即可恢复。

9. 注射用盐酸多柔比星

【性状】本品为橙红色疏松块状物或粉末。

【规格型号】10mg/瓶。

【贮藏】避光、密闭,在阴凉处(≤20℃)保存。

【适应证】恶性淋巴瘤、急性白血病、膀胱癌、肾盂输尿管癌等疾病。

【禁忌证】因化疗或放疗造成明显骨髓抑制的患儿;严重器质性心脏病或心功能异常者及对本品过敏的患儿;用过大剂量蒽环类药物(如多柔比星或柔红霉素)的患儿。

【用法用量】静脉给药。加入5%葡萄糖注射液或灭菌注射用水10ml溶解。静脉给药剂量为25~40mg/m²。

【不良反应】①骨髓抑制:主要变化为粒细胞减少。②心脏毒性反应:主要为可逆性心电图改变,如心律失常或非特异性ST-T异常,慢性心脏毒性呈剂量累积性。③消化道反应:恶心、呕吐、食欲减退、口腔黏膜炎,有时出现腹泻。④局部组织刺激反应：如注射过程中药液外渗，可导致局部组织坏死。⑤其他不良反应：脱发等。

【注意事项】①骨髓抑制期应做好保护性隔离，包括戴口罩、注意个人卫生及手卫生、严格无菌技术操作、单间或与非感染患儿居住等预防感染；定期监测血常规。②第一次使用本品前应做心电图及 24h 动态心电图检查，以后每次使用本品前均应复查心电图。③消化道反应严重者，进清淡易消化软食，或根据患儿喜好，选择烹饪方式。④使用本品时，优先选择中心静脉通路。注意密切观察输液部位，并做好健康教育，护患共同做好预防药物外渗。如注射时药液漏至血管外，应立即停止注射。给予封闭治疗。⑤脱发为可逆性不良反应，停药后即可恢复。

10. **注射用放线菌素 D**

【性状】本品为淡橙红色结晶性粉末。

【规格型号】0.2mg/ 瓶。

【贮藏】避光保存。

【适应证】霍奇金淋巴瘤、神经母细胞瘤、肾母细胞瘤等。

【禁忌证】对本品有效成分过敏的患儿；有水痘病史的患儿。

【用法用量】静脉给药。$0.45mg/m^2$，使用 0.9% 氯化钠注射液稀释，每日 1 次，连用 5d。

【不良反应】常见骨髓抑制、消化道反应、脱发，少数可出现胃炎、肠炎或皮肤红斑、脱屑、色素沉着等。

【注意事项】①骨髓抑制期应戴口罩，预防感染；定期监测血常规。②消化道反应严重者，进清淡易消化软食，或根据患儿喜好，选择烹饪方式。③脱发、皮肤红斑等为可逆性不良反应，停药后即可恢复。

11. **注射用甲泼尼龙琥珀酸钠**

【性状】本品为白色冻干块状物或粉末。

【规格型号】40mg/ 瓶；125mg/ 瓶；500mg/ 瓶。

【贮藏】密闭，15~25℃保存。

【适应证】儿童急性白血病和各类血液疾病。

【禁忌证】全身性霉菌感染的患儿；鞘内注射及硬脑膜外途径给药。

【用法用量】静脉给药。作为对生命构成威胁的情况的辅助药物时，推荐剂量 30mg/kg，输注时间大于 30min，建议使用输液泵控制输液速度。

【不良反应】①免疫系统异常，增加感染机会。②内分泌异常，导致代谢和营养异常等。③大剂量用药可导致高血压或高血压脑病。

【注意事项】①儿童长期每日分次给药会抑制生长发育，需密切监测患儿体重、身长等。②糖尿病患儿会增加其对胰岛素和口服降糖药的需求，需密切监测患儿血糖值的变化。③高血压患儿会使其动脉性高血压病情恶化，需密切监测血压变化。

12. 注射用盐酸博来霉素

【性状】本品为白色至淡黄色疏松块状物。

【规格型号】15mg/瓶。

【贮藏】密封、干燥处(25℃以下),避光保存。

【适应证】恶性淋巴瘤、神经胶质瘤等。

【禁忌证】对本品有效成分过敏的患儿;严重肺部疾患、严重弥漫性肺纤维化的患儿;严重心、肾功能障碍的患儿;接受胸部及其周围放射治疗的患儿。

【用法用量】静脉给药、肌内或皮下注射。溶于灭菌注射用水、0.9% 氯化钠注射液或葡萄糖注射液中。

【不良反应】常见间质性肺炎、肺纤维化,也可出现休克及出血。

【注意事项】必要时行肺部 X 线检查;使用过程中监测血压,观察有无出血倾向。注意防止跌倒及坠床的发生。

13. 顺铂注射液

【性状】本品为淡黄绿色至淡黄色略带黏性的澄明液体。

【规格型号】30mg:6ml/瓶。

【贮藏】避光、密闭保存。

【适应证】黑色素瘤、肉瘤、恶性淋巴瘤。

【禁忌证】对本品和其他含铂制剂过敏的患儿;骨髓功能减退、严重肾功能损害、失水过多、水痘、带状疱疹、痛风、高尿酸血症、近期感染及因本品引起的外周神经病等患儿。

【用法用量】静脉给药、动脉给药或腔内给药。通常采用静脉滴注方式给药。用 0.9% 氯化钠注射液或 5% 葡萄糖注射液稀释后静脉滴注。滴注时间根据化疗方案选择。

【不良反应】①肾脏毒性反应:单次中、大剂量用药后,偶会出现轻微、可逆的肾功能障碍,可出现微量血尿;多次高剂量和短期内重复用药,会出现不可逆的肾功能障碍,严重时肾小管坏死,导致无尿和尿毒症。②消化系统反应:恶心、呕吐、食欲减退和腹泻等。③耳毒性反应:可出现耳鸣和高频听力减低,多为可逆性,不需特殊处理。

【注意事项】①给药前 2~16h 和给药后至少 6h 之内,必须进行充分的水化治疗;用药前 1h 和用药后 4h 需使用甘露醇利尿治疗;用药期间应适当增加饮水,并监测尿量,观察排尿情况。②消化道反应严重者,进清淡易消化软食,或根据患儿喜好,选择烹饪方式。③婴幼儿在用药前及用药后都需进行听力检查。

14. 依托泊苷注射液

【性状】本品为无色至淡黄色澄明液体。

【规格型号】100mg:5ml/瓶。

【贮藏】避光、密闭保存。

【适应证】非霍奇金淋巴瘤、急性单核细胞白血病、急性粒单核细胞白血病、急性粒细胞白血病、慢性嗜酸性粒细胞型白血病。

【禁忌证】骨髓抑制,白细胞、血小板计数明显低下的患儿;心、肝、肾功能有严重障碍的患儿;对本品过敏的患儿;禁用于儿童肌内注射。

【用法用量】静脉给药。本品经0.9%氯化钠注射液稀释后经静脉缓慢滴注,若有沉淀产生严禁使用。

【不良反应】①骨髓抑制:主要是白细胞减少、血小板减少,多发生在用药后7~14d, 20d左右可恢复。②消化道反应:食欲减退、恶心、呕吐、口腔炎、腹痛、腹泻等。③静脉滴注速度过快,可出现低血压、心悸等反应。④其他不良反应:脱发、乏力、头晕、头痛、发热、指趾麻木等。

【注意事项】①骨髓抑制期应做好保护性隔离,包括佩戴口罩,注意个人卫生及手卫生,严格无菌技术操作,单间或与非感染患儿居住等预防感染;定期监测血常规。②消化道反应严重者,进清淡易消化软食,或根据患儿喜好,选择烹饪方式。③静脉滴注时间应大于3h,建议使用输液泵控制输液速度,预防低血压等不良反应。④脱发、乏力、头晕等为可逆性不良反应,停药后即可恢复。

15. 注射用左旋门冬酰胺酶

【性状】本品为白色冻干块状物或粉末。

【规格型号】1万U/瓶。

【贮藏】置于药用冰箱内(2~8℃),避光保存。

【适应证】急性淋巴细胞性白血病、急性粒细胞性白血病、急性单核细胞性白血病、慢性淋巴细胞性白血病、霍奇金病及非霍奇金病。

【禁忌证】对本品有过敏史或皮肤试验阳性的患儿;有胰腺炎病史或现患胰腺炎的患儿;现患水痘、广泛带状疱疹等严重感染的患儿。

【用法用量】静脉给药或肌内注射。肌内注射单个部位不能超过2ml。

【不良反应】①常见变态反应、肝损伤、胰腺炎、食欲减退等。②少见血糖升高、高尿酸血症、高热、神经毒性等。③罕见有因纤维蛋白原血症及凝血因子减少引起的出血、血栓形成等。

【注意事项】①使用本品前需询问过敏史,必要时提前使用抗过敏药物;用药期间应指导低脂饮食。②有糖尿病、痛风、肾尿酸盐结石史,肝功能不全,严重感染等患儿慎用;必要时检测血糖、尿酸等辅助检查结果。③用药期间尽量避免留置中心静脉导管,预防血栓形成。

16. 注射用达卡巴嗪

【性状】本品为白色冻干块状物或粉末。

【规格型号】100mg/瓶;200mg/瓶。

【贮藏】置于药用冰箱内(2~8℃),避光保存。

【适应证】黑色素瘤、软组织瘤和恶性淋巴瘤等。

【禁忌证】水痘或带状疱疹患儿;严重过敏史患儿。

【用法用量】静脉给药。溶于 0.9% 氯化钠注射液或 5% 葡萄糖注射液中。

【不良反应】可引起消化道反应、骨髓抑制,少数患者可出现"流感"样症状,如全身不适、发热、肌肉疼痛等。

【注意事项】①骨髓抑制期应做好保护性隔离,包括佩戴口罩,注意个人卫生及手卫生,严格无菌技术操作,单间或与非感染患儿居住等预防感染;定期监测血常规。②消化道反应严重者,进清淡易消化软食,或根据患儿喜好,选择烹饪方式。③如出现发热、肌肉疼痛等全身症状时,应与流感相鉴别。

二、抗肿瘤药物使用标准流程

常见的抗肿瘤药物给药方法:静脉给药、肌内注射、皮下注射、口服给药、腔内注射和动脉注射,临床上最常见的是静脉给药,这是由抗肿瘤药物的特点决定的。因为几种全身给药的方式中,静脉给药可使药物快速进入血液循环,且能最大限度地减少个体差异对药物吸收的影响,以确保准确的剂量快速达到全身。具体标准流程见表 10-2-1。

表 10-2-1　抗肿瘤药物使用标准流程

步骤	项目	质量标准
步骤 1	开具医嘱	医生根据患儿治疗疗程及方案,结合患儿身高、体重及体表面积,合理开具化疗药物、剂量及使用方法
步骤 2	打印医嘱	护士将同一患儿所有化疗医嘱打印在同一治疗单上,中途不可将治疗单转交他人
步骤 3	核对医嘱	护士和医生一同核对患儿治疗方案、本次治疗使用化疗药物、使用天数、药物剂量、药物使用途径、身高、体重、体表面积,以及对抗化疗药物不良反应的其他辅助药物
步骤 4	药物配送	药房接收医嘱信息,核对无误,装配在配送箱内,由专人送至科室,双方查对无误,由接收人员接收并签字
步骤 5	查对摆药	查对每瓶液体和药物的质量、效期等,并将配制所需物品放置在生物安全柜中
步骤 6	配制药物	护士根据医嘱配制药物,配制过程在生物安全柜中执行,配制化疗药护士需带双层手套(第一层为 PE 手套,第二层为 PVC 手套),穿一次性隔离衣、戴口罩、帽子及护目镜,配制过程中应预防药液外溢
步骤 7	使用药物	护士携用物至床旁,遵医嘱使用药物
步骤 8	健康教育	做好患儿及家长化疗相关健康教育

步骤	项目	质量标准
步骤 9	巡视观察	特殊化疗药物要求 15min 巡视一次
步骤 10	交接班	交接班时查看输液管路是否通畅,输液部位是否完好,输注药名、剂量、时间、速度等是否正确
步骤 11	记录	记录患儿输注时间及不良反应

三、儿科抗肿瘤药物使用注意事项

1. 静脉选择   使用抗肿瘤药物时,应尽量选择粗、直、弹性好的血管,以及方便固定的位置进行穿刺。但长期使用抗肿瘤药物的患儿,因反复穿刺和长期使用抗肿瘤药物等原因,血管条件都相对较差,除了选择合适的静脉,更应选择合适的静脉通路如中心静脉血管通路来使用抗肿瘤药物,以保证用药安全。

2. 静脉通路选择   因某些抗肿瘤药物 pH 偏酸或偏碱,或药物渗透压过大,甚至有的药物为发疱性化疗药,输注过程中存在渗漏风险,所以在使用抗肿瘤药物时,尽量选择 PICC、CVC、输液港等中心静脉通路。若无,则选用中长静脉导管、静脉留置针等外周静脉通路。严禁使用钢针及头皮静脉输注抗肿瘤药物。

3. 使用过程观察要点   抗肿瘤药物的不良反应包括药物本身的不良反应、药物使用过量或大剂量方案导致的药物毒性反应、变态反应等,总称不良反应。抗肿瘤药物使用后导致的不良反应一般分为急性和亚急性不良反应,以及远期不良反应。急性和亚急性不良反应是指在用药后的当时和疗程内出现的骨髓抑制、过敏、恶心、呕吐、腹泻、血尿、肝肾功能异常、肢端麻木、脱发等。远期不良反应是指在停药后,甚至停药多年后出现的神经毒性反应、造血功能障碍、心脏毒性、畸胎、第二肿瘤等。急性和亚急性不良反应可在用药期间或住院期间观察其药物相关不良反应,并给予适当干预,如骨髓抑制的患儿,予保护性隔离,搬至层流床罩或层流病房,或适当使用抗生素预防感染;每日监测体温;每日查体,查看全身是否存在感染灶;加强口腔、肛周等开放性器官的清洁和护理。药物过敏的患儿,予抗过敏药物输注或口服;观察有无呼吸道或全身变态反应。恶心呕吐严重的患儿,适当增加镇吐剂剂量和频次;必要时监测血电解质,并静脉补液或给予胃肠外营养支持。腹泻的患儿应每日观察大便性状、颜色、量,仔细记录出入量情况,定期监测粪便常规,观察肛周皮肤黏膜情况,并做好护理和记录。血尿患儿应持续静脉水化碱化,观察小便颜色,监测并记录尿量和排尿情况,必要时使用尿路保护剂美司钠、利尿剂或膀胱冲洗。肝肾功能异常患儿应给予静脉或口服药物干预,并定期监测肝肾功能。远期不良反应则应在停药后,定期对相关辅助检查进行复查和门诊随访,如有异常,及时干预。

四、儿科抗肿瘤药物使用的职业防护

化疗药物在配制及操作过程中会出现药物的溢出,形成含有毒性微粒的气溶胶或气雾,通过皮肤、呼吸道、消化道被动吸收,形成潜在的身体危害,经常接触者可能引起白细胞减少,自然流产率增高,而且有致畸、致突变的潜在危险。医护人员必须做好职业防护,减少化疗危害。

1. **加强医护人员化疗药物执业安全教育**　对医务人员进行抗肿瘤药物管理相关法律、法规、规章制度和技术规范培训。加强对接触化疗药物护士的化疗专科理论培训、自我防护意识的教育,以及化疗防护技能培训,强化预防观念,严格执行操作规程和安全防护措施,应用多种方法宣传职业安全与防护的重要性与重要意义。

2. **药物调配应设置专门区域,集中调配并做好医务人员职业防护**　设有静脉用药调配中心的医疗机构,应当按照《静脉用药集中调配质量管理规范》进行集中调配。静脉用药调配人员应当经过相应培训并考核合格。化疗药物配制应该在生物安全柜内进行以减少医护人员被动吸收化疗药物的机会。配制化疗药物的人员必须做好自我防护,尽可能减少与化疗药物的接触机会。

3. **严格执行化疗药物配制流程**

(1)配药前准备:配制化疗药物需在生物安全柜内进行,配药前15min开启风机。配制人员穿戴好个人防护用品,包括口罩、帽子、护目镜、防渗透的连体防护服、双层手套(聚乙烯手套外套一副橡胶手套)、盖住防护服的袖口,避免皮肤的裸露。准备好配制所需的药品及器材,避免频繁走动,减少柜内气流的影响,操作台面覆盖一次性防渗透性的垫巾,以吸附溅出的药物。

(2)配药操作规程:①严格按照无菌技术原则进行各项操作。②在操作台中央部位进行配药。③配制化疗药物时,避免正压或强负压操作,防止产生气雾,应推入等量空气,将药液吸出。④打开玻璃安瓿药物配制时,应轻敲其顶部和颈部,将尖端药液弹至体部,使用无菌纱布包裹瓶颈,固定好针头与注射器乳突,保证紧密衔接,倾斜安瓿,将针头斜面向下放入液面下,抽取药液后立即使针头朝上以防药液流出。如药液为粉剂将溶媒沿瓶壁注入瓶底,待药液浸透后再混匀。⑤为了避免注射器产生较大的压力,减少化疗药物气雾的形成,最好选用粗针头,抽取药液量不能超过注射器容量的3/4,防止注射器活塞脱出。⑥手套破损时及时更换。⑦若不慎将药液溅到皮肤或眼睛里,应立即用肥皂水和大量清水局部冲洗至少15min。⑧药液配制好放在防渗漏无菌巾上备用。

4. **配药后废物处理**　化疗废弃物与污染物的管理是化疗防护的重要环节,妥善的处理有利于医院环境及其他人群的保护。

(1)立即对废物进行分类收集,化疗药物性医疗废物应与其他医疗废物严格分开,置于防渗漏、有特殊标记的双层黄色垃圾袋内。由专业人员运送到指定地点焚烧并书面记录。

（2）配制化疗药物产生的废物及污染的物品（如注射器、一次性手套等），用密闭、坚固、防漏的专用垃圾桶收集，3/4满时封口，并注明"化疗药物性损伤性废物"。

（3）配制完毕，应顺气流方向用75%乙醇溶液擦洗台面、凹槽，防止药液的残留。

（4）操作完毕后，脱去手套用肥皂及流水彻底洗手。

（5）操作结束后，风机继续运转30min后关闭，并根据要求紫外线对生物安全柜进行消毒。

5. 化疗药物外溢的处理 化疗药物泄漏在大多数情况下是和配制人员操作不当有关。

（1）评估有溢出物环境中的每一个人，如有人的皮肤直接接触到药物需立即用肥皂和流动水清洗被污染的皮肤。眼睛可用生理盐水反复冲洗至少5min，必要时就医。

（2）处理污染前做好个人防护措施，戴口罩及双层手套，必要时戴上面罩。

（3）标明化疗药物污染的范围，避免其他人接触。

（4）若为药液，以干纱布或干毛巾吸附，从边界开始，向污染中心靠拢，擦净后先用清洁剂反复清洗3遍，再用清水冲洗干净，最后用75%乙醇溶液擦拭。若为粉剂，以湿纱布或湿毛巾擦拭、清水擦洗表面，再用75%乙醇溶液擦拭。

（5）污染物与清理用物按化疗废弃物处理。将使用过的用物连同手套放入医疗废物专用袋内并封口，贴上"化疗废弃物"字样标签。

6. 加强患儿及家长健康教育 尽可能选择安全的中心静脉通道输入化疗药物。指导家长熟悉化疗药物的不良反应，正确处理患儿呕吐物及排泄物，尽可能减少化疗药物对患儿、家长以及医护人员产生危害。

7. 建立健康档案 配制人员上岗前进行健康体检，之后定期体检，包括血常规、肝肾功能、心电图等，监测健康状况，并建立个人健康档案。一旦出现不良反应，对岗位进行调整，使职业危害降至最低限度。

知识点归纳

1. 每种化疗药物均有其作用及不良反应，在日常工作中，应着重观察每种药物最特殊的不良反应（如环磷酰胺易引起出血性膀胱炎），有针对性地对患儿及家长进行健康宣教，宣教时选择通俗易懂的语句，并在日常工作中，有重点的观察患儿是否出现药物相关不良反应的临床表现。

2. 护士在配制化疗药物前一定要双人查对，避免差错事故；在配制化疗药物时一定要做好个人防护，避免药物外溢；在使用化疗药物时一定要合理选择静脉通路，避免药物外渗。

　　3. 对于有骨髓抑制不良反应的化疗药物,需要对患儿做好保护性隔离,包括佩戴口罩,注意个人卫生及手卫生,严格无菌技术操作,单间或与非感染患儿居住等预防感染;并密切监测患儿血常规,必要时进行预防感染的治疗。

　　4. 对于有严重刺激性或发泡性化疗药物,需要优先选择中心静脉通路。注意密切观察输液部位,并做好健康教育,护患共同做好预防药物外渗。如注射时药液漏至血管外,应立即停止注射。给予封闭治疗,及时预防化疗药物对局部皮肤组织的伤害。

（陈　璇　张雅玲）

第三节　抗肿瘤药物外渗的预防和处理

一、抗肿瘤药物外渗的预防

1. 强烈建议使用中心静脉通路

（1）给药前,确认并记录有回血,无回血不要给药。

（2）出现炎症、肿胀或静脉血栓不要给药。

（3）敷料干燥,固定安全。

（4）评估导管有无移位。

（5）同时关注患儿主诉。

2. 如使用外周静脉进行抗肿瘤药物输注,应注意

（1）若长时间输注发疱性药物（12~24h）,强烈建议使用中心静脉通路。

（2）将静脉推注或输注的延长时间限制在 30~60min 以内。

（3）禁止输液泵用于外周发疱性药物给药。

（4）新生儿和小儿不应使用头皮静脉。

（5）外周穿刺首选前臂粗大的静脉。

（6）避开以下部位:手腕、肘窝、关节附近,以及有循环障碍或淋巴水肿、引流和/或淋巴结清扫既往史的肢体。

（7）禁止使用已经建立超过 24h 的静脉穿刺部位。

（8）外周留置针最好不能给予腐蚀性及刺激性药物。

3. 输注流程

（1）穿刺后,检查回血情况,用 10ml 生理盐水冲管检查是否有渗出迹象。

（2）建议在给予危险药物前后均需使用无菌生理盐水常规冲洗,不同的化疗药物输注之间用 10~20ml 生理盐水冲管。

（3）在短导管给药前和整个药物输注过程中均需检查回血情况。

（4）建议输注所有药物时都应持续监测穿刺部位有无肿胀、疼痛或红肿导致输注速度降低。

（5）发疱性药物需要足够稀释溶媒或快速点滴。

4. 鼓励患儿使用放松技巧,指导患儿及家长预防药物渗出的相关注意事项,加强观察输液部位。

二、抗肿瘤药物外渗的处理

1. 发生化疗药物外渗时,立即停止化疗药物的输入,保留针头更换新的注射器,回抽漏于皮下的药液,回抽后拔针。若患儿主诉局部麻木、胀感或蚊虫叮咬感,即使回血好,也应立即拔针更换输液部位。

2. 通知主管医生及病房护士长一起评估及讨论处理建议。

3. 充分评估,了解药物的刺激性,评估局部组织的反应、外渗的部位、面积、药量等。

4. 处理

（1）外渗肢体抬高 24~48h,避免渗出局部受压,以促进血液回流、减少局部组织的肿胀。

（2）在渗漏部位皮下多点注射相应的解毒剂;疼痛剧烈者渗液部位可用 2% 利多卡因 100mg 或 2% 普鲁卡因 2ml+ 地塞米松 5mg,在离皮损边缘 1cm 处局部封闭。呈放射状穿刺,注射完毕拔针后按压针眼 1min。

（3）根据药物性质予以冰敷或热敷 24~48h（表 10-3-1）。冷、热敷期间加强观察,防止冻伤或烫伤,间断冰冷敷（敷 15min,间隔 15min）。

（4）局部封闭后可予以药物外敷。常用外敷药物:50% 硫酸镁湿敷或外涂黄金散、六合丹、喜疗妥等,每 4h 给药 1 次,并轻柔按摩。外渗 24~48h 后,可适当选用微波、激光等物理治疗。

（5）外渗损伤性溃疡一般 3~10d 发生,每日观察外渗部位的皮肤颜色、温度、疼痛等情况,观察时间不得少于 10d。

（6）当皮肤表面有水疱形成时,酌情抽吸疱内渗液。抽吸方法:消毒皮肤后,在水疱下缘用无菌注射器尽量吸尽水疱内渗液,同时用无菌棉签轻压水疱表面,避免水疱表面破溃,抽吸后用无菌敷料覆盖。

（7）外渗严重,处理后无明显好转,或局部有感染、破溃、坏死者请皮肤科或外科会诊,给予清创、换药等处理。

（8）功能锻炼:因渗漏引起的疼痛使患儿不敢活动患肢,时间一长,可引起关节僵直、肌肉萎缩。应指导并鼓励患儿进行合理的屈肘、握拳、外展、内旋等运动,避免出现关节强直、肌肉萎缩等严重后果。

表10-3-1　常见化疗药物外渗处理

药物种类/名称	冷/热敷	局部注射
蒽环类化疗药 注射用盐酸柔红霉素 注射用盐酸多柔比星	①局部间断冰敷或冷敷24~72h,冷敷温度4~6℃,每隔15min冷敷15min,最长可达72h。其机制为使局部血管收缩,降低皮下组织对药物的吸收,减轻药物对正常组织细胞的破坏能力,限制损伤范围,减弱在炎性反应时所释放白细胞的破坏力和酶反应性,减轻局部因肿胀而引起的疼痛。②蒽环类化疗药外渗后24h禁热敷	①连续静脉输注3d注射用右雷佐生,第1天,1 000mg/m²,单次最大剂量2 000mg/m²,在发生外渗6h内开始输注;第2天,1 000mg/m²;第3天,500mg/m²。避开外渗部位静脉内输注,选择对侧肢体大静脉。输注前15min移除冷敷。②局部注射地塞米松磷酸钠注射液5mg+2%盐酸利多卡因注射液100mg,1次/d,连续3d,减轻局部疼痛和炎性反应。③局部注射8.4%碳酸氢钠注射液5ml+地塞米松磷酸钠注射液5mg,减少药物与DNA结合,减少炎性反应。④二甲亚砜局部外用,能清除化疗药在组织中产生的氢氧自由基,减轻局部毒性反应
植物碱类化疗药 注射液硫酸长春新碱 注射用硫酸长春地辛	局部间断热敷24h	皮下封闭注射,透明质酸酶300U+0.9%氯化钠注射液2ml,透明质酸酶能够破坏组织中的透明质酸,降低皮肤基底成分的黏滞度,使药物易于扩散、吸收
注射用放线菌素D	局部间断冰敷24h	①首选硫代硫酸钠注射液,使药物迅速碱化,减少与DNA结合,减轻损伤。用法为10%硫代硫酸钠注射液4ml+6ml蒸馏水混合局部注射。②维生素C 1ml+0.9%氯化钠注射液5ml局部注射,阻止药物与局部组织发生氧化还原反应。③维生素B_6 1ml+0.9%氯化钠注射液5ml局部注射。其机制可能是在组织中维生素B6转化为吡哆醛及磷酸吡哆醛,减少对皮肤组织的损害。④局部注射99%的二甲亚砜1.5ml,每6h给药1次,共用14d,可有效抑制炎性反应、预防组织坏死

续表

药物种类/名称	冷/热敷	局部注射
其他化疗药	局部间断冰敷 24h	①顺铂注射液可用 10% 硫代硫酸钠注射液,依托泊苷注射液可用透明质酸酶作为解毒剂。②粒细胞集落刺激因子(皮下注射):可治疗不同类型化疗药物外渗引起的溃疡,其机制可能是巨噬细胞吞噬了渗出的有害物,使受损组织得以恢复。③还可用重组牛碱性成纤维细胞生长因子(贝复剂)外涂。④若没有解毒剂,可用 2% 盐酸普鲁卡因注射液或 2% 盐酸利多卡因注射液 2ml+0.9% 氯化钠注射液 5~10ml,或用 50~100mg 氢化可的松局部注射

5. 关心体贴患儿,做好安抚工作和心理护理。

6. 加强交接班,密切观察局部变化,完成护理记录。

7. 护士长按"医疗安全不良事件及隐患报告制度与报告程序"上报,具体应急预案见图 10-3-1。

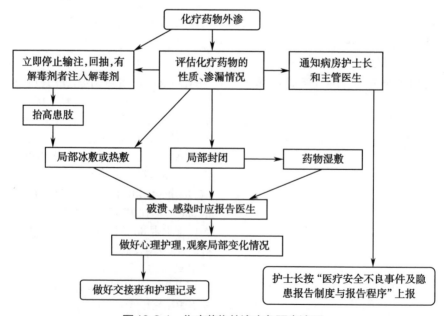

图10-3-1 化疗药物外渗应急预案流程

知识点归纳

1. 静脉药物配制中心（pharmacy intravenous admixture services，PIVAS）是现阶段较为科学和完善的静脉药物配制环境，但仍难以完全隔离化疗药物，并不是绝对安全的，因此加强化疗药物的职业防护管理才是最有效的方式。通过对配制人员实施规范化管理，增强化疗防护意识，从制度上规范化疗药物配制的操作流程，有效纠正配制人员不良操作行为，减少对自身、同事及周围环境的伤害。

2. 抗肿瘤药物的外渗预防是关键，通过合理选择导管、注射部位，以及正确掌握药物的使用浓度和方法，在使用过程中严密观察，预防及减少外渗的发生。一旦发生外渗，及早进行处理，避免严重并发症的发生。

案例解析

1. 该患儿发生化疗药物外渗的原因是什么？

解析：最根本原因为该化疗药物静脉输注的方式欠妥当。注射用硫酸长春地辛为发疱性化疗药物，需要通过中心静脉输注，而不是外周静脉。

2. 可以通过哪些方法来减少化疗药物外渗的发生？

解析：（1）培训。对静脉治疗的护士进行规范化的专业培训，包括系统化操作流程以及药物外渗管理标准化程序。让所有护士都规范执行输注抗肿瘤药物前先确认回血，药物输注后要充分冲洗静脉通路，在整个药物输注期间要严密观察穿刺部位有无异常情况，并给予健康教育，取得患儿及其家长的配合及观察，从而预防药物的外渗。（2）合理选择静脉通路及穿刺部位。根据患儿的血管情况、治疗方案和药物，尽量选用中心静脉导管输注。若没有建立中心静脉血管通路，外周静脉应选择前臂粗、直、弹性好的血管，尽量一针见血，避免反复穿刺造成血管内膜损伤。（3）确定给药顺序。应根据药物间的相互作用，合理确定给药顺序，尽量减少药物外渗的发生。发疱性药物同时输注时，先输注稀释度最小的一种，每两种药物之间用等渗液快速冲管，间隔时间一般≥20min。（4）妥善固定。由于儿童好动，保护意识、耐受性及配合度差，在进行静脉穿刺时对血管通路的固定非常重要，粘贴敷贴前确保皮肤干燥，输注药物前再次检查敷贴是否固定稳妥。

（陆　凤　陈　璇）

第十一章　儿童雾化药物使用及管理规范

案例回放

　　患儿,男,2岁2个月,因"发热、咳嗽、咳痰、喘息样呼吸"由急诊入院,诊断:支气管肺炎。医嘱:吸入性复方异丙托溴铵1.25ml雾化吸入,责任护士至治疗室取药,误取为吸入性异丙托溴铵溶液,护士携药至床旁后,操作前仅查对患儿姓名、登记号便进行雾化吸入治疗,未实施操作中查对,进行操作后查对时发现残留药盒非医嘱药品,立即关闭雾化,上报护士长。患儿未出现不良反应及不适,暂予密切观察患儿病情变化,未见不良反应。

　　问题反思

　　1. 用药错误的根本原因是什么?

　　2. 药物的储存管理是否规范?

　　3. 护士遵医嘱给患儿用药前该做哪些评估?

第一节　雾化吸入疗法基本概念及种类

一、雾化吸入疗法的基本概念

　　1. **定义**　雾化吸入疗法是指使用专用雾化装置将吸入药物分散成液体或固体微粒,使其悬浮于气体中,吸气时随气流进入呼吸道及肺组织内,使得药物直接作用于气道黏膜,达到洁净、湿化气道、局部和全身治疗的目的。

　　2. **微粒大小**　雾化后微粒呈气溶胶状态,气溶胶是指悬浮在气体中的固态或液态颗粒所组成的气态分散系统,这些固态或液态颗粒的密度与气体介质的密度相差微小,颗粒大小通常在 0.01~10μm,具有很大的接触面,有利于药物颗粒与气道表面黏膜上皮细胞接触,从而发挥药效。研究显示,直径 1~5μm 的药雾微粒最为适宜,雾粒主要沉积在细支气管和肺泡;>5μm 的微粒,绝大多数停留在口咽部;<0.5μm 的微粒在潮气呼吸时,90% 可随呼气而排出体外。

二、常用雾化吸入疗法的种类

1. 射流雾化

　　(1)工作原理:射流雾化是目前临床最常用的雾化吸入器。通过压缩泵或氧气驱动,高速运动的压缩气体通过狭小开口后减压,可在局部产生负压将药液吸出,在持续气流中形成药雾微粒。

（2）注意事项：①氧气驱动雾化指征。对于喘息状态、呼吸困难的低氧患儿可使用氧气驱动雾化，以改善氧合；对于易出现 CO_2 潴留的患儿（如慢性阻塞性肺疾病伴呼吸衰竭）则建议压缩空气驱动雾化，这类患儿呼吸兴奋主要依赖于低氧刺激，缺氧的改善会导致低氧刺激减弱，从而出现自主呼吸抑制，加重 CO_2 潴留。氧驱动雾化吸入时的氧气流量以 6~8L/min 为宜。②用氧安全：使用氧气驱动雾化时，应注意用氧安全，禁止在有氧附近吸烟或燃明火，注意"防火、防热、防油"，使用氧气瓶进行氧气驱动雾化时，应避免振荡氧气瓶，保障用药安全。

2. **超声雾化**　超声雾化是一种传统的雾化方法。通过高频超声震动顶层液面形成雾粒。气雾水粒密度稍大（3.3~10μm），可使药液温度改变及增加气道阻力，影响药液性质，现使用较少。

3. **射流雾化与超声雾化的比较**　见表 11-1-1。

表 11-1-1　射流雾化与超声雾化的性能及作用比较

类型	射流雾化	超声雾化
体积及寿命	体积小，机器耐用寿命长	体积大，寿命短
容积	雾化容积小（2ml），用药量少，浓度高	雾化容积大（>20ml），用药量大，浓度低
药物选择	能雾化各种药物（包括糖皮质激素）	有些药物可被超声波或加热破坏（糖皮质激素及蛋白质类）
药液颗粒	药物颗粒大小选择性强，提供的药粒直径适宜，大小均匀	药物颗粒大小选择性差，提供的药粒直径较大，大小不均匀
气道阻力	不增加气道阻力	气雾密度高，增加气道阻力
清洁消毒	部件容易清洗消毒	部件不容易清洗消毒
氧疗	可以提供氧疗	不能提供氧疗

三、影响雾化吸入疗法效能的因素

1. **装置和药物特性**　雾化器种类、流速、容积和药液容量可通过影响雾化时间、释放药物气雾量及有效雾化颗粒比例而影响雾化吸入效能。同时，有效雾化颗粒比例也取决于药物制剂自身密度特性。如吸入用布地奈德混悬液实际沉积入肺的剂量为标示量的 14%~20%；沙丁胺醇有 10%~20% 到达下呼吸道，其余部分残留于给药系统或沉积在咽喉部；异丙托溴铵吸入剂量的 10%~30%（依赖于剂型和吸入技术）通常沉积在肺内。

2. **患儿认知和配合能力以及自身状态**　患儿的认知和配合能力决定了未建立人工气道的患儿能否有效使用雾化器，从而影响雾化吸入的效能。

3. **患儿的呼吸形式**　如吸气流量、气流形式、呼吸频率、吸气容积、吸呼气时间比和吸气保持时间均影响气溶胶的沉积。简单来说,慢而深的呼吸有利于气溶胶微粒在下呼吸道和肺泡沉积。吸气容量恒定时,增加潮气量、延长吸气时间更有利于气溶胶的沉积。

4. 患儿的呼吸系统基础状态　如患儿有气道痉挛、气道重塑或高分泌状态导致气道阻力增加的情况,可影响气溶胶输送,吸入的气溶胶在呼吸系统内分布不均,狭窄部位药物更易沉积,最终导致远端药量减少。

知识点归纳

1. 雾化吸入疗法是指用专用雾化装置将吸入药物分散成气溶胶形式悬浮于气体中,随气流进入呼吸道内,其中直径 $1\sim5\mu m$ 的药雾微粒最适宜,雾粒可主要沉积在细支气管和肺泡。

2. 目前最常用的是射流雾化装置,优点包括体积小,使用寿命长,用药量少,药粒均匀,可同时提供氧疗。

3. 影响雾化吸入疗法效能的主要因素　①装置和药物特性。②患儿认知和配合能力以及自身状态。③患儿的呼吸形式。④患儿的呼吸系统基础状态。其中,慢而深的呼吸有利于药液在下呼吸道和肺泡的沉积。

（张秀娟　陈　琼）

第二节　雾化吸入疗法使用及流程

一、雾化吸入疗法的使用

1. **目的**　雾化吸入疗法可用于呼吸系统疾病的诊治,还可预防性地用于需要进行气道管理的其他疾病患儿。运用 SHAPE 工具可以很好概括雾化吸入疗法的主要目的。

（1）S（relief airway spasm）:解除支气管痉挛,缓解咳嗽、咳痰、喘息等症状。

（2）H（Humidity）:湿化气道。

（3）A（Anti-inflammation）:抗炎。

（4）P（Prevent）:预防呼吸系统并发症,如气道炎症、梗阻、肺不张、感染、窒息等。

（5）E（Expectorant）:祛痰。

2. **适应证**

（1）基础疾病类:哮喘、慢性阻塞性肺疾病、慢性支气管炎、支气管扩张症、肺气肿、肺纤维化、肺源性心脏病、急性喉梗阻、各种急慢性咳嗽、变应性鼻炎、咽喉部炎症及水肿等。

（2）人工气道类：机械通气、人工气道维护、气道湿化等。

（3）手术及检查类：外科手术、支气管镜检查、喉镜、支气管舒张/激发试验、痰标本采集等。

3. **禁忌证**

（1）绝对禁忌证：自发性气胸、肺大疱及急性肺气肿患儿。

（2）相对禁忌证

1）患儿过敏史：禁止给有药物过敏史的患儿雾化吸入同类药物,如有对任何种类及给药途径的糖皮质激素过敏的患儿严禁雾化吸入糖皮质激素。

2）药物的配伍禁忌：如少数患儿同时接受沙丁胺醇及异丙托溴铵雾化吸入治疗时有发生闭角青光眼的报道,故联合雾化上述及其同类药物时应慎重。

3）患儿基础性疾病用药禁忌：如长期卧床及具有各种合并症的患儿,应特别重视既往用药史与吸入药物的配伍禁忌。

二、雾化吸入疗法的标准流程

儿童雾化吸入治疗标准流程见图 11-2-1。

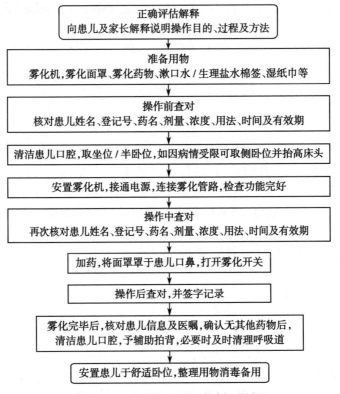

图 11-2-1　儿童雾化吸入治疗标准流程

三、雾化吸入疗法操作注意事项

1. 雾化前准备

（1）雾化器械：呼吸管道及雾化面罩等应专人专用，推荐一次性装置，患儿雾化治疗后应及时清洁消毒雾化器表面。

（2）患儿评估及准备：呼吸道分泌物多时，先拍背咳痰，必要时吸痰后再行雾化。雾化应在进食前 30min 进行，避免雾化吸入过程中气雾刺激引起呕吐。哭闹患儿不可强制雾化，安抚至安静状态下或熟睡后再做。

（3）颜面部及口腔护理：治疗前若患儿涂有油性面膏需清除，并嘱患儿勿让药液或气溶胶进入眼中以减少刺激。雾化后患儿及家长均应及时清理颜面部药物残留。雾化前需指导漱口或进行口腔护理，清洁口腔内食物残留。雾化后应及时给患儿漱口及口腔护理以减少药物在口腔和咽部沉积，可显著降低声嘶、咽痛、念珠菌感染等不良反应的发生率。对长期使用激素治疗患儿可用稀释后碳酸氢钠漱口，年龄较小患儿可用生理盐水棉球（棉签）擦拭口腔。

（4）患儿体位：雾化时坐位最佳，婴幼儿可半坐卧位，有利于药液沉积终末细支气管及肺泡。因仰卧时膈肌上抬，胸廓活动度小，潮气量少，对于不能采取坐位患儿可取侧卧位抬高床头，此时膈肌下移，可提高呼吸深度，利于雾滴沉降。

（5）药物使用：遵医嘱用药，不可自行调整雾化用药剂量及用法，避免超量、超频次使用，以免增加药物不良反应。应选用雾化专用剂型进行雾化治疗。不同药物注意配伍禁忌，如有多组药物使用，必要时应使用 0.9% 氯化钠溶液间隔雾化后添加药物。注意哮喘患儿不可使用 3% 氯化钠溶液及乙酰半胱氨酸。

（6）指导正确呼吸：使用面罩时面罩覆盖口鼻部，使用口含嘴进行雾化时口含嘴放入口中，紧闭口鼻，缓慢吸气后屏气 1~2s，缓慢呼气，尽可能通过鼻腔呼出，以达到更好的治疗效果。不推荐深大呼吸或潮气式呼吸，易将未沉积药雾随气流吐出，降低用药疗效及舒适度。哭闹时面罩不可紧扣口鼻，应加以安抚后安静状态行雾化治疗，如发生病情变化应暂停雾化，观察好转再进行。对于依从性较差患儿，应在平静呼吸或安静入睡时进行雾化操作。

2. 雾化时监测

（1）雾化方法：开始时将雾化吸入面罩离患儿 6~7cm，待患儿适应雾化液的温度后，逐步减少到 3cm 左右。幼儿喉组织发育不完善，喉腔及鼻毛缓冲作用小，如开始吸入时将雾化量调至最大，大量雾化液急剧进入气管可能会使支气管痉挛而导致憋气，呼吸困难。且大量冷雾气迅速进入气道可能会引起刺激性咳嗽等不适，诱发哮喘。正确雾化方法有利于减轻冷空气对气道的刺激，提高患儿舒适度,从而提高治疗的依从性。

（2）进食时机:应雾化结束 10min 后再进食,雾化后支气管及气道呈扩张状态,立即进食容易发生反流及误吸,同时药物引起的消化道反应会增加反流、误吸的风险。

（3）雾化时间:根据药液药量,雾化时间应控制在 20min 以内,原则上不宜超过 30min。儿童雾化药液量推荐一次不超过 4ml,雾化治疗期间应注意观察患儿有无不适感,避免出现气促、烦躁等症状。雾化吸入治疗应注意适时、适度。在遵医嘱基础上,根据病情,掌握吸入间隔时间,一方面防止吸入间隔时间过长、痰液黏稠及排痰困难。另一方面,防止吸入过量,超过了气管、肺对水分的清除能力导致的痰量生成过多,甚至出现肺水肿等。

（4）雾化后辅助治疗:使用化痰药物后,应正确拍背或进行机械辅助排痰,辅助痰液的排出,防止痰液稀释后造成的气道阻塞、反流、呛咳等。

（5）氧气雾化:针对低氧患儿可采用氧气雾化方式,推荐氧流量 6~8L/min。氧气雾化时应注意用氧安全,防火、防热、防油,使用氧气瓶时注意避免氧气瓶振荡,中心供氧应注意整个病室安全。

（6）常见药物不良反应:①局部刺激,咳嗽或呛咳。②变态反应:皮疹、面部潮红、肢端震颤,荨麻疹或血管神经性水肿等现象。③心率增快:可必特和沙丁胺醇易引起,使用时应加强观察。④少数患儿雾化吸入后,不仅未出现支气管扩张,反而诱发支气管痉挛,出现憋气、烦躁等现象。⑤雾化药量较多时,可影响肺泡氧合功能,增加气道阻力,导致机体缺氧。应注意观察患儿有无口唇、面色发绀以及烦躁等表现。有心电监护患儿应注意观察经皮氧饱和度变化情况。

（7）雾化器用后处理:拆下雾化面罩储药罐,将雾化面罩及储药罐使用流动清水冲洗 15s 以上,避免挥洒水渍。清洗后自然晾干(注意保障储药罐完全自然待干),避免放置在输液架/杆上待干。使用清洁外包装包裹防尘备用。建议一套雾化管路使用不超过 3d,堵塞时及时更换。

（8）雾化机处理:雾化时应实时健康教育,避免家长将雾化器随意放置,应放置在床头柜使用,避免患儿物品覆盖。雾化管路一人一用一消毒,雾化结束后应及时回收雾化机,并使用浓度 400~700mg/L 含氯消毒剂擦拭完毕后,放回储藏柜。

（9）雾化器的维护及消毒:雾化器的呼气端膜片需定期清洗、检测和更换,以免因雾化器内部精密部件损坏而影响使用。使用完毕的雾化管路应及时清洁消毒,晾干备用,长期雾化治疗患儿应定期更换雾化器,保证有效输出量。多例患儿使用同一台雾化机器时应及时清洁消毒机器表面,预防污染及交叉感染。

3. 常用雾化药物配伍禁忌　见表 11-2-1。

表 11-2-1　常用雾化药物配伍禁忌

药物	沙丁胺醇	异丙托溴铵	肾上腺素	布地奈德	盐酸氨溴索	α-糜蛋白酶	3%高渗盐水	乙酰半胱氨酸
沙丁胺醇	—	C	NI	C	NI	NI	NI	C
异丙托溴铵	C	—	NI	C	NI	NI	NI	C
肾上腺素	NI	NI	—	NI	NI	NI	NI	C
布地奈德	C	C	NI	—	NI	NI	NI	C
盐酸氨溴索	NI	NI	NI	NI	—	NI	NI	NI
α-糜蛋白酶	NI	NI	NI	NI	NI	—	NI	NI
3%高渗盐水	NI	NI	NI	NI	NI	NI	—	NI
乙酰半胱氨酸	C	C	C	C	NI	NI	NI	—

注：C（compatibility）白色阴影部分表明临床研究中有证据证实此种配伍的稳定性和相容性，但需注意即开即用。NI（no evidence，incompatibility）黑色阴影表示没有足够证据评价相容性，除非将来获得进一步证据，否则应避免使用此种配伍。如高渗盐水与异丙托溴铵、布地奈德均存在配伍禁忌。异丙托溴铵和沙丁胺醇有用于雾化吸入的复方溶液，其药品说明书中指出，不要把本品与其他任何药品混在同一雾化器中使用。盐酸氨溴索注射液产品说明书未推荐雾化吸入使用，目前尚无配伍的药理学研究以及明确的疗效证据证明该药物可用于雾化治疗。

知识点归纳

1. **雾化适应证**　①肺部基础疾病。②人工气道维护。③手术及检查。

2. **雾化禁忌证**　①绝对禁忌证：自发性气胸、肺大疱及急性肺气肿患者。②相对禁忌证：患儿药物过敏、药物存在配伍禁忌、患儿基础性疾病用药与雾化药物存在配伍禁忌。

3. **儿童雾化吸入疗法要点**　①患儿应在平静呼吸下进行（生命体征平稳，避免剧烈哭闹），不推荐深大呼吸或潮气式呼吸状态下雾化，因其易导致未沉积药雾随气流吐出。②应取坐位或半坐卧位以利于药液沉积。③根据药液药量，雾化时间控制在 20min 内，原则上不宜超过 30min。④雾化管路应一人一用一消毒，雾化结束后应及时回收雾化机，并使用浓度 400~700mg/L 含氯消毒剂擦拭完毕后，再放回储藏柜。

（张秀娟　陈　琼）

第三节　常见雾化吸入疗法药物种类与使用注意事项

一、糖皮质激素

1. **适应证**　吸入型糖皮质激素(inhaled corticosteroids, ICS)主要用于气道炎症性疾病的治疗,可有效缓解哮喘症状,改善肺功能,减轻气道阻塞,控制气道炎症。可作为医院内缓解哮喘急性期发作的合并治疗手段,也适用于家庭的长期控制治疗,是当前治疗哮喘最有效的抗炎措施。

2. **代表药物**　吸入用布地奈德混悬液

【性状】本品为细微颗粒混悬液,静置后有细微颗粒沉淀,振摇后呈白色或类白色混悬液。

【规格型号】1mg/2ml; 0.5mg/2ml。

【贮藏】密封,避光。

【适应证】支气管哮喘,可替代或减少口服类固醇治疗。

【禁忌证】对布地奈德或任何其他成分过敏者。

【用法用量】①起始剂量:严重哮喘期或减少口服糖皮质激素时的剂量。儿童每日2次,每次0.5~1mg。②维持剂量:应个体化选择可使患儿保持无症状的最低剂量。建议儿童每日2次,每次0.25~0.5mg。

【不良反应】耐受性好,不良反应大多较轻,且较为局部,常表现为:①轻度喉部刺激、咳嗽、声嘶。②口咽部念珠菌感染。③速发或迟发型变态反应,包括皮疹、接触性皮炎、荨麻疹、血管神经性水肿和支气管痉挛。④精神症状,如紧张、不安、抑郁和行为障碍等。

【注意事项】①不可与伊曲康唑同时使用,伊曲康唑可使血浆布地奈德水平明显增加。②仅限于雾化治疗,不可自行调整用药剂量与频次。③用药前后均需行口腔护理/漱口及清洁颜面部。

二、支气管舒张剂

支气管舒张剂是缓解气道痉挛、改善通气,从而缓解喘息的主要治疗药物,分为选择性 β_2 受体激动剂和非选择性抗胆碱能药物。

1. 选择性 β_2 受体激动剂(short-acting beta2 agonists, SABA)与 ICS 具有协同作用,是解除支气管痉挛、治疗急性喘息的主要药物,代表药物有沙丁胺醇和特布他林。

(1)吸入用硫酸沙丁胺醇溶液

【性状】本品为无色至淡黄色澄清溶液。

【规格型号】5mg/2.5ml;

【贮藏】30℃以下遮光储藏。

【适应证】本品松弛气道平滑肌作用强,通常在 5min 内起效,疗效可维持 4~6h,是哮喘 / 喘息急性发作的首选药物,也可用于预防运动性哮喘,改善支气管肺发育不良(bronchopulmonary dysplasia, BPD)症状。主要适用于对传统治疗方法无效的慢性支气管痉挛的治疗及严重的急性哮喘发作的治疗。

【禁忌证】对成分有过敏史的患儿。

【用法用量】12 岁以下儿童的最小起始剂量 2.5mg 沙丁胺醇,可将 0.5ml 雾化溶液(含 2.5mg 沙丁胺醇),用 0.9% 氯化钠溶液稀释至 2~2.5ml 雾化使用。间歇疗法可每日重复 4 次。尚无 18 个月以下儿童使用雾化沙丁胺醇的临床疗效资料。由于可能发生一过性低氧血症,因此应根据经皮血氧饱和度情况,必要时给予氧气疗法。

【不良反应】罕见低钾血症、支气管痉挛、低血压、虚脱、变态反应等。

【注意事项】①勿与 β 受体阻滞剂合用。②仅限雾化治疗,必要时可用 0.9% 氯化钠溶液稀释使用。③不可自行调整用药剂量与频次。④用药期间注意观察是否有低钾血症的表现。

(2)硫酸特布他林雾化液

【性状】本品为无色至淡黄色的澄清溶液。

【规格型号】5mg/2ml。

【贮藏】避光,密闭保存。

【适应证】缓解支气管哮喘、慢性支气管炎、肺气肿及其他肺部疾病所合并的支气管痉挛。特布他林可增加由于阻塞性肺病降低的黏液纤毛清洁功能,从而加速黏液分泌物的清除。特布他林起效慢于沙丁胺醇,达到最大作用时间相对较长,效果较弱。

【禁忌证】对硫酸特布他林或处方中任一成分过敏者。

【用法用量】剂量应个体化,仅限雾化使用。20kg 以上儿童每日 3 次,每次 5mg;20kg 以下的儿童每日 4 次,每次 2.5mg。

【不良反应】不良反应的程度和剂量相关,在使用推荐剂量时不良反应的发生率低。罕见震颤、轻微心悸、支气管痉挛、皮疹、荨麻疹、儿童睡眠和行为失调等。

【注意事项】①本品可在雾化器中稳定存放 24h,包装盒开封后,其中的单剂量药液应在 3 个月内使用。②仅限雾化治疗使用,可不用稀释。③严格遵医嘱使用药物,不可随意增减药液剂量。

2. 短效抗胆碱能药物(short-acting muscarinic antagonist, SAMA)主要作用于大气道而非小气道,与 SABA 相比支气管扩张作用较弱,起效较慢,但持续时间更为长久,代表药物为异丙托溴铵,常作为辅助药物与 β₂ 受体激动剂联合使用,代表药物为吸入用复方异丙托溴铵。

（1）吸入用异丙托溴铵溶液

【性状】本品为无色或几乎无色的澄清液体。

【规格型号】250μg/2ml；500μg/2ml。

【贮藏】密封保存。

【适应证】慢性阻塞性肺部疾病引起的支气管痉挛维持治疗，包括慢性支气管炎和肺气肿；与吸入性β受体激动剂联合于治疗慢性阻塞性肺疾病，包括慢性支气管炎和哮喘引起的急性支气管痉挛。

【禁忌证】对阿托品及其衍生物及任何其他成分过敏的患儿。

【用法用量】剂量应按患儿个体需要适量调节。12岁以上青少年每日3~4次，每次250~500μg。

【不良反应】①常见头痛、恶心和口干。②尿道梗阻患儿的尿潴留危险性增高。③咳嗽，局部刺激，极少情况下出现吸入刺激产生的支气管收缩。④变态反应，如皮疹、舌、唇和面部血管性水肿、荨麻疹、喉痉挛和变态反应。

【注意事项】①与含有防腐剂苯扎氯铵的色苷酸钠雾化吸入液混合可出现沉淀，不可在同一个雾化器中同时吸入使用。②单剂量小瓶中不含防腐剂，为防止细菌污染，应即开即用。③单剂量雾化吸入液只能通过合适的雾化装置吸入，不能口服或注射。④应注意避免药液或气雾进入眼睛。建议雾化吸入液通过口含嘴或雾化面罩吸入，特别提醒有青光眼倾向的患儿应注意保护眼睛。

（2）吸入用复方异丙托溴铵溶液

【性状】本品为无色或几乎无色的澄清液体。

【规格型号】2.5ml/支。

【贮藏】25℃以下避光。

【适应证】需要多种支气管扩张剂联合应用的患儿，用于治疗气道阻塞性疾病有关的可逆性支气管痉挛。

【禁忌证】肥厚型梗阻性心肌病、快速性心律失常；对本品的任何成分或对阿托品及其衍生物过敏者。

【用法用量】12岁以上的青少年急性发作期使用2.5ml/次；维持治疗期每日3~4次，每次2.5ml。由于缺少儿童用药资料，因此本品不适用于12岁以下的小儿。

【不良反应】不良反应多与本品具有抗胆碱能药物以及β₂拟交感神经药物特性有关。局部刺激症状，包括头痛、咽喉刺激、咳嗽、口干、胃肠动力障碍（包括便秘、腹泻和呕吐）、恶心和头晕；速发型超敏反应，表现为极少数病例出现风疹、血管水肿、皮疹、支气管痉挛和口咽部水肿。

【注意事项】①注意避免药液或气雾进入眼睛，特别是有青光眼倾向患儿应注意，建议通过口含嘴或面罩吸入本品。②与黄嘌呤衍生物、β肾上腺素受体激动剂和抗胆碱能类药物混用可增加不良反应。黄嘌呤衍生物，皮质类固醇和利尿剂可增强由 β 受体激动剂引起的低钾血症。对有严重气道阻塞的患儿要特别重视。③本品不得与其他药品混合在同一雾化罐中使用。

三、祛痰剂

1. **祛痰剂治疗目的**　清除黏液脓栓或黏稠分泌物减少气道阻塞,避免肺功能损害加重,诱发感染,雾化吸入祛痰药物有利于痰液排出。目前常用的黏液溶解剂主要为 N- 乙酰半胱氨酸,可降低痰液黏度,使痰液易被咳出,对于浓稠分泌物过多的呼吸道疾病,如急性支气管炎、慢性支气管炎及其病情变化、肺水肿、黏液黏稠症及支气管扩张症,均有较好疗效。常用祛痰代表药物有乙酰半胱氨酸。

2. **吸入用乙酰半胱氨酸溶液**

【性状】本品为无色或略带淡蓝紫色的澄明液体,微有硫黄味。

【规格型号】3ml/0.3g。

【贮藏】室温下密闭保存。

【适应证】治疗浓稠黏液分泌物过多的呼吸道疾病,如急性支气管炎、慢性支气管炎及其病情恶化者、肺气肿、黏液黏稠症以及支气管扩张症。

【禁忌证】乙酰半胱氨酸过敏者。

【用法用量】雾化吸入。每日 1~2 次,每次 3ml,持续 5~10d。由于有良好的安全性,可根据患儿的临床反应和治疗效果对用药的相关剂量和次数进行调整,不必区别成人和儿童的使用剂量。

【不良反应】①全身用药时偶然出现变态反应,如荨麻疹和罕见的支气管痉挛。②喷雾药液对鼻咽和胃肠道有刺激,可出现鼻液溢出、胃肠道刺激,如口腔炎、恶心、呕吐。

【注意事项】①避免与硝酸甘油、镇咳药同时使用。②可与支气管扩张剂和血管收缩剂等药物合用。如果本品与支气管扩张剂或其他药物混合时,应立即使用,不能存放。③应与抗生素分开使用。④如果患儿不能适当排痰,应做体位引流或通过支气管内吸痰方式将分泌物排出,避免分泌物潴留阻塞气道。⑤胃溃疡或有胃溃疡病史的患儿,尤其与其他对胃黏膜有刺激作用的药物合用时,慎用本品。⑥本品每支含 43mg(1.9mmol)钠,限钠饮食的患儿应慎用。

知识点归纳

1. 儿童雾化治疗常见药品包括糖皮质激素、支气管舒张剂、驱痰剂、抗病毒药物等。

2. 儿童吸入雾化使用糖皮质激素主要药理作用有抗炎,控制气道炎症以及有效缓解哮喘症状,其代表药物吸入用布地奈德混悬液。

3. 支气管舒张剂雾化吸入治疗可以缓解气道痉挛、改善通气,从而缓解喘息的主要治疗药物,分为选择性 β_2 受体激动剂和非选择性抗胆碱能药物。短效 β_2 受体激动剂代表药物为沙丁胺醇和特布他林;短效抗胆碱能药物代表药物为异丙托溴铵,常作为辅助药物与 β_2 受体激动剂联合使用,代表药物为吸入用复方异丙托溴铵。

4. 儿童吸入雾化治疗祛痰剂有助于降低痰液黏度,使痰液容易被咳出,对于浓稠分泌物过多的呼吸道疾病,如急性支气管炎、慢性支气管炎及其病情变化、肺水肿、黏液黏稠症以及支气管扩张症,均有较好疗效。常用祛痰药物包括乙酰半胱氨酸。

案例解析

1. 用药错误的根本原因是什么?

该案例中存在问题:①用药三查八对未严格落实,仅查对患儿身份而忽略药名、剂量的查对,同时未实施操作中查对即开始实施操作。②未落实双人查对制度,查对制度作为医疗核心制度之一,没有严格落实是导致用药错误发生的根本原因,需要科室加强培训及考核,个人在工作中认真落实。③对雾化药品管理、培训不足,责任护士主动学习意识不足,未掌握药物作用及注意事项。

2. 药物的储存管理是否规范?

随着药品种类及型号逐步增加,易混淆药品(看似、听似、一品多规格等)成为各个医院重点管理的部分,根据6S标准化管理措施,对案例中的用药错误调查发现,治疗室吸入性复方异丙托溴铵与吸入性异丙托溴铵溶液混放在一个药盒,储存盒标识为吸入性复方异丙托溴铵。因此,上述案例中存在的问题:①药品混放,同一储药空间应仅放置一种药物,任何药品都需要单独存放。②标识不足,尤其是易混淆药品更应该做好标识管理,看似、听似、一品多规格等情况应采用不同标识做好提示。③病室管理质量控制存在漏洞,治疗室未实施统一管理及监督,管理者应适时对病室环境,尤其是药品管理风险环节实施控制及督查,以免出现用药相关不良事件。④目前使用的易混淆药品应由在交班中重点提示,可在药品或药品外包装上标注姓名、登记号,以免取用错误。

3. 护士遵医嘱给患儿用药前该做哪些评估?

用药护士应及时掌握所用药品的药理作用及用药目的,尤其是常用药品,必要时用药前阅读药物使用说明书,评估患儿用药目的,保障用药安全。吸入用复方异丙托溴铵溶液与吸入用异丙托溴铵溶液属于看似、听似药品,在使用中应注意两者的不同药理作用,虽然均为支气管扩张剂,但复方异丙托溴铵溶液还具有改善哮喘功能,主要用于有喘息样呼吸的患儿。

（张秀娟　陈　琼）

第十二章　儿科护士用药安全持续质量改进

案例回放

　　患儿，男，6岁1个月，因明确诊断"肺结核"入某医院感染儿科。入院时家长给患儿测量体重，护士A没有亲自查看患儿体重，只将家长报的体重数值记录在患儿的体温单上。结果由于家长首次使用体重秤将体重多报了10kg，而医生开具医嘱时按照体温单体重计算药物剂量，导致抗结核药物剂量超出正常剂量。2d后护士B给患儿复查体重时发现体重登记错误，从而发现用药剂量错误，立即汇报医生及护士长，并纠正错误剂量，同时给患儿进行肝功能及肾功能检查，检查结果显示无异常，予以观察。

　　问题反思

　　1. 此案例中用药错误的根本原因是什么？

　　2. 如何避免类似错误的发生？

第一节　儿童用药特点

一、儿童生理特点与用药关系

（一）儿童生理特点

　　广义的儿童是指从胎儿时期开始到青春期。根据WHO及儿科学界定儿童的年龄段为0~14岁，因为此类人群都是正处于学龄前和小学阶段，而且年龄比较小。而儿科临床护士用药涉及的儿童则通常为从出生时新生儿到青春期这一过程，在这个过程中儿童机体各器官处于不断发育和成熟的动态过程，儿童的解剖、生理、生化功能尤其是与药物代谢相关的肝脏、肾脏、神经系统、内分泌系统功能均处于由不成熟逐步发育到成熟的动态过程中，即使是同一患儿在不同生长发育阶段对药物的清除和代谢能力也不一样。儿童对药物的反应以及耐受性均与成人存在很大差异，而且其药效学及药动学均有其自身规律，因此儿童用药安全存在个体差异，为保证儿童用药合理、有效及安全需要高度关注儿童的用药类别、剂量及对药物的反应。

（二）儿童药物代谢特点

　　药物代谢指药物在体内多种药物代谢酶（尤其肝药酶）的作用下，化学结构发生改变的过程，又称生物转化或药物代谢。药物在机体内的代谢过程包括药物的吸收、分布、代谢及排泄。整个过程会受到诸多因素的影响,包括药物的理化特性、药物 pH、给药途径、机体的体液 pH、药物与血浆蛋白的结合程度、细胞膜的通透性、特殊屏障作用、肝脏的代谢功能以及肾脏的排泄能力等。儿童的解剖、生理和生化功能,与成人差异很大,药效学和药物动力学有其自身规律。而且由于儿童处于生长发育阶段,各年龄段体内的生理生化过程有所不同,同一药物在儿童体内的吸收、分布、代谢及排泄过程不仅与成人不同,而且在儿童各年龄阶段也有所不同。

1. 小儿时期新陈代谢旺盛,药物在体内的吸收、分布、代谢和排泄的过程都比成人快。

(1)吸收:指药物从给药部位进入机体血液循环的过程。药物在儿童体内的吸收会受到给药途径、年龄及药物性质的影响,如新生儿对肌内注射的药物吸收较差,而对经皮肤给药的吸收则较迅速而广泛。

(2)分布:指药物从血液循环进入各种体液、器官和组织的过程。药物的分布与药物本身的理化特性(药物的脂溶性、分子量和离子化程度)、药物与血浆蛋白的联结程度以及机体局部组织或器官的血流量、体液的 pH 等因素有关。其中影响药物分布的最重要因素是药物与血浆蛋白的联结,只有未予血浆蛋白联结的游离药物才具有活性,可以跨过细胞膜并与受体结合产生药理作用、经历代谢和排泄。但药物与血浆蛋白的联结是一种迅速的可逆过程,可以不断地释放及补充药物。血浆蛋白中白蛋白与药物的联结能力最强。早期新生儿及早产儿白蛋白水平低,需要特别注意药物剂量,否则容易导致药物中毒。

(3)代谢:这一过程的实现需要大多数药物经过体内生物转化为水溶性及离子化代谢产物而排出体外。药物在体内的生物转化过程:首先是药物在体内酶的催化作用下进行氧化、还原、水解,然后与体内葡萄糖醛酸、谷胱甘肽、甘氨酸、磺酸等结合或乙酰化、甲基化。肝脏是药物生物转化最重要的器官。新生儿、婴幼儿肝脏功能发育不全,肝酶的量及活性均不足,对药物的代谢不足,甚至容易导致对肝功能的损害,需要关注药物剂量及使用间隔时间。

(4)排泄:肾脏是药物排泄的主要器官,大多数药物最终通过肾脏排泄。少部分药物则经过肠道、胆道、肺排出。而新生儿及婴幼儿的肾小球滤过率以及肾小管功能均不成熟且处于发育过程中,对药物的清除能力有限,易发生药物及其代谢产物在体内的蓄积。需要关注药物剂量及使用间隔时间。一些病理情况如缺氧及低血压等也会影响肾小球血流量从而影响药物在肾脏的排泄。

2. 小儿免疫系统发育不完善,而且又处在快速生长发育中,易发生营养紊乱性疾病。这些病反过来又影响机体抵抗微生物的能力和对药物代谢耐受能力。

3. 小儿年龄不同,发育营养状况不同,不能一概以成人剂量的几分之几计算,除了要按体重或体表面积计算剂量外,还必须充分考虑其生理特点。在小儿,许多药物有其特定的剂量,而新生儿尤其是早产儿各器官功能的发育尚未完全成熟,其药物动力学及药物的毒性作用更有其特点,且受胎龄、日龄及不同病理改变的影响,因此新生儿药物应用时既不同于成人,也不同于年长儿。

4. 应考虑小儿的心理特点。一方面,由于年幼儿童不具备语言表达能力或表达能力差,治疗时应密切观察药物反应,及时调整治疗方案和处理可能发生的药物相关事件;另一方面,儿童对于色彩鲜艳、形状可爱、味感好的药物更易接受,可据此特点制备适宜的制剂提高儿童用药的依从性。

总之,儿童用药具有特异性,药物在儿童体内的代谢不仅与各年龄段密切相关,也与机体个体差异、疾病状态及药物本身的理化特性、用药途径息息相关,必须熟悉儿童药物动力学特点及儿童用药常见的不良反应,严格掌握用药指征和药物剂量,合理用药。用药过程中需要密切监测,及时发现药物不良反应,及时处理,从而保证儿童用药安全。

二、儿童用药安全相关因素

1. **体重**　儿童药物剂量准确与药物使用的安全、有效密切相关。大部分药物使用剂量的计算是按照儿童体重计算的。因此,确保儿童体重正确是保证儿童用药安全的前提。如果体重读取或录入错误就会导致用药错误的发生。

2. **体表面积**　有的儿童药物的使用剂量是根据患儿的体表面积计算。

3. **年龄及生长发育情况**　个别药物的使用剂量是根据患儿年龄计算的,但需要考虑发育落后患儿。

（曾　琴）

第二节　药物不良事件及安全合理用药

一、药物不良事件概述

药物不良事件(adverse drug event, ADE)是指与药物相联系的机体损害。世界卫生组织将药物不良事件也定义为不良感受,是指药物治疗过程中所发生的任何不幸的医疗卫生事件,而这种事件不一定与药物治疗有因果关系。药物不良事件包括两个要素:一是不良事件由上市药品引起,二是产生的结果对人体有害。它包括用药错误与药品不良反应。

（一）用药错误

1. **用药错误(medication error, ME)定义**　指药品在临床管理及使用全过程中出现的任何可以防范的用药疏失,导致患儿发生潜在的或直接的伤害。用药错误为人为疏忽,当事人或其管理机构需要承担一定的责任。

2. **用药错误概述** 用药错误涉及的环节复杂,包括医师、护士、药师及患儿(或患儿家长)四个主要环节。美国研究表明,住院患儿用药过程的4个环节:处方、转抄、配药、给药发生用药错误的构成比分别为39%、11%、12%、38%。其中,"处方"及"转抄"主要由医师完成,"配药"主要由药师完成,而"给药"主要由护士完成。高危人群包括老年人尤其是儿童、哺乳期妇女是用药错误的高风险人群。用药错误既与管理水平和医疗技术水平有关,又涉及文化、伦理、心理与法律等诸多学科领域。张青霞等在全国临床安全用药监测网 2020 年度报告中指出:2020 全年收到全国 24 个省级行政区 255 家医院的用药错误报告 15 849 例,年龄 1~101 岁,其中小于 18 岁有 1 714 例(10.85%)。且因误服药物导致严重用药错误的 9 例中有 7 例为儿童,引发错误因素居前3 位者分别是知识欠缺、疲劳和培训不足。

3. **用药错误类型** 常见类型包括患儿错误、药物错误、剂量错误、途径错误及时间错误。通过加强制度建设、文化建设以及流程梳理、加强培训及督查等是可以有效减少用药错误。

(二)药物不良反应

1. **药物不良反应(adverse drug reaction, ADR)定义** 是指合格药品在正常用法用量下出现的与用药目的无关的有害反应。药物不良反应是药品的自然属性,一般不需要承担相关责任。

2. **药物不良反应概述** 由于儿童的解剖、生理功能处于不成熟及发育过程中,需要用药者严格掌握药物的理化特性及儿童用药指征,密切监测其不良反应,及时调整用药方案及进行对症处理,从而保证儿童用药安全。

3. **儿童药物不良反应风险** 据统计我国所有在生产药品信息中,适宜儿童用药规格的药品仅占 10%。我国儿童用药普遍存在严峻问题,包括儿童药品品种少、剂型及规格单一、超说明书用药现象普遍、缺乏科学用药依据、儿童药物临床试验开展困难等问题。据报道,儿科住院患儿中,药物不良事件的发生率高达 11.1%,约为成人的 3 倍。患儿的用药剂量、输注液量需要根据年龄、体质量、体表面积等计算,因此对儿童静脉输液医嘱的合理性进行审核非常必要。如果药师及儿科护士能有效拦截和干预不合理医嘱,确保药物的安全性和有效性,就可以有效保障儿童患儿安全、有效、合理地应用各种儿童药物。

二、儿科护士用药错误风险因素及防范

(一)儿科护士用药错误风险因素

用药错误既与医疗机构及护理单元的系统管理有关,又与医务人员个人的医疗技术水平、责任心等密不可分。

1. 系统管理风险因素

（1）管理因素：法律法规及制度方面，国家相关法律法规学习落实不够、医疗机构或护理单元相关制度不完善或落实不够，没有建立健康的安全用药文化，医务人员没有安全用药文化意识及相关行为；尤其是临床医疗护理单元的一线管理者如科室主任、护士长以及医疗组长、护理组长对于用药安全法律法规及规章制度的学习与理解、用药安全意识及行为对科室护理单元的安全用药起到非常重要的引领作用。

（2）流程因素：没有完善的标准化药物管理标识及简明通畅的药物流通流程、医疗机构内部缺乏有效沟通如医师、药师以及护士之间的用药沟通不畅、诸多用药环节衔接不畅。

（3）人员因素：人员配制严重不足导致人员超负荷工作，长期处于疲劳状态或人员培训不足而不具备岗位胜任力。

（4）环境因素：工作空间狭小、用药过程中被频繁打扰、光线不足或噪声影响使医技护相关人员在用药环节分心。

（5）设备因素：设备老化或维修检验不及时、设备功能出现故障、新型设备培训不足、使用不当以及信息系统出现问题，如计算机、掌上电脑（personal digital assistant，PDA）以及输液泵等问题出现均可导致用药错误。

2. 个人因素

（1）安全用药意识：护理"三查八对"落实不严格，安全意识不足，没有养成良好的安全用药行为。

（2）长期疲乏工作：护士数量不足、工作负荷重、压力大，受工作、学习、家庭三重压力影响，加之女性占比大，女性生理变化、季节等因素，不能很好地调节身体及心理状态，导致注意力分散、疲乏工作。

（3）个人知识不足：药品相关知识更新换代快、信息量大，护士若不及时与时俱进，更新知识，会导致个人知识储备不足，增加了用药错误的风险。

（4）工作责任心不够：没有认真落实身份识别制度及查对制度。朱泽琴等报道在100起护理用药错误中，其中81例错误为患者错误、药物错误、剂量错误，在这些错误中，已经查对后仍然发生错误的占72.7%，说明很多查对是流于形式或者查对方法不对，身份识别出现问题，导致身份识别制度及查对制度落实不到位，没有起到拦截错误的目的。

（二）儿科护士用药错误预防措施

加强用药错误管理，既是保障患儿用药安全，又可以降低医务人员执业风险。各国政府均高度重视用药错误的管理与防范，发达国家已先后建立了较成熟的用药错误报告系统，在用药错误的报告、监测、评价和防范等方面已有系列工具和措施出台。我国政府也高度重视用药安全，2011年卫生部颁布的《医疗机构药事管理规定》明确定义了用药错误的定义。并明确要求：医疗机构应当建立药品不良反应、用药错误和药品损害事件监测报告制度。

用药错误的防范策略　包括系统防范及个人防范。

（1）加强系统管理：①在法律法规下建立完善的保障用药安全的规章制度,包括高危药品的管理与使用制度、毒麻精药品管理与使用制度、自备药管理制度及超说明书用药规定等。对儿科护士进行相关制度培训并要求在日常工作中严加落实,及时督查制度落实情况并及时反馈制度落实存在的问题。②倡导及建立健康的用药安全文化,通过用药安全文化建设使医务人员尤其是临床儿科护士真正认识到用药安全的价值,不仅仅是保障患儿生命安全与健康,同时又是保护医务人员自己,降低执业风险,促进职业发展的重要措施。只有医务人员自身有用药安全文化意识,才会有用药安全行为,采取各种办法克服临床工作中的各种难题,从而保证用药安全。③制订标准化的标识与流程,包括高危药品标识、听似看似药品标识、药品多规格标识以及标准操作流程。尤其加强对高危药品、听似看似药品、多规格储存药品、冰箱管理药品、抗生素药物、抗肿瘤药物、高风险渗漏药物等管理以及培训,让医务人员不仅掌握上述药品的正确用法,同时知晓上述药品出现用药错误的危害以及使用上述药品可能出现的药品不良反应,药物使用期间对患儿进行密切监护,及时发现不良反应。④合理配制护士人力资源,提供安全用药环境如配药环境宽敞明亮、有配药时禁止与他人讲话或接电话的警示告示,或佩戴"正在配药,请勿打扰"的提示牌或工作背心等,尽量减少对用药人员的干扰。⑤加强环节质量监控,及时发现用药环节中存在的风险,从而进行有针对性的改进措施是预防用药错误的重要措施。⑥应用现代化信息技术支持建立有效的用药差错报告系统,通过建立匿名、非惩罚性的用药差错报告系统鼓励医务人员积极上报药物不良事件,从而可以分析发生差错的原因而进行针对性质量改进。

（2）个人防范：①提升个人业务素质,加强相关用药安全制度、用药相关知识及安全用药技能的学习,具备安全用药能力是儿科护士的基本职业素养。②护士要养成慎独精神,在审核医嘱及药物接收、储存、配制及使用各环节严格按照操作规程,仔细查对,尤其在执行口头医嘱或有疑问的医嘱及药物时必须核实清楚后再使用。③加强身份识别制度及查对制度的落实,尤其使用高风险药物时必须进行双人查对。

三、儿童药物不良反应及防范

儿科最常见的药物不良反应见各系统中对于各药物的论述,儿童静脉输液渗漏常见的相关因素及预防措施见第五章儿童静脉输液渗漏以及第十章第三节抗肿瘤药物外渗的预防和处理。

（曾　琴）

第三节　儿科护士用药安全持续质量改进

持续质量改进（continuous quality improvement, CQI）是在全面质量管理的基础上发展起来的，更注重过程管理和环节质量控制的一种新质量管理理论。它强调在提高产品质量的同时也应重视过程的持续改进。叶文琴在《现代医院护理管理学》中指出，按照管理流程，可将护理质量分为要素质量、环节质量及终末质量，相应的质量评价可以依据此结构进行。护理质量评价可按照要素质量—环节质量—终末质量的框架来进行，这为儿科护士用药安全持续质量改进奠定了理论基础。

一、儿童用药安全要素质量持续改进

1. **要素质量概述**　要素质量是指提供护理工作的基础条件质量，是构成护理服务的基本要素。内容包括人员配备，如编制人数、职称、学历构成等；可开展业务项目及合格程度的技术质量，仪器设备质量、药品质量，器材配备，环境质量（设施、空间、环境管理），排班、值班传呼等时限质量，规章制度等基础管理质量。

2. **通过持续改进儿童用药安全要素质量减少儿童药物不良事件的发生**

（1）加强用药安全管理：①各科室应建立适合本科室特色的用药安全管理小组，小组成员职责明确，分工具体，工作有计划、实施情况记录清晰。②科室建立用药安全文化及用药安全相关制度，制订用药错误或药物不良事件应急预案。③根据药物种类及药物性质等建立用药安全 SOP 及中心静脉通路管理规范等。

（2）强化用药安全培训：科室建立常见用药安全专项培训知识库，对新入职护士如新入本院、规范化培训、进修、专科护士等定期进行培训；对高危药物、贵重药物、罕见药物及外用药等用药注意事项定期进行培训等。

（3）注重药品储存管理：①治疗室定期进行清洁消毒，抹布专区专用，台面整洁；温湿度适宜，温湿度失控有干预措施；药物/物品按要求定点放置，禁止药物混放；垃圾及时倾倒，按要求分类处理等。②高危药品应单独存放，上锁管理；毒麻/精Ⅰ药品采用"5专管理"，精Ⅱ药品单独存放，上锁管理；所有记录规范交接，每周护士长质控记录。③急救药/基数药品与实际记录相符。④冰箱药品规范放置，分类分区定点放置；冰箱温度适宜，失控有干预措施；稀释备用药品冰箱专区存放，规范效期内使用，字迹清楚。⑤外用药物分区域单独存放；酒精单独存放并上锁管理。⑥患儿院外自带药品规范放置；罕见药品备有使用说明书。⑦口服药物存放管理规范。⑧定期（至少每月）清点药品/液体/效期；物资/药品/环境交接清楚，与实际情况一致；护士长有药品储存管理督查记录。⑨所有药物及物资标识统一、规范,按要求张贴,字迹清楚;静脉液体专区存放,左进右出;近效期或看似听似等药品/物品标识明显等。

二、儿童用药安全环节质量持续改进

1. **环节质量概述**　护理环节质量管理,包括管理各种服务项目、工作程序或工作质量,是保证提高医疗、护理质量的主要措施。护理环节质量管理,注重在医疗护理工作中实施控制,属于前瞻性控制,是保证护理质量的重要环节。重视环节质量管理是现代质量管理的特点,它强调的是过程管理。近年来,护理环节质量管理开始引起医院多方面的重视,因为在护理工作的全过程中,存在诸多环节,进行护理环节质量管理能够将问题消灭在萌芽状态,是保证护理质量管理的关键。同时通过环节质量监控发现的问题可以促进要素质量的改进,如进一步完善制度及流程、加强人员培训、采取多种举措促进安全文化建设等。

2. **通过持续改进儿童用药安全环节质量减少儿童药物不良事件的发生**

(1)治疗前核对:①医嘱规范,评估用法用量正确;评估用药与患儿病情相符。②执行单打印清晰,执行单与药物使用标签内容一致。③核对过敏史,检查有无药物配伍禁忌。④精确计算及抽吸药物剂量。⑤用药前完成患儿环境准备与健康宣教。⑥配制特殊药物及进行护理I类操作时应进行双人查对等。

(2)用药环节:①输液通路完好,敷料清洁干燥,在效期内。②严格执行手卫生、医院感染要求。③身份识别正确,查对制度有效执行(三查八对)。④严格执行无菌原则。⑤新入/学习人员在监管下用药。⑥及时规范处理用物,治疗台面清洁干燥等。

(3)用药后监测:①评估输液部位有无异常。②评估用药后有无药品不良反应。③做好用药指导及健康宣教。④如果发生药物不良反应能正确处置等。

三、儿童用药安全终末质量统计分析

1. **终末质量概述**　终末质量评价即评价护理服务的最终结果,评价护理结果对患儿的影响,或者指患儿得到的护理效果的质量。一般采用患儿和/或家长满意度、操作成功率、差错事故发生率等作为评价指标。现代医学模式要求终末质量评价应从生理、心理、社会等多方面加以考虑。

2. **通过持续改进儿童用药安全终末质量保障儿童用药安全**

(1)护士知晓用药安全相关制度及流程。

(2)护士有用药安全意识及行为,用药过程中遇见不知晓的知识与技能能够寻求正确的方法进行解决。

(3)及时发现用药安全隐患,及时杜绝用药错误发生。

(4)无用药错误发生。

（5）及时发现药品不良反应,及时上报。

（6）发生用药错误或有用药错误安全隐患时,处置方法正确。

（曾　琴）

第四节　质量改进工具在儿童用药安全管理中的应用

持续质量改进是一个动态"循环"。从发现质量问题,分析问题发生的原因从而寻求解决方案到选择及实施适合的改善措施,在这一系列管理过程中,质控工具的使用是管理者推动科学管理以及高效管理的有效手段。使用质控工具可以让管理者及质量参与者树立"事先防范"的管理理念,形成以问题为导向的有目的的督导,且帮助管理者系统、有效地采集数据或处理数据,获得证据及处理证据,从而促进决策。整个过程中也培养了管理者循证决策的习惯,由经验管理过渡为科学管理,建立质量管理的整体观。因此,管理者要善于驾驭质量控制工具,让工具为管理服务。

作为护理管理者,及时发现临床日常用药工作中是否存在问题以及有无安全隐患是改进护理质量的第一步。临床用药涉及诸多环节,如医嘱是否准确、药师发放的药物是否正确、护理单元治疗室药品存储是否规范、药物的配制是否正确、用药流程是否规范、查对内容是否全面、查对方法是否正确等。管理者如何进行有效全面督查,并及时发现问题,使用事先设计好的查检表可以让管理者提高工作效率,既可以作为日常工作的核对及检查之用,又可以进行数据的记录、整理和分析。这样,可以整理分析一周、一个月、一季度以及一年存在的问题,借助"控制图"上异常点分析问题所在。使用"柏拉图"查找主要存在的问题。使用鱼骨图针对存在的重要问题进行原因分析,找出问题的根本原因,遵循"PDCA"的原则制订改进计划,使用"甘特图"可标记实施的具体时间、关键的环节和对应的责任人等,便于改进措施的落实。

一、查检表在用药安全管理中的应用

1. **查检表概述**　查检表是将要进行查看的工作项目一项一项地整理出来,然后定期或不定期检查,将检查的原始数据用容易了解的方式做成图表或表格,记录事实,并标上检查记号或加以统计整理,作为进一步分析或核对检查之用。查检表是质量改善工具的基础,是质量改善的开端。

2. **查检表种类**　按照工作的种类或目的可将查检表分为记录用查检表及点检用查检表。记录用查检表主要是方便收集原始数据资料,为进一步数据统计分析打基础。点检用查检表主要是确认作业实施、机械设备的实施情形,或为预防发生不良事件或事故,确保安全时使用。这种点检表可以防止

遗漏或疏忽造成缺失的产生,把非做不可、非检查不可的工作或项目,按点检顺序列出,逐一点检并如实记录。

3. **查检表案例** 应用查检表进行儿科用药日常安全检查,并详细记录客观问题,为进一步整改做好原始记录。儿科病房用药安全查检表见表2-2-1。

二、控制图在用药安全管理中的应用

1. **控制图概述** 控制图(control chart)又称管制图,是对过程质量特性进行测定、记录、评估,从而监测过程是否处于控制状态的一种用统计方法设计的图。图上有三条平行于横轴的直线:中心线(central line, CL)、上控制线(upper control Line, UCL)和下控制线(lower control line, LCL),并有按时间顺序抽取的样本统计量数值的描点序列。UCL、CL、LCL统称为控制线(control line),通常控制界限设定在 ±3 倍标准差的位置。中心线是所控制的统计量的平均值,上下控制界限与中心线相距数倍标准差。若控制图中的描点落在UCL与LCL之外或描点在UCL和LCL之间的排列不随机,则表明过程异常。

2. **控制图应用时机** 日常检查,判断各项指标是否处在容许的范围内;及时发现问题,进行质量改善;监测实施效果;决定过程是稳定的(可预测的)或失控的(不可预测的)。

3. **控制图案例** 某医院汇总用药不规范发生次数,据此制订控制图(图12-4-1 书末插页),说明从2019年至2021年某医院产科二区用药不规范存在较大问题,已经超过两倍标准差,需要管理者进行用药规范的重点关注,找出问题所在,并针对存在的问题进行加强要素质量及环节质量的管理。

4. **控制图使用注意事项** 利用控制图进行质量改善需要进行自我定位,通常利用控制图进行质量改善需要走较长的一个流程。利用控制图进行质量管理,需要确定比较合适的监测周期,如对于不良事件的监控,如果周期太短,不良事件将会波动较大,因为不良事件大部分均为偶发,偶发的不良事件在短周期内会变得尤其高,很难实现监测的目的。例如用周来监测不良事件可能就不太合适,因为只有极个别的周才会出现,而用月监测可能会比周要好些,月度的数据变化波动也会相对稳定。但是利用月度监测也会损失部分监测的实时性,因此建议需要综合考虑指标的特征,确定比较合适的监测周期如1年、2年或3年。控制图中心线和上下控制线要根据情况及时更新,例如大多数点已经在中心线一侧的时候,表明整体已经偏离中心线,变好或变差了,此时就需要调整中心线。

三、柏拉图在用药安全管理中的应用

1. **柏拉图概述** 柏拉图分析法是19世纪的经济学家"维尔法度·柏拉图"首创的一种分析方法。柏拉图法又称主次因素分析图法,可用于判断哪些项目有问题及对质量影响最大的主要因素,提示管理者针对问题点采取改进措施。柏拉图分析背后的理念是把数据按次序排列,目的是将一大堆数据重组,排列成有意义的图表,从而指出问题的原因和优次关系,使用柏拉图法可甄别需要改进的儿科护士用药安全问题。根据所搜集的数据,以不同区分标准而加以整理、分类,寻找占最大比例的原因、状况或位置,从左到右按递减方式排列的长条图,每个长条表示一个原因,再加累计值的图形,共有两条纵轴,左边的为要因次数或频率,右边为要因的累计百分比。

2. 柏拉图案例　应用柏拉图法对 122 例护理不良事件进行分析,根据80/20 及"关键的少数和次要的多数"原则,判断需主要关注和改进的问题为坠床、用药错误及液体渗漏(图 12-4-2　书末插页)。由于用药错误导致的后果远远高于其他护理不良事件,严重威胁患儿安全,需耗费大量人力、物力及财力进行后续处理,而用药错误除了与护士责任心相关外,很大程度上还受到医院流程、人员培训、信息系统是否形成闭环管理等因素的影响,故综合以上因素重点选择用药错误为质量改善的重点。

3. 柏拉图使用注意事项

(1)当横坐标的项目较多时,可将尾数项目合并为其他。

(2)当项目数小于 4 时,即使不画柏拉图也能很清楚质量改善的重点,因此不建议使用柏拉图进行分析。

(3)通常标记线取最接近 80% 的项目,但并不是完全一致,"80/20 法则"中的"80"和"20"仅是代表多数和少数的概念,并非一定是精确的 80 与 20。其核心为发现影响主要问题的少数原因,从而进行重点改善。

(4)当大部分原因的累计百分比为 80% 的时候,依旧固化的按照 80 去选择大部分原因是不合理的,出现这种情况要检查项目是否设置合理,是否有重叠导致区分不清的情况。如果项目设置确实合理,那么鉴于精力有限,此时可优先选择前 3 项(3/8)作为改善重点,剩余的项目在后续质量改善中持续改进。

四、鱼骨图在用药安全管理中的应用

1. 鱼骨图概述　鱼骨图又称因果图、石川图,是一种发现问题"根本原因"的分析方法,其特点是简洁实用,深入直观。它看上去有些像鱼骨,问题或缺陷(即后果)标在"鱼头"处。在鱼骨上长出鱼刺,上面按出现机会多寡列出产生问题的可能原因,有助于说明各原因是如何影响后果的。因其形状如鱼骨而命名,它是一种透过现象看本质的分析方法。应用鱼骨图对药品质量管理问题,以时间先后顺序描述事件发生过程,从人、材料、设备、方法与环境方面进行了根本原因分析,并制订完善工作流程、调整人力配制、营造良好工作环境等相应的改善策略和改进措施来促进用药安全。

2. 鱼骨图分型　鱼骨图分为 3 种类型,即整理问题型,各要素与特性值之不存在原因关系,而是结构构成关系;原因型,鱼头在右;对策型,鱼头在左,特性值通常以"如何提高 / 改善⋯⋯"来写。

3. 鱼骨图的分析要点

（1）要从"人、机、料、法、环"确定大要因（大骨），根据具体情况调整，大要因必须用中性词描述，即不说明好坏。

（2）头脑风暴时，应尽可能多地找出所有可能原因，对人员因素的分析，应从行动而非思想态度面着手分析。

（3）小要因和中要因之间有直接的原因 - 问题关系，小要因应分析至可以直接下对策，中、小要因必须使用价值判断（如……不良）。

（4）选取重要原因时，不要超过 7 项，且应标识在最末端的原因。

4. 鱼骨图绘图过程

（1）填写鱼头（按为什么不好的方式描述），画出主骨。

（2）画出大骨，填写大要因。

（3）画出中骨、小骨，填写中小要因。

（4）用特殊符号标识重要因素。

（5）要点：绘图时，应保证大骨与主骨呈 60° 夹角，中骨与主骨平行。

5. 鱼骨图使用步骤

（1）查找要解决的问题。

（2）把问题写在鱼骨的头上。

（3）召集同事共同讨论问题出现的可能原因，尽可能多地找出问题。

（4）把相同的问题分组，在鱼骨上标出。

（5）根据不同问题征求大家的意见，总结出正确的原因。

（6）拿出任何一个问题，研究为什么会产生这样的问题。

（7）针对问题的答案再问为什么，至少深入五个层次（连续问五个问题）。

（8）当深入到第五个层次后，认为无法继续进行时，列出这些问题的原因，而后列出至少 20 种解决方法。

6. 鱼骨图案例　应用根因分析法确定发生用药错误的根本原因，通过绘制鱼骨图寻找影响结果的各种原因（图 12-4-3　书末插页）。从人员因素、管理因素、材料因素、环节因素及设备因素逐一分析用药错误的影响因素，最终总结出正确的原因。

五、甘特图在用药安全管理中的应用

1. 甘特图概述　甘特图（gantt chart）以提出者亨利 .L. 甘特先生的名字命名，内在思想简单，即以图示的方式通过活动列表和时间刻度形象地表示任何特定项目的活动顺序与持续时间。它是一条线条图，横轴表示时间，纵轴表示活动（项目），线条表示在整个期间的计划和实际的活动完成情况。它直观地表明任务计划在什么时候进行，及实际进展与计划要求的对比。管理者由此可便利地弄清一项任务（项目）还剩下哪些工作要做，并可评估工作进度。

2. 甘特图主要内容　甘特图主要包括项目内容（what）、项目计划起始时间、项目持续时间（when）、项目责任人（who）、进展情况（how）和实施地点（where）等内容。在甘特图中，项目名称、计划起始时间和持续时间、责任人为不可或缺内容，进展情况、实施地点、备注内容可根据实际情况选择调整。

3. **甘特图分类及应用时机** 按描述的内容不同，可分为计划图表、负荷图表、机器闲置图表、人员闲置图表和进度表五种形式。常运用于护理质量改善阶段的活动计划拟定阶段。

4. **甘特图案例** 应用甘特图制订某医院儿科护士用药安全持续质量改进计划的活动计划甘特图（图 12-4-4 书末插页）。

5. **注意事项** 通常以图形或表格的形式显示活动，它是一种通用的显示进度的方法。构造时应包括实际日历天和持续时间，并且不要将周末和节假日算在进度之内。

综上，儿科护士用药安全管理系统中，利用质量管理工具，既可以分析发生用药错误的原因，找出对策进行持续质量改进，同时又可以动员全员参与，利用头脑风暴找出问题，提高用药安全意识及用药安全行为，防范用药环节中的各种不安全因素，确保儿童用药安全。

案例解析

1. 该患儿用药错误的根本原因是什么？

解析：①护士方面：患儿入院时护士未亲自测量体重；由患儿家长自行称体重导致患儿体重读取错误，而护士未确认是否正确就登记在患儿的体温单上。②管理方面：科室没有规范的患儿体重测量流程，家长自行称体重不符合操作规范。③医护人员没有养成评判性思维，对于错误的体重没有警觉性，没有结合患儿的年龄及疾病导致患儿体重偏轻进行体重的复核确认，导致登记的体重比实际体重多了 10kg，从而导致药物剂量过大的用药错误。

2. 如何避免类似错误的发生？

解析：①管理方面：梳理住院患儿体重测量流程。在流程中规定患儿的体重测量必须由护士亲自执行且确保体重正确。不得由家长自行测量患儿体重。②执行层面：严格落实住院患儿体重测量流程。入院患儿体重由入院接待护士负责执行，住院期间体重监测由责任护士执行。③培养医护人员养成评判性思维，可以根据患儿年龄预估体重，并与患儿实践的监测体重进行对比分析其正确性。

（曾 琴）

参考文献

［1］陈新谦,金有豫,汤光.新编药物学［M］.18 版.北京:人民卫生出版社,2017.

［2］丁淑贞,丁全峰.实用临床用药护理指导手册［M］.北京:中国协和医科大学出版社,
2018.

［3］国家药典委员会.中华人民共和国药典［M］.北京:中国医药科技出版社,2015.

［4］国家药典委员会.中华人民共和国药典临床用药须知［M］.北京:中国医药科技出版
社,2017.

［5］胡亚美.诸福棠实用儿科学［M］.8 版.北京:人民卫生出版社,2015.

［6］焦万田.新编简明药物手册［M］.6 版.北京:人民军医出版社,2017.

［7］简伟研,么莉.质控工具在护理管理中的应用［M］.北京:人民卫生出版社,2020.

［8］李小寒,尚少梅.基础护理学［M］.6 版.北京:人民卫生出版社,2017.

［9］孙世光,闫荟,王秀琴.高警示药品与用药安全［M］.北京:人民军医出版社,2019.

［10］苏绍玉,胡艳玲.新生儿临床护理精粹［M］.北京:人民卫生出版社,2017.

［11］王卫平,孙锟,常立文.儿科学［M］.9 版.北京:人民卫生出版社,2018.

［12］朱丽辉,陈朔晖.中华护理学会专科护士培训教材——儿科专科护理［M］.北京:人
民卫生出版社,2021.

［13］徐波,陆宇晗.中华护理学会专科护士培训教材——肿瘤专科护理［M］.北京:人民
卫生出版社,2018.

［14］杨宝峰,陈建国.药理学［M］.北京:人民卫生出版社,2018.

［15］阿仁宝力高,于晓杰,张福海,等.医院药品验收药检单及冷链运输记录管理信息化
［J］.中国医院药学杂志,2018,38（11）:1222-1226.

［16］董亚倩,杨娜,李晓凯,等.口服难吸收中药有效成分起效机制的研究进展［J］.中草
药,2020,51（3）:769-779.

［17］董超.抗肿瘤药物所致神经毒性防治的研究进展［J］.重庆医学,2018,47（2）:268-
272.

［18］《中国高血压防治指南》修订委员会.中国高血压防治指南 2018 年修订版［J］.心脑
血管病防治,2019,19（1）:1-44.

［19］合理用药国际网络中国中心组临床安全用药组,中国药理学会药源性疾病学专业委
员会,药物不良反应杂志社.病区药品储存环节用药错误防范技术指导原则［J］.药
物不良反应杂志,2020,22（5）:273-279.

［20］合理用药国际网络中国中心组临床安全用药组,中国药理学会药源性疾病学专业委
员会,中国药学会医院药学专业委员会,等.儿科人群用药错误防范指导原则［J］.药

物不良反应杂志, 2018, 20（5）: 324-328.

[21] 申昆玲, 邓力, 李云珠, 等. 糖皮质激素雾化吸入疗法在儿科应用的专家共识（2018年修订版）[J]. 临床儿科杂志, 2018, 36（2）: 95-107.

[22] 李宵, 任炳楠, 崔赛, 等. 失效模式和效应分析在医院冷链药品风险管理中的应用[J]. 中国医院药学杂志, 2019, 39（21）: 2216-2221.

[23] 刘璇, 陈丽青, 孟令玮, 等. 儿童给药释药系统及给药装置研究进展[J]. 国际药学研究杂志, 2018, 45（7）: 503-511.

[24] 李晓桐, 翟所迪, 王强, 等.《严重变态反应急救指南》推荐意见[J]. 药物不良反应杂志, 2019, 21（2）: 85-91.

[25] 李伟, 陈红斗, 郑芳芳, 等. 依据目前 β- 内酰胺类抗菌药物交叉变态反应研究探索相关规范化管理流程[J]. 中国医院药学杂志, 2019, 39（15）: 1591-1594.

[26] 李曙光, 赵敏, 张秀英, 等. 关联规则法用于护士给药错误的数据挖掘分析[J]. 护理学杂志, 2021, 36（13）: 104-107.

[27] 茆广绪, 樊春凤, 范桂华, 等. "大感控"理念下医疗机构感染控制文化测评体系实证研究[J]. 中华医院管理杂志, 2020, 36（3）: 246-249.

[28] 邱玮. 儿科病区药品管理质量的研究[J]. 护理学, 2018, 7（1）: 17-21.

[29] 沈烽, 张健, 吴颖坤, 等. 我院药品冷链监控平台的建立与应用[J]. 中国药房, 2017, 28（1）: 91-94.

[30] 孙军娣, 张自强, 何淑旺, 等. 儿童口服给药固体新剂型研究进展[J]. 中国药科大学学报, 2019, 50（6）: 631-640.

[31] 师美玲, 吴国丽, 薛丹, 等. 本院儿童上呼吸道感染常用口服药品说明书儿童用药信息调查分析[J]. 中国药物与临床, 2019, 19（12）: 1978-1981.

[32] 孙琪, 金志鹏. 2020年美国心脏协会心肺复苏及心血管急救指南[J]. 中华实用儿科临床杂志, 2021, 36（5）: 321-328.

[33] 尉耘翠, 都赛飞, 贾露露, 等. 微生态制剂预防儿童抗生素相关性腹泻的临床综合评价[J]. 实用药物与临床, 2020, 23（9）: 823-831.

[34] 吴慧丽, 周建军. 儿科超说明书使用抗菌药物现状调查与分析[J]. 临床合理用药杂志, 2020, 13（19）: 104-106.

[35] 薛晓强, 白雪杉, 林国乐, 等. 肠道菌群失调与中低位直肠癌术后吻合口漏相关性研究[J]. 中国实用外科杂志, 2019, 39（7）: 698-703.

[36] 谢江川, 郭薇, 谢林利, 等. 浅谈临床试验中药物管理要点及注意事项[J]. 中国药房, 2019, 30（21）: 2894-2898.

[37] 钟李青, 丁少波, 何瑞荣, 等. 基于三级医院评审标准的 6S 药事管理研究[J]. 中国药业, 2019, 28（23）: 88-90.

[38] 中华医学会儿科学分会心血管学组, 中国医师协会心血管内科医师分会儿童心血管专业委员会, 中华儿科杂志编辑委员会. 儿童心力衰竭诊断和治疗建议（2020年修

订版）［J］.中华儿科杂志,2021,59（2）:84-94.

［39］中国医师协会急诊医师分会,中国人民解放军急救医学专业委员会,北京急诊医学学会,等.雾化吸入疗法急诊临床应用专家共识（2018）［J］.中国急救医学,2018,38（7）:565-574.

［40］张青霞,王雅葳,李晓玲,等.全国临床安全用药监测网年度报告（2020）［J］.药物不良反应杂志,2021,23（5）:228-234.

［41］ALGHAMDI A A, KEERS R N, SUTHERLAND A, et al. Prevalence and nature of medication errors and preventable adverse drug events in paediatric and neonatal intensive care settings: a systematic review［J］. Drug Saf, 2019, 42（12）: 1423-1436.

［42］GORSKI L A. The 2016 infusion therapy standards of practice［J］. Home Healthc Now, 2017, 35（1）: 10-18.

［43］KIM J K, CHUA M E, MING J M, et al. Practice variation on use of antibiotics: An international survey among pediatric urologists［J］. J Pediatr Urol, 2018, 14（6）: 520-524.

［44］KIM J T, PARK J Y, LEE H J, et al. Guidelines for the management of extravasation［J］. J Educ Eval Health Prof, 2020, 17: 21.

［45］KHARDORI N, STEVAUX C, RIPLEY K. Antibiotics: from the beginning to the future: Part 2［J］. Indian J Pediatr, 2020, 87（1）: 43-47.

［46］SINGER S J. Successfully implementing Safety WalkRounds: secret sauce more than a magic bullet［J］. BMJ Qual Saf, 2018, 27（4）: 251-253.

［47］TYYNISMAA L, HONKALA A, AIRAKSINEN M, et al. Identifying high-alert medications in a university hospital by applying data from the medication error reporting system［J］. J Patient Saf, 2021, 17（6）: 417-424.

［48］YANG Y, ZHOU X, GAO S, et al. Evaluation of electronic healthcare databases for post-marketing drug safety surveillance and pharmacoepidemiology in China［J］. Drug Saf, 2018, 41（1）: 125-137.

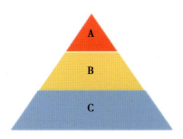

图 4-1-1　高警示药品分级

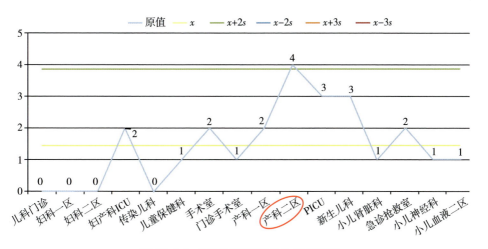

图 12-4-1　用药不规范发生次数控制图

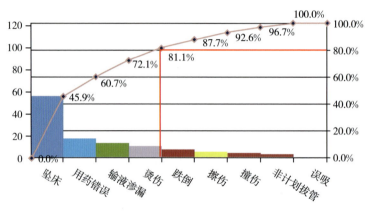

图12-4-2 儿科护理不良事件柏拉图

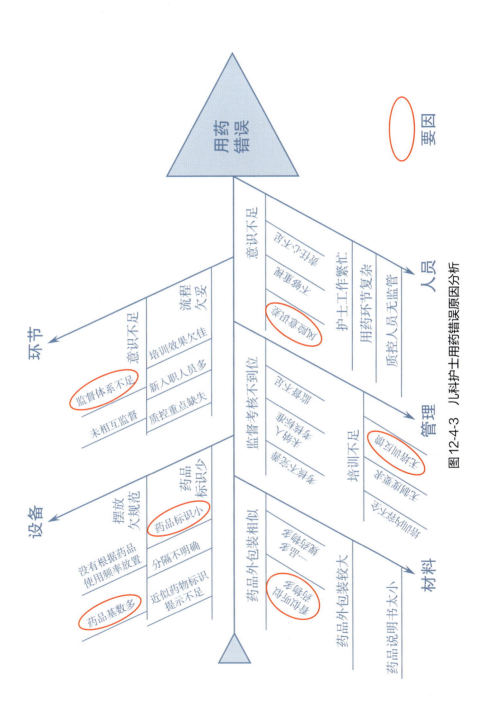

图12-4-3　儿科护士用药错误原因分析

阶段	1月	2月	3月	4月	5月	6月	7月	8月	9月	10月	11月	12月	负责人	方法	地点
成立团队	→												A	头脑风暴	活动室1
主题选定	→												B	优先次序矩阵	活动室2
活动拟定		→											C	小组讨论、甘特图	活动室3
现状调查			→	→									D	小组讨论、柏拉图	活动室4
目标设定					→								E	小组讨论、柱状图	活动室5
目标解析					→	→							F	小组讨论、鱼骨图	活动室6
对策拟定					→	→							G	头脑风暴、函询法	活动室7
对策实施						→	→	→					H	小组讨论、头脑风暴	活动室8
效果确认								→	→				I	柏拉图、雷达图、柱状图	活动室9
标准化										→	→		J	SOP、培训资料库	活动室10
检讨与改进												→	K	论文、专利、新技术	活动室11

注：橙色为计划实施；→为实际实施

图12-4-4　儿科护士用药安全持续改进活动计划甘特图